レジデントのための
栄養管理基本マニュアル
NSTディレクターになるための必読書

編 山東 勤弥
幣 憲一郎
保木 昌徳

文光堂

●編集 (五十音順)

山東　勤弥	大阪樟蔭女子大学大学院人間科学研究科人間栄養学専攻	教授
幣　憲一郎	京都大学医学部附属病院疾患栄養治療部栄養管理室	室長
保木　昌徳	兵庫大学健康科学部栄養マネジメント学科　教授	

●執筆 (執筆順)

山東　勤弥	大阪樟蔭女子大学大学院人間科学研究科人間栄養学専攻	教授
保木　昌徳	兵庫大学健康科学部栄養マネジメント学科　教授	
雨海　照祥	武庫川女子大学生活環境学部食物栄養学科　教授	
川上　肇	浜松医科大学第一外科	
宮澤　靖	近森病院　臨床栄養部長	
土岐　彰	昭和大学医学部小児外科　教授	
幣　憲一郎	京都大学医学部附属病院疾患栄養治療部栄養管理室	室長
岩川　裕美	滋賀医科大学附属病院栄養治療部　副部長	
東海林　徹	奥羽大学薬学部医療薬剤学　教授	
丸山　道生	東京都保健医療公社大久保病院外科　部長	
長谷部正晴	医療法人社団大成会長汐病院　院長	
森脇　久隆	岐阜大学大学院医学系研究科消化器病態学　教授	
白木　亮	岐阜大学医学部附属病院第一内科	
細谷　龍男	東京慈恵会医科大学腎臓・高血圧内科　教授	
山本　裕康	東京慈恵会医科大学腎臓・高血圧内科　講師	
大城戸一郎	東京慈恵会医科大学腎臓・高血圧内科	
木村　弘	奈良県立医科大学内科学第二講座　教授	
吉川　雅則	奈良県立医科大学内科学第二講座　講師	
福岡　篤彦	吉野町国民健康保険吉野病院内科　部長	
佐々木雅也	滋賀医科大学附属病院栄養治療部　病院教授	
山内　健	国立病院機構九州医療センター小児外科　医長	
堀江　稔	滋賀医科大学呼吸循環器内科　教授	
蔦本　尚慶	滋賀医科大学呼吸循環器内科　講師	
月山　克史	安城更生病院内分泌内科　栄養療法部長	
大村　健二	金沢大学医学部附属病院内分泌・総合外科　講師	
岡田　晋吾	北美原クリニック　理事長	
甲村　弘子	大阪樟蔭女子大学大学院人間科学研究科人間栄養学専攻	教授
葛谷　雅文	名古屋大学大学院医学系研究科老年科学　准教授	
大石　雅子	大阪大学医学部附属病院薬剤部　副薬剤部長	

● 序文

このおよそ40年間に中心静脈栄養法が導入され発展し,それと同時に経腸栄養法も進歩してトータルの栄養療法が確立され,臨床栄養学が目覚ましく進歩・発展した.その結果,数々の難治疾患に対し栄養代謝面からのアプローチが可能になり,またこれまで入院患者に数多くみられた栄養障害に対して,栄養療法が大いなる威力を発揮できるようになった.そして,この臨床栄養学の進歩に伴って,Nutrition Support Team(NST)という専門の知識と技術をもったチームの必要性が臨床の場で認識されはじめ,財団法人日本医療機構評価機構による認定病院の認定条件に,NSTの設立・運用が要求されるようになった.

しかし,臨床の現場においては,未だ多くの医師が患者の栄養管理に無関心であり,各医師が独自の判断基準に基づいて誤った,あるいは不十分な栄養管理を行っていたり,NSTは存在するが名(看板)だけで適切に運営・稼動しておらず,重症になっても栄養障害に気づかずに放置したり,輸液・栄養に関連した医療事故の発生も後を絶たずに起こっているといった状況も存在する.

このような現状にあって,日常臨床に従事する医師をはじめとするすべての医療従事者に求められているのが,医学栄養学の基本的な知識の把握と実践である.特に医師には,看護師,薬剤師,管理栄養士,臨床検査技師,リハビリスタッフらとともに構成している医療チーム(NST)内で,栄養診断・治療の判断を下すべきリーダーとしての能力が求められている.

昨今,「臨床研修医制度」が開始され,臨床栄養の教育は,臨床の現場に重点が置かれるようになった.このことを踏まえ,実際の臨床の現場で行われている臨床栄養に重点を置いた「レジデントのための栄養管理基本マニュアル」を作成することにした.

臨床医学に携わる医師が最低,身につけておかねばならない臨床栄養学の知識および技術を,今回,簡潔にわかりやすく解説していただくために,わが国の第一線で活躍中の先生の中で最適と考えられる方々に執筆を依頼した.

NSTで行う栄養サポートに役立つ必須知識を,基礎からわかりやすく解説した実践書であり,本書が今後,すべての研修医,さらには臨床医,看護師,薬剤師,管理栄養士,臨床検査技師,リハビリスタッフなどのNSTメンバーに愛読され,臨床栄養に関する「バイブル」として広く用いられ,日常の医療において患者の診療に役立ち,威力を発揮することを信じている.

平成20年1月

山東勤弥・幣憲一郎・保木昌徳

目　　次

1. 栄養療法の重要性と栄養管理のプロセス ───── 1
- 1 栄養療法の重要性 ……………………………………… 2
- 2 栄養管理のプロセス …………………………………… 3
  - A. 栄養療法の種類と選択 ……………………………… 3
  - B. 経腸栄養の利点と欠点 ……………………………… 5
  - C. 静脈栄養の利点と欠点 ……………………………… 5
  - D. 栄養療法の適応と禁忌 ……………………………… 6
  - E. 栄養管理プロセスの実際 …………………………… 7
- **コーヒーブレーク** 栄養管理の歴史 ……………………… 10

2. 栄養アセスメントの実際 ─────────── 13
- 1 栄養アセスメントとは ………………………………… 14
  - A. 栄養アセスメントの定義 …………………………… 14
  - B. 栄養アセスメントの実際：スクリーニング ……… 16
  - C. 栄養アセスメントに必要な検査－身体計測 ……… 17
  - D. 栄養アセスメントに必要な検査－ハイテク機器・装置による測定 ……………………………………… 24
  - E. 検査結果の読み方 …………………………………… 26

3. NST（Nutrition support team）とは？ ─── 29
- 1 NSTでの医師の役割 …………………………………… 30
- 2 NSTの利点と問題点 …………………………………… 31
- 3 NSTがない病院ではどうするか？ …………………… 32

4. 栄養管理の実際 ─────────────── 33
- 1 栄養投与量の決定はどのようにするか？ …………… 34
- ケース ケースで学ぶ栄養プランニング ………………… 41
- 2 栄養ケアの治療効果のモニタリングと再プランニング ……………………………………………………… 44
- 3 代謝性合併症のモニタリングとその対処法 ………… 49
- 4 小児の栄養管理 ………………………………………… 53
- ケース ケースで学ぶ小児の栄養管理 …………………… 71

5. 栄養管理に必要な手技と検査 ―― 73
- 1 栄養管理に必要な手技 ･･････････････････････････ 74
  - A. 経腸栄養チューブ留置：経鼻胃管，経食道瘻，胃瘻，腸瘻 ･･････ 75
  - B. 中心静脈カテーテル挿入と中心静脈栄養管理 ･････ 79
- 2 栄養管理に必要な検査 ･･････････････････････････ 84
  - ・血液，生化学検査 ･･････････････････････････ 85
  - ・放射線検査 ･････････････････････････････････ 87

6. 経腸栄養剤の使い方 ―― 89
- 1 経腸栄養剤の種類 ･･････････････････････････････ 90
- 2 病態や状態に応じた経腸栄養剤の活用 ･･････････ 94
- 3 経腸栄養法の合併症と対策 ･･････････････････････ 95
- **コーヒーブレーク** 包括医療 ･････････････････････ 100

7. 経静脈栄養輸液の使い方 ―― 103
- 1 投与エネルギー量，三大栄養素の投与量，栄養素の種類 ･･････ 104
- 2 中心静脈栄養と末梢静脈栄養の選択，投与量の計算 ･･････ 107
- 3 電解質，ビタミン，微量元素 ･･････････････････ 109

8. 院内の給食システム ―― 113
- 1 栄養管理室で何をしているの？ ･･････････････････ 114
- 2 院内での給食供給と外部委託とは？ ･････････････ 117
- 3 給食に関わる職員は？ ･･････････････････････････ 120
- 4 給食の保険システム ･････････････････････････････ 122
- **コーヒーブレーク** 給食の歴史 ･･････････････････ 125

9. 病院食とは ―― 127
- 1 常食にはどんな種類があるのか？ ･･････････････ 128
- 2 軟食とは？ ･････････････････････････････････････ 130
- 3 特別食とは？ ･･･････････････････････････････････ 130
- 4 濃厚流動食とは？ ･･････････････････････････････ 134

コーヒーブレーク ハーフ食とは？ ………………………… 135
5 病院におけるさまざまな食事形態とその適応 ……… 137
6 回復食とは？ ……………………………………… 141
7 小児食とは？ ……………………………………… 142
8 検査食とは？ ……………………………………… 143
9 アレルギー食とは？ ……………………………… 145
10 調整乳について（離乳食含む）………………… 148
11 特殊ミルクについて ……………………………… 150
12 保険上加算のとれないその他の食種 …………… 151
13 病院で使われる栄養補助食品・医療用特殊食品について ………………………………………… 151
14 オーダーの仕方・食事指示箋の書き方 ………… 152

10. 栄養指導とは — 155
1 栄養指導の基本 …………………………………… 156
2 栄養食事指導の対象疾患は？ …………………… 158
3 個別指導とは？集団指導とは？ ………………… 160

11. 薬局と栄養管理 — 165
1 薬剤師の栄養管理における役割 ………………… 166
2 薬剤部で扱う栄養管理に関わる資材 …………… 170
3 薬剤と栄養 ………………………………………… 171

12. 在宅栄養療法とは — 175
1 在宅栄養療法の前提条件 ………………………… 176
2 在宅栄養療法の方法 ……………………………… 176

13. 病態別の栄養管理 — 179
1 周術期 ……………………………………………… 180
2 クリティカルケア：外傷，敗血症，多臓器障害 … 186
3 熱傷 ………………………………………………… 197
4 肝炎・肝硬変・肝不全 …………………………… 201
5 急性腎不全 ………………………………………… 207
6 慢性腎不全（透析中を含む）…………………… 209
7 慢性呼吸不全，慢性閉塞性肺疾患（COPD）… 213

- 8 クローン病 ……………………………………… 221
- 9 潰瘍性大腸炎 …………………………………… 226
- 10 短腸症候群 ……………………………………… 230
- 11 膵炎 ……………………………………………… 235
- 12 心不全 …………………………………………… 238
- 13 メタボリックシンドローム(肥満,高血圧,糖尿病, 脂質異常症,高尿酸症) ……………………… 248
- 14 癌(ターミナルケアを含む) ………………… 262
- 15 癌化学療法中の栄養管理 ……………………… 269
- 16 褥瘡 ……………………………………………… 275
- 17 妊産婦 …………………………………………… 282
- 18 高齢者 …………………………………………… 288

14. Q&A ─────────── 295

- ●検査や手術時の食事の組み方,絶食の必要性などを教えてください. ………………………………… 296
- ●水分管理の方法について教えてください. ……… 298
- ●胃瘻造設後の管理方法について教えてください. …… 299
- ●術後食にはなぜ重湯,3分粥,5分粥,7分粥があるの? ……………………………………………… 301
- ●中心静脈栄養施行時の経口移行についての注意点について教えてください. ………………………… 302
- ●中心静脈栄養管理時の栄養状態のモニターは何で行うのでしょうか? …………………………………… 304
- ●中心静脈栄養剤の無菌調製とは? ………………… 306
- ●中心静脈栄養法でのビタミン剤の使い方について教えてください. ……………………………………… 307
- ●腎不全での蛋白負荷の注意点について教えてください. ………………………………………………… 310
- ●同じカロリー,成分でも投与経路によって違いがあるのでしょうか? ……………………………………… 311
- ●Probiotics,Prebiotics,Synbioticsとは何でしょうか? ……………………………………… 313
- ●経口輸液剤とは何でしょうか? …………………… 315
- ●糖尿病で腎障害が合併した場合の栄養管理について

教えてください. ……………………………………… 317
●脂肪乳剤の使い方について教えてください. ………… 319

15. 巻末資料 ―――――――――――――――――― 321
●病院で使われる栄養補助食品・医療用特殊食品一覧… 322
●特殊ミルク一覧……………………………………… 329
●腸性粉乳及び母乳の標準組成表…………………… 345
●栄養に関する検査の基準値一覧…………………… 347
●種々のNI（Nutritional Index） ………………… 350

索引 ―――――――――――――――――――――― 351

第1章

栄養療法の重要性と栄養管理のプロセス

1 栄養療法の重要性

●なぜ栄養療法が必要か？

❖栄養の施策の歴史
- 日本の国民の栄養状態については，敗戦から10年経った1955年以後，栄養素の欠乏症はほとんどみられなくなり，1960年以後は，高度経済成長とともに国民の経済力が増強し，生活の衛生面での改善もみられ，栄養素欠乏症を解消するための栄養施策はほぼ終了した．
- 1960年代の後半以後は，生活習慣病予防のための「いわゆる健康増進施策」が実施されてきた．

❖病院内栄養障害
- しかし臨床の現場では，現在でも低栄養状態の患者は少なくなく，入院患者の約半数はなんらかの低栄養状態に陥っており，「病院内栄養障害」(Hospital malnutrition) と呼ばれている．
- この栄養障害は，人間が生きて活動していくうえで必要な熱量と蛋白質の低栄養状態 (Protein energy malnutrition：PEM) をいう．
- PEMが持続すると，免疫力や抵抗力が低下し，疾患の憎悪，感染の誘発，手術合併症の頻度の上昇などがみられ，ADL (Activities of daily living) の低下により寝たきりの状態に陥る確率が高くなるという危惧があり，引いては在院日数の増大の誘引になる．
- 高齢者は身体構成成分に個人差が大きく，高頻度で複数の疾患を併発しており，疾患の影響や服薬等で食欲が低下し，PEMを引き起こすことが多いことが特徴である．わが国では今後よりいっそう高齢化が進むことが予想され，それに伴う医療費の増大は回避できない課題である．
- PEMは急性期病院のみならず，リハビリテーション，介護施設，在宅ケアでも問題であり，PEMの予防ならびに改善には，低栄養状態の早期発見と適切な栄養療法の実施が必要とされている．

2 栄養管理のプロセス

A 栄養療法の種類と選択（図1）

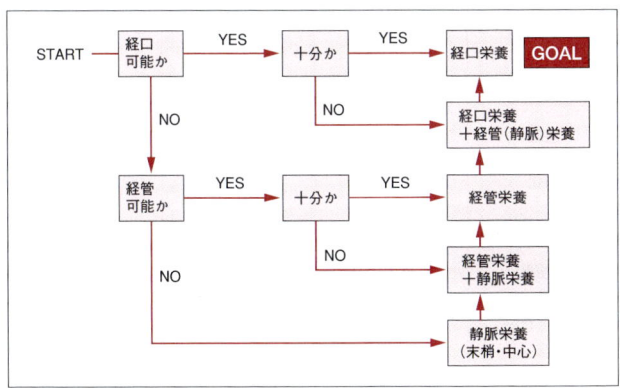

図1 栄養管理フローチャート

- 栄養療法は，表1に示したように分類できる．経腸栄養法（Enteral nutrition：EN）と経静脈栄養法（Parenteral nutrition：PN）に分けられる．
- ENは，口から咀嚼・嚥下できるかどうかで，経口栄養法（Oral feeding）と経管栄養法（Tube feeding）に分けられ，投与内容（栄養剤）によって，消化態栄養剤の成分栄養剤

表1 栄養療法の分類

```
経腸栄養法
    ・経口栄養法（Oral feeding）：
    ・経管栄養法（Tube feeding）：
         NG tube（Naso gastric tube）
         IOE（Intermittent oral esophageal tube feeding）
         PTEG（Percutaneous transesophageal gastro-tubing）
         PEG（Percutaneous endscopic gastrostomy）
         Jejunostomy, Needle catheter jejunostomy

経静脈栄養法
    ・末梢静脈栄養法（PPN：Peripheral parenteral nutrition）
    ・中心静脈栄養法（TPN：Total parenteral nutrition）or
                   （CPN：Central parenteral nutrition）
```

表2 静脈栄養および経腸栄養（成分栄養，低残渣食）の比較

	静脈栄養	経腸栄養	
		消化態	半消化態
		成分栄養 ペプチド栄養	低残渣栄養
高熱量・高蛋白投与	可能	可能	ほぼ可能
配合組成の任意性	あり （病態別のもの可）	将来あり （病態別のもの可）	少ない （病態別不可）
適応	広い	制限あり	制限あり
消化	不要	不要	少なくてすむ
消化液分泌	きわめて少ない	さらに少ない	少ない
排便量	きわめて少ない	さらに少ない	少ない
手技・管理	複雑	簡単	簡単
合併症	多い（敗血症） その他代謝性合併症が起こりうる	少ない（下痢） その他代謝性合併症が起こりうる	少ない（下痢）
味	なし	悪臭あり，まずい （経管栄養に適す）	美味のものあり （経口摂取に適す）

（Elemental diet：ED）とペプチド栄養剤（Chemical defined diet：CDDといわれることもある），半消化態栄養剤の低残渣食（Low residue diet：LRD）に分けられる．
- 経管栄養法に経鼻，経口から管を挿入する方法と手術的に頸部食道，胃，空腸に消化管瘻を増設する方法がある．
- 一方PNには，末梢静脈栄養（Peripheral parenteral nutrition：PPN）と中心静脈栄養（Total parenteral nutrition：TPNまたはCentral parenteral nutrition：CPN）がある．
- 現在ENおよびPNの両栄養法の進歩・発展により，経口摂取→EN→PNという栄養療法（治療）システムが完成し，現在では，ENとPNが栄養療法の2本柱として広く利用されるに至った．
- PNおよびENの各栄養法の特徴を表2に示した．

B 経腸栄養の利点と欠点

❖ 経腸栄養の利点
- 経腸栄養は,静脈栄養に比して経口摂取に近く,より生理的であり,消化管ホルモン分泌動態などもより正常に維持することができる.
- 経腸栄養では,管腔内刺激と粘膜上皮からの栄養素の吸収により,腸管粘膜の廃用性萎縮を防ぎ,粘膜増殖効果も期待でき,二次的効果として,腸管壁内リンパ組織を中心とする細胞性免疫能を高め,細菌および細菌のエンドトキシンが腸管粘膜を通過する現象"Bacterial translocation"を抑止しうると考えられている.
- さらに,静脈栄養でみられるカテーテル挿入時の気胸や長期投与時の敗血症などの合併症がなく,より安全に管理することができる.また静脈栄養ほどの厳密な無菌性は要求されず,医療費の点でも有利であり,在宅管理も容易である.

❖ 経腸栄養の欠点
- 必要な熱量および栄養素を吸収できるだけの腸管面積が必要であり,腸管大量切除後や下痢症などで消化吸収機能が十分でない腸管不全症例では,静脈栄養の補助が必要となる.
- また腸管の利用は,粘膜病変の悪化,下痢などを起こし,熱量,栄養素の不足から病状が増悪する.
- そのほかに時として,腹痛,腹部膨満感など副作用の発生も無視できない.また経口摂取が十分と思われる症例でもしばしば必要摂取量にほど遠い場合もある.
- 以上から,安易な経口摂取が必ずしも生体にとって一番望ましいとはいい難いことがある.

C 静脈栄養の利点と欠点

❖ 静脈栄養の利点
- 静脈栄養は,理想的と考えられる栄養組成を正確に体内に注入でき,その効果を最も早く期待しうることなど大きな利点を有し,より優れた栄養法といえる.

❖静脈栄養の欠点

- 静脈栄養は，カテーテルを中心静脈内に長期間留置しなければならないことより，これに基づくさまざまの合併症が存在する．すなわち，カテーテル挿入時の気胸や長期間の施行では，Bacterial translocation と長期投与時の敗血症などの合併症が起こる可能性がある．

D 栄養療法の適応と禁忌

- 実際にどの栄養療法を施行するかは，図1のフローチャートのように，まず腸を使うことができるかどうかで，決まる．
- 経腸栄養が必要となる病態を表3に挙げ，経腸栄養の禁忌と考えられる病態を表4に挙げた．

表3 経腸栄養が必要な病態

1. 経口摂取は不可能だが消化管機能には問題がない状態
2. 神経性食欲不振
3. 消化管通過障害
4. 外科術前後の栄養管理
5. 腸管不全：短腸症候群，炎症性腸疾患，難治性下痢症
6. 膵炎
7. 肝不全
8. 腎不全
9. 糖尿病
10. その他（癌患者，重症熱傷）

表4 経腸栄養の禁忌

1. 腸管の完全閉塞	5. 重症膵炎
2. 吸収障害の強い場合	6. 下痢の激しい場合
3. 消化管出血	7. ショック
4. 消化管瘻	8. 代謝異常を伴う場合

- PN の適応については，米国静脈経腸栄養学会（ASPEN：American society for parenteral and enteral nutrition）の静脈栄養の実施ガイドライン[1]によると以下のように決められている．
- TPN の適応となる病態を表5に示した．

① PNの適応は「十分に食べれない」,「食べてはいけない」,「食べる意思がない」患者である.
② PPNの適応は,「経口摂取が不可能か栄養素を吸収できない」,「TPNが不可能」,小児では「水分制限のない」患者に対して,2週間までの期間で栄養補給する場合である.
③ TPNの適応は,「ENが不可能」,「PNが2週間以上続くことが予測される」,「PPNに制約がある」,「水分制限が必要な」場合およびTPNのメリットがリスクを上回る場合である.
④ PNは専門家によって管理されなければならない.

表5 高カロリー輸液の適応となる病態

●消化管瘻孔 　（腸管皮膚瘻,膵液瘻,胆汁瘻） ●腸の炎症性疾患 　（潰瘍性大腸炎,クローン病等） ●腸管大量切除後 　（Short bowel syndrome） ●盲管症候群 ●消化管閉塞 ●消化管出血 ●膵炎 ●悪性腫瘍（悪液質,抗癌剤投与）	●外傷,熱傷の異化期 ●術前,術後管理 ●腎不全 ●肝障害,肝不全 ●下痢症 ●難治性胃・十二指腸潰瘍 ●神経性食欲不振症 ●呼吸障害時 ●未熟児蛋白漏出性胃腸症 ●横隔膜ヘルニア,臍帯ヘルニア等

E 栄養管理プロセスの実際

・栄養療法は図2ならびに以下に示したように行われる.

① 患者の栄養アセスメントで栄養状態の把握を行い,栄養障害の有無とパターン（MarasmusかKwashiorkorかのどちらか,あるいは混合型か）の決定
② 栄養療法の適応の決定を行い,投与経路として経腸か経静脈かを選択
③ 栄養素の組成と投与量（熱量,三大栄養素,水電解質,微量栄養素）の決定
④ 治療効果の判定のため再度栄養アセスメント（動的栄養アセスメント）を行う

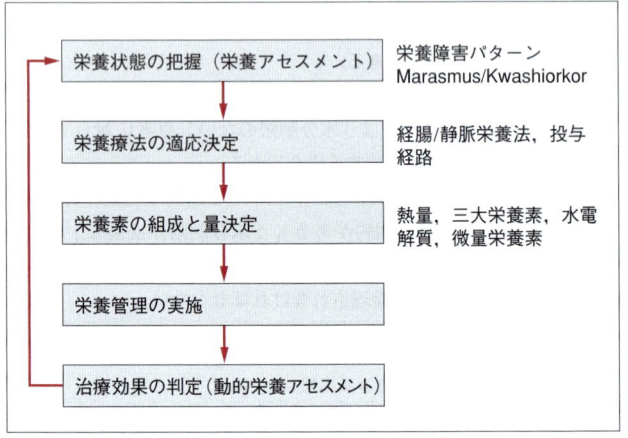

図2 栄養療法の実際

- 栄養療法の始めと終わりに栄養アセスメントが行われなければならない．言い換えれば，「栄養療法は栄養アセスメントに始まり，栄養アセスメントで終わる」と言っても過言ではないし，栄養アセスメントが「できない」，あるいは「しない」者は，栄養療法を行う「資格がない」とも言える．

表6 栄養アセスメントの定義と目的

栄養アセスメントの定義
　個人あるいは集団の栄養状態を種々の
　栄養指標を用いて客観的に評価すること

栄養アセスメントの目的
　種々の栄養療法に先立って，
　患者の栄養状態を適切に評価し，
　さらに治療効果あるいは予後を的確に評価する

なぜ,「中心静脈栄養（TPN：Total parenteral nutrition またはCPN：Central parenteral nutrition)」なのか？

5％ブドウ糖は等張の輸液製剤である．この液を末梢静脈から，必要水分量から考えて1日2,000 mL投与した場合，ブドウ糖1gは4kcalであるので，2,000(mL)×0.05×4(kcal/g)＝400kcal しか，カロリーを投与できない．一方，1日2,000kcalを目指して5％ブドウ糖を投与するには，2,000kcal÷4(kcal/g)÷0.05＝10,000(mL)＝10(L) も投与しなければならない．

したがって，水分量とカロリー量の両面を考慮すると1kcal/mLの輸液を使用することになるが，末梢静脈からの投与は浸透圧の問題でできない．「濃い」輸液を行っても，すぐに血管内で希釈されるだけの血流の多い場所（中心静脈内）に，カテーテルの先端を留置し，長期間静脈栄養のみで管理できることが，1960年代後半にDudrickによって証明された．

当時は"Intravenous hyperalimentation：IVH",日本語では「高カロリー輸液法」と呼ばれた．その後，高カロリーではなく，通常の熱量を投与しているので，"Total parenteral nutrition：TPN",日本語では「完全静脈栄養法」あるいは「中心静脈栄養法」と呼ばれている．しかし末梢静脈栄養法（Peripheral parenteral nutrition：PPN）と比較する意味で，最近の米国の教科書では"Central parenteral nutrition：CPN"と記載され始めている．

文献
1) ASPEN Board of Directors：Guidelines for use of parenteral and enteral nutrition in adult and pediatric patients. JPEN 26 (suppl)：1-1385, 2002.

（山東勤弥）

| **コーヒーブレーク** | 栄養管理の歴史（栄養アセスメント中心に） |

1932	栄養評価を用いた調査の最初の報告（国際連盟）
1955	ICNND (the interdepartmental Committee on Nutrition for National Defence) の設立
1957	Chemically defined diet（Greenstein）
1959	理想体重表（Metropolitan生命保険）
1963	栄養アセスメント標準マニュアル（ICNND），Physical signの定義（WHO）
1965	Space diet（Winitz）
1966	発展途上国の栄養評価の報告書（Jelliffe），Physical examination（Jelliffe）
1967	Total parenteral nutrition：TPN（Dudrick）
1969	Elemental diet：ED（Stephens）
1970	・完全静脈栄養研究会（葛西）
1972	StuntingとWasting（Waterlow）
1974	外科入院患者の身体計測（Bistrian, Blackburn），Medical history（Atwood）
1975	MarasmusとKwashiorkor（Davidson）
1976	内科入院患者の身体計測（Bistrian, Blackburn）Nutritional assessment system（WHO）
1977	・成分栄養研究会（佐藤）
1977	古典的栄養アセスメント（Blackburn）
1978	ED（elemental diet）の作製（岩佐，小越）
1978	3-メチルヒスチジン（Young）
1979	Prognostic nutritional index：PNI（Mullen, Busby）
1980	理想体重表 改訂版（Metropolitan生命保険）
1981	Cluster analysis（Nazari）
1982	・経腸栄養研究会（佐藤）
1982	握力（Klidjiian），日本人の身体計測値（金，岡田），Nutritional risk index：NRI（佐藤）Subjective global assessment：SGA（Baker, Detsky）

1983	・栄養アセスメント研究会(岡田, 武藤), Functional assessment (Solomons, Allen), 呼吸筋 (Russell), 動的・静的・予後アセスメント (Kudsk, Sheldon), Nutritional assessment index: NAI (岩佐)
1984	Nutritional support team: NST (Dalton)
1984	Prognostic nutritional index: PNI (小野寺)
1985	在宅静脈栄養の保険採用
1985	握力 (佐藤), 呼吸筋 (高橋)
1986	・日本静脈・経腸栄養研究会 (長尾)
1986	創傷治癒 (Haydock, Hill)
1987	栄養教育の重要性 (Roubenoff)
1987	Prognostic Nutritional Index: PNIr (東口)
1988	在宅経腸栄養の保険採用, 3-メチルヒスチジン (金)
1991	5-level model (Wang, Heymsfield)
1994	栄養管理費の保険採用
1995	Clinical assessment (Hill)
2005	介護保険改定 栄養マネジメント加算および経口移行加算
	Clinical bedside assessment (CBA)(山東)
2006	診療報酬改定 栄養管理実施加算
2006	Objective data assessment (ODA)(井上)

(山東勤弥ら:特集外科栄養の進歩 2. 栄養評価に関する進歩. 日本外科学会雑誌 99:144-153, 1998より一部改変)

第2章
栄養アセスメントの実際

1 栄養アセスメントとは[1] (表1)

A 栄養アセスメントの定義

- 栄養アセスメントの定義は，「個人あるいは集団の栄養状態を種々の栄養指標を用いて客観的に評価すること」である．その目的は「種々の栄養療法に先立って，患者の栄養状態を適切に評価し，さらに治療効果あるいは予後を的確に評価すること」である．
- まるごとの体重ではなく，**身体構成成分（Body composition）** の貯蔵脂肪，骨格筋および内臓蛋白という3つのコンパートメントに区分して，それぞれのコンパートメントについて特有な栄養指標を設定して，個別に測定し，それらを総合的に評価することが重要である．栄養アセスメントの基本は「**身体構成成分を正確に測定すること**」と言える．

表1 栄養アセスメントとは

栄養アセスメントの定義 個人あるいは集団の栄養状態を種々の栄養指標を用いて客観的に評価すること
栄養アセスメントの目的 種々の栄養療法に先立って，患者の栄養状態を適切に評価し，さらに治療効果あるいは予後を的確に評価する
栄養アセスメントの基本 身体構成成分（Body composition）を正確に測定すること

MEMO 栄養アセスメントの分類

(1) 静的栄養アセスメント（Static nutritional assessment）

個人あるいは集団の栄養状態を調べ，摂取栄養素の過不足あるいは疾患に特有な栄養状態の異常の存在を判定するものである．栄養指標としては，身体計測，免疫能検査，代謝回転の遅い指標が用いられる．

(2) 動的栄養アセスメント（Dynamic nutritional assessment）

種々の強制栄養による栄養状態の改善（治療効果）を判定する．代謝動態を鋭敏に反映する指標が用いられる．窒素蛋白代謝，エネルギー代謝動態を調べたり，骨格筋力（握力），呼吸筋力などの生

理学的機能を測定したりする．経時的に測定してその変動を評価することが重要である．

(3) 予後判定栄養アセスメント (Prognostic nutritional assessment)

各種の栄養指標を組み合わせて，高リスク群を判別し，予後あるいは各種治療効果を推定する．とくに外科領域では，手術との関連で術前栄養状態と術後合併症の発生率，術後の回復過程を推測するための予後栄養指数も報告されている．疾患特異性があり，栄養障害がどのタイプであるかという情報がない，施設毎の独自の指数が必要であるなどの問題点がある（表2）．

表2 予後判定指数

1) **Prognostic nutritional index：PNI（Buzby，1980）**
   PNI（％）$=158-(16.6 \times Alb)-(0.78 \times TSF)-(0.20 \times TFN)-(5.8 \times DCH)$
   Alb：血清アルブミン (g/dL)，TSF：上腕三頭筋部皮脂厚 (mm)，
   TFN：血清トランスフェリン値 (mg/dL)
   DCH：遅延型皮膚過敏反応（PPD，mumps，SK-SD，candida）
   （0：反応なし；1：5mm未満；2：5mm以上）
$50 \leq PNI$	High risk
$40 \leq PNI < 50$	Intermediate
$PNI < 40$	Low risk

2) **Nutritional risk index：NRI（佐藤真，1982）**
   $NRI = (10.7 \times Alb) + (0.0039 \times TLC) + (0.11 \times Zn) - (0.044 \times Age)$
   TLC：総リンパ球数，Zn：血清亜鉛 (μg/dL)，Age：年齢 (year)
$NRI \leq 55$	High risk
$60 < NRI$	Low risk

3) **Nutritional assessment index：NAI（岩佐正人，1983）**
   $NAI = (2.64 \times AC) + (0.6 \times PA) + (3.7 \times RBP) + (0.017 \times PPD) - 53.8$
   AC：上腕周囲長 (cm)，PA：血清プレアルブミン値 (mg/dL)，
   RBP：血清レチノール結合蛋白値 (mg/dL)
   PPD：PPD皮膚反応（長径×短径：mm^2）
$NAI < 40$	Poor
$40 \leq NAI < 60$	Intermediate
$60 \leq NAI$	Good

4) **Prognostic nutritional index：PNI（小野寺時夫，1984）**
   $PNI = (10 \times Alb) + (0.005 \times TLC)$
$PNI \leq 40$	切除吻合禁忌
$40 < PNI < 45$	注意→危険
$45 \leq PNI$	切除吻合可能

5) **Prognostic nutritional index：PNI（東口高志，1984）**
   $PNIr = -0.147 \times$（体重減少率）$+ 0.046 \times$（身長体重比）$+ 0.010 \times$（%TSF）$+ 0.051 \times$（ヘパプラスチンテスト）
$PNIr < 5$	合併症発生
$5 \leq PNIr < 10$	移行帯
$10 \leq PNIr$	合併症なし

B 栄養アセスメントの実際：スクリーニング

- 栄養アセスメントの実際は，まずスクリーニングを行う．問診，視診，触診により病的兆候の存在を見つけ出す．食事摂取量の調査も行う．次いで各種栄養指標についての測定を行う．最後に総合的に判断する．
- 最近，スクリーニングによく用いられる評価法として，主観的包括的栄養評価法（Subjective global assessment：SGA）がある．SGAは専用の用紙（表3）が用意されており，スクリー

表3 主観的包括的評価法：SGA（Subjective global assessment）

```
┌─────────────────────────────────────────────┐
│ A 患者の記録                                   │
│ 1. 体重の変化                                   │
│    過去6ヵ月間の合計体重減少： kg 減少率（％）    │
│    過去2週間の変化：□増加 □変化なし □減少      │
│ 2. 食物摂取量の変化（平常時との比較）             │
│    □変化なし □変化あり 変化の期間 （週）（日）   │
│    食べられるもの □固形食 □完全液体食 □水分 □食べられない │
│ 3. 消化器症状（2週間以上の持続）                  │
│    □なし □悪心 □嘔吐 □下痢 □食欲不振          │
│    その他：                                     │
│ 4. 機能状態（活動性）                           │
│    機能障害 □なし □あり 持続期間： （週）       │
│    タイプ： □日常生活可能 □歩行可能 □寝たきり   │
│ 5. 疾患および疾患と必要栄養量の関係               │
│    初期診断：                                   │
│    代謝需要（ストレス）： □なし □軽度 □中等度 □高度 │
│    身体症状                                    │
│                                                │
│ B 身体所見                                      │
│ （スコアで表示すること：0＝正常 1＋＝軽度 2＋＝中等度 3＋＝高度） │
│    皮下脂肪の減少（三頭筋，胸部）                 │
│    筋肉消失（四頭筋，三角筋）                    │
│    踝部浮腫                                    │
│    仙骨部浮腫                                  │
│    腹水                                        │
│                                                │
│ C 主観的包括的評価                               │
│    栄養状態                                    │
│      □栄養状態良好                             │
│      □中等度の栄養不良                         │
│      □高度の栄養不良                           │
└─────────────────────────────────────────────┘
```

表4 Clinical bedside assessment (CBA)

● Tendon-bone test	(Protein store depletion)
● Finger-thumb test	(Fat store depletion)
● Squeeze examiner's fingers	(Grip strength)
● Blow a slip of paper	(Respiratory function)

ニング用の栄養評価法として用いられ,

- 身体測定や検査データを含まない
- 高度障害,中等度障害,正常の3段階で評価
- 簡便で,検者間誤差も少なく,再現性も高い
- 客観的栄養評価との相関も高い

という,特徴がある.
● このSGAとは全く正反対の客観的データ栄養評価法(Objective data assessment:ODA)という概念が提唱され始めている.
● しかし実際の臨床の現場,すなわち,患者のベッドサイドでの栄養評価法としては,両者の「折衷案」である,臨床栄養評価法(Clinical assessment)が適切ではないかと思われる.これは,特別な器具を用いず,視診と触診などによるテスト(表4)をベッドサイドで行い,あるいは入院時(外来診察中)の最小限の検査データをも用いるもので,上記2つの評価法より実践的である.最近,SGA,ODAとの比較のためにClinical bedside assessment (BA)と呼ばれている.

C 栄養アセスメントに必要な検査-身体計測 (Anthropometry)[2]

● 主な栄養指標および測定機器・装置を表5~10に示した.
● 身体構成成分を測定する方法の中で,身体計測は最も簡便で,非侵襲的,経済的であるため栄養調査,集団検診および臨床での「スクリーニング」の検査として,栄養アセスメントの重要な位置を占めている.栄養評価の実際では,身体計測は栄養評価の基本・基礎であり,習熟しておかねばならない.
● 身体計測としては,表5に示したものがある.静的栄養アセスメントができ,栄養アセスメントの基本の「身体構成成分の

表5 身体計測（Anthropometry）

1) ％理想体重（％Ideal body weight），身長・体重比，身長・年齢比
2) 平常時体重に対する体重比（％Usual body weight）
3) 体重減少率
4) 肥満指標（Body mass index：BMI）
5) ウエスト周囲径，ウエスト・ヒップ比，上腕周囲長（Mid-upper arm circumference：AC）
6) 皮下脂肪厚 ● キャリパー：上腕三頭筋部皮下脂肪厚（Triceps skinfold thickness：TSF）など ● 超音波断層撮影法 ● 近赤外線インタラクランス法（Near infra-red interactance：NIRI）
7) 上腕筋周囲長（Mid-upper arm muscle circumference：AMC） 上腕筋面積（Mid-upper arm muscle area：AMA） ● CT法（Computerized axial tomography） ● MRI法（Magnetic resonance imaging）

表6 身体構成成分（Body composition）

1) 体内脂肪量，Lean body mass ● 体密度：a) 水中体重秤量法，b) 空気中体重秤量法 ● 生体電気インピーダンス分析法（Bioelectrical impedance analysis：BIA） ● 生体内電気伝導度測定法（Total body electrical conductivity：TOBEC）
2) 体内窒素量（蛋白量），Nitrogen index（Protein index） ● 生体中性子励起分析法（In vivo neutron activation analysis：IVNAA）
3) 骨塩量，体内脂肪量 ● 二重エネルギーX線吸収測定法（Dual energy x-ray absorptiometry：DEXA）
4) 体内総K量（Total body potassium：TBK），Lean body mass ● Whole body counter（40K）
5) 体内総水分量（Total body water：TBW），細胞内・外水分量（Intracellular, Extracellular water：ICW, ECW） ● Isotope dilution technique 法：重水（D_2O），トリチウム（T_2O），$H_2^{18}O$

表7 血液・尿化学検査

1) 内臓蛋白：総蛋白，アルブミン，トランスフェリン，プレアルブミン レチノール結合蛋白，フィブロネクチン，ヘモグロビンなど
2) 血漿アミノ酸値，Fischer比，
3) 血漿脂質：総コレステロール，リン脂質，トリグリセリド，リポ蛋白，脂肪酸など
4) クレアチン身長係数，尿中3-メチルヒスチジン排泄量など
5) 尿素窒素排泄量・窒素バランス
6) 微量栄養素（ビタミン，微量元素）
7) ホルモン：ソマトメジン-C，甲状腺ホルモン，カテコールアミンなど
8) サイトカイン：IL-2，IL-6，TNFなど

表8 免疫パラメーター

1) 総リンパ球数
2) 遅延型皮膚過敏反応
3) リンパ球幼弱化反応
4) 末梢リンパ球subpopulation
5) NK細胞活性
6) 免疫グロブリン
7) 補体

表9 機能検査

1) 筋力測定(握力,呼吸筋力)
   電気生理学的刺激測定
2) 味覚試験
3) 創傷治癒

表10 代謝動態検査

1) 間接カロリメトリー
2) 安定同位元素
3) Double isotope dilution technique
4) MRS (Magnetic resonance spectroscopy)
5) PET (Positron emission tomography)

測定」としては,局所の情報であるが,ACを「体重:全身」,TSFを「脂肪量」,AMCあるいはAMAを「筋肉量」として用いることになる.

- 身体計測値の基準値として,日本栄養アセスメント研究会の身体計測基準値検討委員会によって,「日本人の新身体計測基準値(Japanese anthropometric reference data:JARD2001)」が策定された[3].具体的な身体計測の方法,注意点については,寝たきりの人の測定も含めて,JARD2001に詳述されている.

❖%理想体重(%Ideal body weight:%IBW)または身長・体重比(Weight for height:WT/HT)

- %IBWは,WT/HTともいい,同一身長の理想体重(Ideal body weight:IBW)に対する測定体重の比率である.
- IBWとしては,日本肥満学会では,
標準体重=$[身長(m)]^2 \times 22$を採用している.

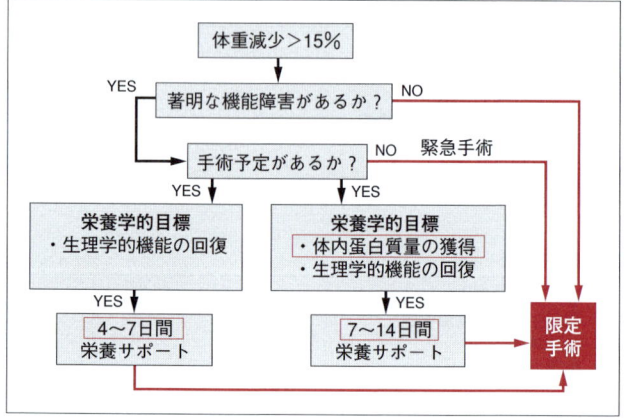

図1　術前栄養療法の選択基準（Hillのフローチャート）

❖ 平常時体重に対する体重比（%usual body weight：%UBW）

- 現在の体重を平常時の体重（Usual body weight：UBW）で割って求める．
- 平常時体重は被検者の記憶に頼っているので正確でないこともある．記憶が正しければ，%IBWより信頼度が高い．
- Hillのフローチャートの術前栄養療法の選択基準（図1）として，手術前に体重減少が15%以上の場合で，著明な機能障害あれば，栄養学的目標が，①「生理的機能の回復」のみなら4～7日間の栄養サポートを行い，②「生理的機能の回復」と「体内蛋白質量の獲得」が目標なら7～14日間の栄養サポートを行い，いずれの場合も，「選択的」手術の施行となるとしている．

❖ 体重減少率（% loss of body weight）

- 体重減少率は，体重減少率＝（平常時体重－現在の体重）÷平常時体重×100と定義される．
- 同じ体重減少率であっても，その期間が短期間であれば臨床的に重要な意味をもつことになる．
- 1ヵ月で5%，6ヵ月で10%の体重減少は高度の体重減少としている（図2）．

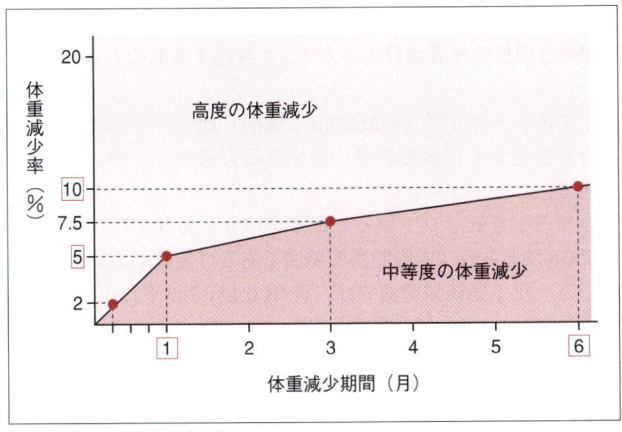

図2 体重減少率の評価グラフ

❖ 体格指標（Body mass index：BMI）

- BMIは，体重(kg)/[身長(m)]² で示され，Kaup指数あるいはQuetelet指数とも呼ばれる．
- すべての疾病の有病率（疾病指数）とBMIとの関係は"J字カーブ"を示し，BMIの増加とともに高脂血症，高尿酸血症，糖尿病，高血圧などの有病率が増加し，逆に貧血，呼吸疾患，消化器疾患などでは痩せた人が多い．
- 疾病指数の最も少ないBMIは22(kg/m²)であり，この医学的根拠に基づいて，日本肥満学会では標準体重として，[身長(m)]² × 22を採用している．

❖ ウエスト周囲径

- 肥満は，ウエスト中心に上半身に脂肪が蓄積した「内臓脂肪型肥満（上半身肥満，リンゴ型肥満）」と，ヒップや太ももなど下半身に脂肪が蓄積した「皮下脂肪型肥満（下半身肥満，洋ナシ型肥満）」の2つのタイプに分類される．
- 内臓脂肪型肥満は男性に多く，皮下脂肪型肥満は女性に多い．
- メタボリックシンドロームの診断基準として，内臓脂肪（腹腔内脂肪）蓄積が「ウエスト周囲径」の増大で示されるとして，男性は85cm以上，女性は90cm以上，内臓脂肪面積では男女

とも100cm²に相当し，さらに高脂血症，高血圧，空腹時高血糖値の3項目の検査項目のうち2つが該当するものとされた．

❖ ウエスト・ヒップ（waist/hip：W/H）比

- 身体測定から内臓脂肪量の推定する方法の一つが，W/H比である．
- ウエストをヒップで割った比率をいう．男性で0.9以上，女性で0.8以上あれば内臓脂肪型肥満である可能性が高い．
- 一方，皮下脂肪型肥満では，W/H比は0.7以下になることが多い．CTによる内臓脂肪量（Visceral adipose tissue）との相関が高いといわれている．

❖ 上腕周囲長（Mid-upper arm circumference：AC）

- ACは上腕三頭筋部中点上を通る円周の長さを巻尺で測定する．巻尺がたるんだり，曲がったり，また上腕を強く締めすぎないように注意する．
- 測定には熟練を要し，測定者間の誤差が大きい．熟練した者が1人で測定することが望ましい．身体構成成分の「体重」の情報と対応する．

❖ 上腕三頭筋部皮下脂肪厚（Triceps skinfold thickness：TSF）

- 身体構成成分の「体脂肪量」の指標として用いられるが，局所的な脂肪量から全身の体脂肪量を推定するもので必然的に誤差が生じる．
- 測定器具として，常に一定の圧力が加わるように考案されているキャリパーを用いる．
- 問題点は，キャリパーのあて方，皮膚のつまみ方による誤差が大きく，ACと同様，測定には熟練を要し，測定者間の誤差が大きいことである．熟練した者が1人で測定することが望ましい．
- また極度の肥満者，極度に痩せた者，浮腫のある者の測定には不適当である．

表11 膝高計測による身長および体重の推定式

```
<男性>
 身長：64.02 + 2.12×KH － 0.07×年齢
 体重：1.01×KH ＋ 2.03×AC ＋ 0.46×TSF ＋ 0.01×年齢 － 49.37

<女性>
 身長：77.88 ＋ 1.77×KH － 0.10×年齢
 体重：1.24×KH ＋ 1.21×AC ＋ 0.33×TSF ＋ 0.07×年齢 － 44.43
```

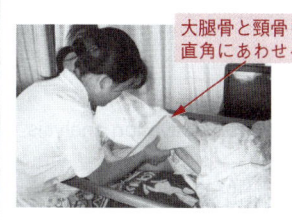
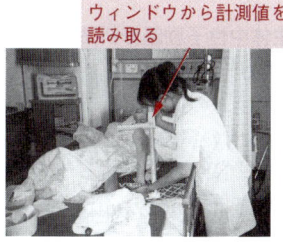

図3 寝たきり患者の膝高（Knee height）測定法
写真提供：高知近森会病院栄養課

❖ 上腕筋周囲長（Mid-upper arm muscle circumference：AMC）および上腕筋面積（Mid-upper arm muscle area：AMA）

- 筋肉蛋白量の指標として用いられる．ACとTSFの値をAMC = AC － π × TSF と AMA =（AMC）2 ÷ 4πに代入して求める．
- TSFは真の皮下脂肪厚の2倍の値であり，単位がmmである点に注意しなければならない．

❖ 膝高（Knee height：KH）値

- 寝たきり患者では，身長，体重が計測できないことが少なくなく，臨床の現場で問題となっている．日本人のデータから寝たきり患者の身長および体重を推定する式が策定されている（表11）．
- 「膝高（Knee height：KH）値」を図3のような膝高計測器を

用いて測定し,「AC値」,「TSF値」,「年齢」を代入して身長および体重を求める.

● これにより, Harris-Benedictの式を用いて基礎代謝量 (Basal metabolic rate: BMR) を求めるのに必要な身長および体重が不明なまま, その結果1日消費熱量 (Total energy expenditure: TEE) なしで, あいまいな栄養療法を行うことがなくなる.

D 栄養アセスメントに必要な検査－ハイテク機器・装置による測定[2]

❖ 生体中性子励起分析法 (In vivo neutron activation analysis: IVNAA)[4]

● IVNAAの原理は, 放射性線源から出る中性子を生体に照射し, 体内の窒素 ^{14}N を安定同位元素の ^{15}N に励起し, この励起状態の ^{15}N から発生する γ 線を測定し, その強度から体内総窒素量 (Total body nitrogen: TBN) を測定しようとするものである.

● 実際の測定は, 被検者を可動式テーブルの上に乗せ, 測定器中央にある放射性線源によって照射して行われる (図4).

❖ 二重エネルギーX線吸収測定法 (Dual energy X-ray absorptiometry: DEXA)[5]

● DEXAの原理は, X線を2つのエネルギーに分離して生体試料に照射して, このときの減衰率から骨塩量と軟部組織を定量的に解析する分析法である. 被検者を横臥させ, 全身スキャンして測定する (図5).

● DEXAは, 2つのエネルギーによる測定が行われ, 得られた2つの減衰係数の情報では, 未知の項に対して, 方程式を2つしか提供できないので, 2-コンパートメント (例えば「骨」と「単一かつ均一な軟部組織」) の算出のみが可能で,「骨塩量」,「除脂肪量の軟部組織」,「脂肪組織の軟部組織」の3-コンパートメントの算出は不可能である.

● 骨塩量を算出するのに脂肪分布に対する「推定」が必要となる. 全身の約1/3の「骨と重なる」部分の脂肪を評価するため

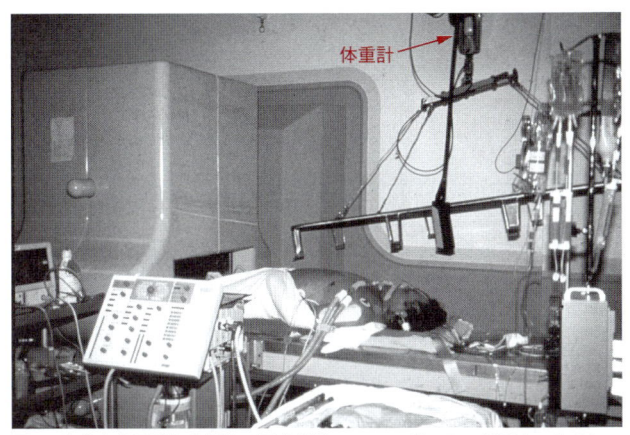

図4 生体中性子励起分析法（写真提供：ニュージーランド国オークランド大学外科教室）

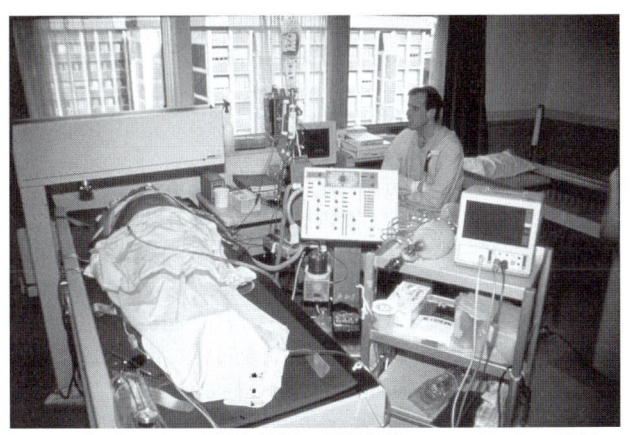

図5 二重エネルギーX線吸収測定法（写真提供：ニュージーランド国オークランド大学外科教室）

には，脂肪の分布についての「推定」が必要となる．

❖生体電気インピーダンス分析法（Bioelectrical impedance analysis：BIA）[6]

- BIAは，簡便，迅速，非侵襲的に，小型で持ち運び可能で，ベッドサイドで測定でき，各身体構成成分を算出するもので，

図中:

除脂肪量 (kg)
y=3.040+85x
SEE=2.61
f=0.98 p<0.0001

体内水分量 (l)
y=2.03+0.63x
SEE=2.09
f=0.95 p<0.0001

体内カリウム量 (g)
y=23.09+2.56x
SEE=10.70
f=0.96 p<0.0001

インピーダンスインデックス (H^2/R)　　(1985 Lukashi)

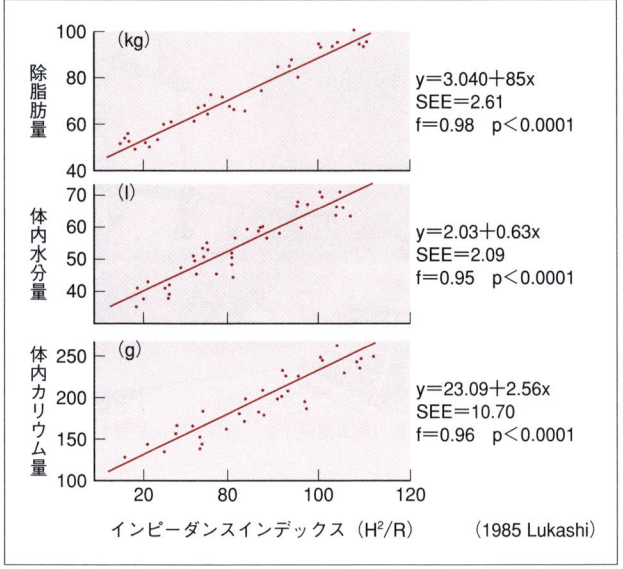

図6　身体構成成分とH^2/Rとの関係

現在臨床栄養学などの方面で注目されつつある.
- BIA法の原理は，測定した抵抗値Rと身長Hから求められるH^2/Rはインピーダンスインデックスといい，除脂肪量，体内水分量，体内カリウム量と有意の強い相関があり，このことによりBIAから身体構成成分の算出ができる（図6）.
- 一定の周波数（50 kHz）の交電流を用いる単周波数分析法（Single-frequency bioelectrical impedance analysis：SFBIA）と，低周波数（1〜10kHz）から高周波数（〜1.5MHz）までの交電流を用いた多周波数分析法（Multiple frequency bioelectrical impedance analysis：MFBIA）がある.

E　検査結果の読み方

- 検査結果の読み方については，主に栄養指標に使用されている「血液検査」と「身体計測」について述べる.
- まず検査データには測定（分析）であるので，「測定方法の

違い」と「誤差」についても顧慮しなければならない．測定方法の原理や影響を受けやすい要因などを理解して，「何を測定しているのか？」，「何が真実なのか？」を知っておかねばならない．

- 「血液検査」では，血清アルブミン値やそれより半減期の短いトランスフェリン，プレアルブミン，レチノール結合蛋白などの Rapid turnover protein（RTP）が使用されるが，測定と解釈（読み方）ではそれぞれの半減期を考慮すべきである．またアルブミンは採血方法や分析方法の違い，また脱水などの影響で値が変わるので注意を要する．
- 「身体計測」は簡単にできるが，これも体重，ACやTSFは1週間くらいではあまり変動しないので，安定している外来患者などでは，4週間毎（余力があれば2週間）の測定でもよいと考える．1週間での体重の変化は水分量の変化といえる．
- 誤差に関しては，巻尺の当て方，キャリパーのあて方，皮膚のつまみ方による誤差が大きく，測定には熟練を要し，「検者内誤差」と「検者間誤差」も大きい．熟練した者が1人で測定することが望ましい．

文献

1) 山東勤弥，岡田 正：特集 外科栄養の進歩．2．栄養評価に関する進歩．日本外科学会雑誌 99：144-153, 1998.
2) 山東勤弥：ビジュアル臨床栄養実践マニュアル 第1巻，栄養アセスメントと臨床検査／チーム医療と栄養士，栄養アセスメントの実践，身体計測と身体構成成分（身体構成成分）の評価，細谷憲政 総監修，小学館，p.112-119, 2003.
3) 日本人の新身体計測基準値JARD 2001（Japanese Anthropometric Reference Data）．栄養評価と治療 19(suppl)：20-24, 2002.
4) 山東勤弥：In vivo neutron activation analysisによる栄養評価．医学のあゆみ 176(4)：244-245, 1996.
5) 山東勤弥：Dual energy X ray absorptiometry（DEXA）の原理と実際．医学のあゆみ（9月第5土曜特集）198(13)：986-990, 2001.
6) 山東勤弥：Bioelectrical impedance analysis（BIA）法による栄養評価．医学のあゆみ 186(12)：868-869, 1998.

〔山東勤弥〕

第3章

NST（Nutrition support team）とは？

1 NSTでの医師の役割

●NST (Nutrition support team)

❖NSTとは
- 傷病者の栄養管理を行う各専門職から構成された専門チームである.
- 専門職としては,代謝・栄養を専門とする医師,管理栄養士,薬剤師,看護師,臨床検査技師,言語聴覚士,理学療法士など.

> **MEMO NSTの歴史**
> 1970年米国シカゴでNSTの必要性が提唱され,中心静脈栄養法Total parenteral nutrition (TPN) の適応判定と適正実施を目的として1973年米国のボストンで誕生した.以後,チームによる栄養管理の有効性が多数報告されるにつれ欧米で広まる.1991年(米国調査)では,NST稼働率29% (150床以上の病院にて:487/1,680施設).1994年(英国調査)では,NST稼働率37.3%であった.わが国では,1972年に大阪大学にて岡田によりTPNの管理を目的に設立されるも,チーム医療の進んでない日本では,あまり普及しなかった(2001年で12施設のみ).2001年2月になり,東口が中心に日本静脈経腸栄養学会にNSTプロジェクトを立ち上げ普及がすすめられ,その後急速に全国拡大し,2005年12月末には,少なくとも684の施設でNSTが稼働している.

❖NST活動の目的
- 傷病者の栄養管理を,専門チームで適切に行う.そのために,個々の患者ごとに栄養評価 (Subjective global assessment: SGA, Objective data assessment: ODA) を行い,最も適切な栄養投与経路を決定し,必要な投与熱量と投与成分の決定を行う.
- これらを行うことにより手術合併症・褥瘡・感染症の発生などを減少させるとともに,原疾患の早期治療に貢献する.

❖NST活動の意義
- コ・メディカルの専門知識を患者の治療に直結させることが可能となる.

- 従来患者に直接接することが少なかったコ・メディカルの専門知識が有効に使われるという本来の意味でのチーム医療が浸透し，各部署の活性化がもたらされ，病院全体のレベルアップとなる．

❖ NSTでの医師の役割

- チームの**責任者**として，疾患の状態を把握し，各専門職からの意見を取り入れ，総合的にNSTとしての**方針を決定**する．
- 具体的には，栄養アセスメント，**適用・処方の決定，中心静脈カテーテル・栄養チューブの挿入**，栄養管理の統合・調整，**患者家族の相談**と説明，**栄養法の終了の決定**などが主な役割である．

2 NSTの利点と問題点

● NSTの利点

❖ 医療上の効果

- ①平均在院日数の短縮，②中心静脈栄養（TPN）の施行数の減少，③院内感染症の減少，⑤褥瘡発生率の減少，⑥特別加算食率の上昇，⑦摂食・嚥下リハビリの実施，⑧術中・術後合併症の減少，⑨栄養療法施行時の偶発症・合併症の減少，⑩経皮内視鏡的胃瘻造設術 Percutaneous endoscopic gastrostomy（PEG）施行件数の増加，⑪医療器材の無駄を削減，⑫患者の満足度・QOL向上　などが報告されている．
- 上記の結果として，病院の安全管理向上および経済的利益をもたらす．

❖ 入院患者への効果

- 病院に勤務するすべての職員の栄養に関する知識・技術向上が得られ，病院全体の医療レベルの向上につながり，ひいては入院患者が安心して質の高い医療を受けることができる．

●NSTの問題点

❖卒前・卒後教育の問題点
● NSTの質の確保（量から質へ）が問題である．栄養治療の系統だった教育が医師養成課程をはじめとして職種を問わず欠如している．

❖病院内の問題点
● 現在のわが国におけるNSTは，各職種のボランティア（兼務）で成り立っている．中央部門としての独立型NSTが望ましい．
● NSTが有能であれば，その活動が病院の収益につながるが，その増収がNSTにかかるコストを上回ることはない．

❖患者サイドの問題点
● いまだに地域医療との連携が十分とはいえない（入院・退院後を通じての"継ぎ目のない栄養管理"が課題である）．

3 NSTがない病院ではどうするか？

●医療における栄養管理の重要性を認識する

❖NSTがない場合は
● 傷病者の治療に当たっては，常に"栄養療法"を念頭に置く．
● 他職種専門家の意見に常に耳を傾ける余裕のある医師になることを心がける．
● 栄養の必要性を理解している病院内で"力"のある先輩医師の教えを請い，可能であるならばNSTの設立を提案する．
● 院内・外を問わず開催される栄養に関する講習会や勉強会に積極的に参加する．

（保木昌徳）

第4章

栄養管理の実際

1 栄養投与量の決定はどのようにするか？

A 栄養の需要と供給とは同量か？

- 需要量の変動影響因子は，病態や病勢など．また同じ患者さんでも，患者さん自身の状態（表1）で変化（変動）する．

表1 エネルギー代謝と栄養素の代謝に影響する宿主側の因子群

因子	因子があがる（大きい）ときの生体の変化
1. 体温	体温＋1℃で代謝＋6％
2. 呼吸数	「CO_2吐き出し亢進」が末梢組織の代謝亢進の駆動力
3. ストレス	代謝亢進の程度が大
4. 摂取栄養素の量	投与された栄養素の量が大きいほど，その栄養素の代謝に必要なエネルギーも多く必要
5. 摂取栄養素の質	炭水化物，アミノ酸の投与は外呼吸*の回数，1回換気量を増加させる**．
6. 性別	
7. 体組成	Metabolic body size***に依存 筋肉量に比例
8. 月経	高温相（黄体）に代謝亢進

*外呼吸：細胞1個のミトコンドリアでの呼吸（O_2消費，CO_2産生）を内呼吸と呼ぶ．生体内のすべての細胞の内呼吸の積算として，肺循環におけるO_2消費とCO_2産生とがあり，これが内呼吸に対して外呼吸．
** Young LS et al：Proteins and aminoacids. In Contemporary nutritio support practice (2nd Ed), p.90, Saunders, 2003.
*** Fat-free mass（FFM）．除脂肪体重ともいう．体重から脂肪量を減じた量

❖ 栄養の供給（投与）量とは

実際に患者さんの生体内に入った量．

- 摂取量．計算の結果，紙の上にのった数字ではないことに注意．嘔吐，こぼした，食べ残し，などは実際のケアで確認し，計画した量が，正しく生体内に入っているのかを確認する作業が必要．

チーム医療

実際の摂取量を，看護師さんに正確に記録してもらい，その結果を（管理）栄養士さんに評価してもらい，栄養アセスメントに利用する，という一連の流れが栄養ケアの基本．

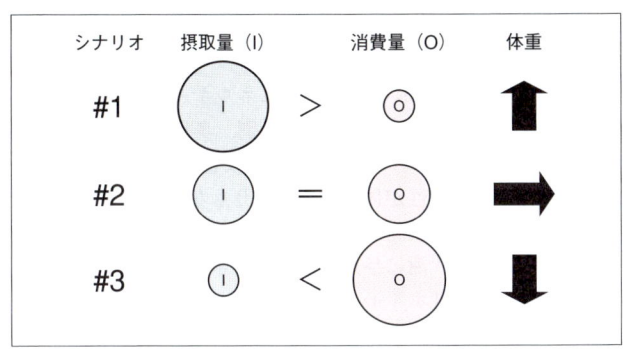

図1 エネルギー出納と体重変化との関係

❖ **体重変化とは摂取量（Intake：I）と消費量（Output：O）との差によって起こる生命現象**
- 図1のように，3つのシナリオがある．栄養ケアの理想型は，O＝I（図1のシナリオ#2）．

B 需要量，すなわち投与量の決定順序

❖ **決定すべき投与量**
- 決定すべき量は，総エネルギー，非蛋白カロリー/窒素比（エネルギーNバランス），蛋白質，脂肪，炭水化物がある．

❖ **投与量の決定順序**
① 総エネルギー
② 蛋白質
③ 脂肪
④ 炭水化物
⑤ ビタミン，微量元素

C 投与量の決定の実際

❖ **エネルギー量**
（1）エネルギー投与量の算出式

① Harris-Benedictの式（通称は，ハリベネ）
② 25〜30kcal×体重kg（簡易計算法）

- Harris-Benedictの式（HBE）*は計算方法が面倒．臨床では使いにくい．
- HBEから学ぶべきポイントは，エネルギー需要の決定因子が4つの変数であること：すなわち性別，身長，体重，年齢．
- さらにこの式の冒頭にある定数は，女性が男性の10倍．この定数の性差は，女性が体の大きさよりも女性であるということだけでエネルギー代謝が制御されている．要するに女性ホルモンはエネルギー代謝に与える影響が大きい．
- 男性の場合，男性ホルモンがエネルギー代謝に及ぼす影響は女性ホルモンほどに大きくないこともHBEからわかる．
- 上記の4変数のうち，身長と体重の大きさが，代謝の大きさに影響している．すなわちエネルギー代謝と最も相関するのは，身長と体重から概算される"体表面積"．
- とくに体組成のうち，除脂肪体重（Fat free mass：FFM）によるエネルギー代謝が大きい．FFMは筋肉量，骨塩量，水分の総和．
- 身長が高く，体重が大きいことが，必ずしもFFMが大きいことにならない．
- 脂肪太りの場合，同じ身長，体重でもFFMは低く，エネルギー代謝はFFMが高い場合に比べて低い．単に身長，体重だけでエネルギー代謝は論じられないのである．
- 年齢の項の係数は負である．加齢に伴って代謝サイズ（Metabolic body size）である筋肉量が減少する．

（2）エネルギー消費量
- 一般にI＝Oの場合，このOである消費量は，総エネルギー消費量（Total energy expenditure：TEE）である．

TEE＝ REE＋AEE＝ BEE＋DIT＋AEE

(REE = Resting energy expenditure, AEE = Active energy expenditure, BEE = Basal energy expenditure, DIT = Diet induced thermogenesis)
- BEEは，基礎消費エネルギー量であり，Harris-Benedictの式で算出されるエネルギー量．
- REEは安静時消費エネルギー量と呼ばれるエネルギー量であり，その測定には，間接カロリメトリ法が用いられる．

- AEEは活動性エネルギー消費量で呼ばれ，身体の活動度に左右される．
- 上記①の式は，BEEを表し，TEEは表していないことに注意．
- 上記②の式は，そのままでTEEを表している．

(3) エネルギー投与量の決定式

```
エネルギー投与量＝(BEE)×(傷害因子)×(活動因子)
```

- 傷害因子は表1より，設定する．
- 活動因子は，寝たきりは1.2，それ以外は1.3とする．

表1　傷害因子（ストレス係数）

侵襲	ストレス因子
小手術	1.00～1.10
長幹骨骨折	1.15～1.30
癌	1.10～1.30
腹膜炎・敗血症	1.10～1.30
重症感染症・外傷	1.20～1.40
多臓器不全	1.20～1.40
熱傷	1.20～2.00

MEMO　Harris Benedictの式

　この式の原典[*]では，この式は実はエネルギー投与量の算定式ではない．エネルギー消費量の算定式である．なぜ消費量の算定式が投与量の算定式に変じたのか．詳細は，今のところ不明[**]．

[*] Long CL, et al: Metabolic response to injury and illness: Estimation of energy and protein needs from indirect calorimetry and nitrogen balance. J Parenteral and Enter Nutr 3：452-56, 1979.

[**] 雨海照祥，藤沢克彦：エネルギー投与量算出のピットフォール－Longの式の妥当性を検証する．臨床栄養増刊号： 栄養アセスメントのピットフォール：110 (6)：644-651，2007．

男性 BEE(kcal/日)＝66.5＋(13.8×体重kg)＋(5.0×身長cm)－(6.8×年齢)
女性 BEE(kcal/日)＝655.1＋(9.6×体重kg)＋(1.9×身長cm)－(4.7×年齢)

❖ 蛋白質

(1) 投与量の算出方法

① 0.8～1.5 g/kg/day
② 総エネルギー量の%
③ 非蛋白カロリー/窒素比（NPC/N比）

- 成人での基準値：0.8g/kg/day，カロリー％は15％，これはNPC/Nでは150kcal/gに相当．要するに蛋白質の投与量の設定方法は，①，②，③いずれでもよい．それぞれプランニング後の検算に利用できる．
- NPC/N比（Non-protein calorie/nitrogen ratio）
 ＝｛（総エネルギー）－（蛋白質によるエネルギー）｝／｛蛋白質(g)×0.16｝

(2) **NPC/N比の意味するところ**
- 投与N（蛋白質）が少なすぎると，生体内でNは蛋白（筋肉）合成に利用されない："蛋白節約効果"が生まれない．
- 分母の0.16は，食品に含まれる平均窒素量16％．
- ここで分母の0.16の代わりに，蛋白質(g)を6.25で割っても同じ（1/6.25 = 0.16）．この6.25は「窒素変換係数」と呼ばれる．
- NPN/N比：ストレスが大きいほど小さくする（下限は80 kcal/g）．
- 通常使用している経腸栄養剤のNPC/N比を確認しておくとよい．
- 小児では，上限250～300kcal/g．この場合の制限因子は小児の腎臓の濾過機能の未熟さ．成人の腎不全の病態でも同様．
- NPC/N比の分子を総エネルギー摂取量にしても同じ意味：カロリーN比（C/N比）—C/N比 = NPC/N比 + 25とすればよい＊雨海照祥，大石恭子：経腸栄養剤の選択における注意点—非タンパクカロリー窒素比とNaイオンの意義—．臨床栄養110(6)：679-688，2007．

MEMO 普通食のNPC/N（を考える）

一般的な食事を考えてみる．総エネルギー量2,000kcal．その15％が蛋白質＝300kcal（72.5g：図2）とすると，この食事メニューのNPC/N比は分子が2,000－300＝1,700kcal，分母が300/4/6.25＝12，したがって1,700/12＝141.7．すなわち私たちが毎日食べている食事でも，当然ながらちゃあんとこの比率が堅持されていることがわかる．

MEMO NPC/N比の下限と上限

NPC/N比の算出法は，分子が「総エネルギー量から蛋白質によるエネルギー量を差し引いたエネルギー量」，分母は「供される蛋白質に含まれる窒素量」である．この指数の意味は，投与エネルギ

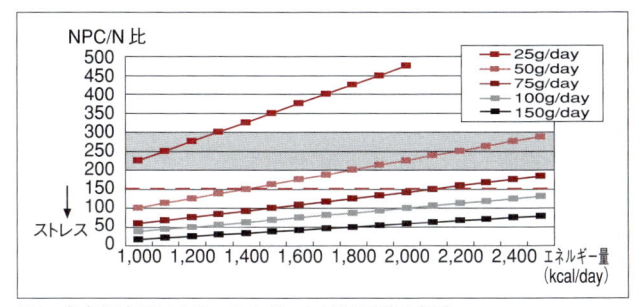

図2　投与蛋白量によるエネルギーとNPC/N比の相違

一量と蛋白質には適切な比率が存在するということ．言い換えれば，いくら良質だからといって，いくらでも蛋白質を投与してよいわけではない．逆に蛋白質を全く投与しない状態，すなわちこのNPC/N比が無限大となってしまう状態は，生体にとってきわめて危険な状態であるということである．

❖脂肪

（1）脂肪投与量の算出方法

- 総エネルギー量の20〜25％が妥当
- 脂質異常症の症例では15％
- 脂肪の質は，構造式の中に二重結合が含まれていない飽和脂肪酸（Saturated fatty acid：SFA）と，1個含まれる単不飽和脂肪酸（Mono unsaturated fatty acid：MUFA），2個以上含まれる多価不飽和脂肪酸（Poly unsaturated fatty acid：PUFA）に分類される．
- SFAは総脂質の10％以下．
- MUFAとPUFAは，その比率が大切．すなわちPUFA／MUFA＝3〜4が妥当とされている．
- PUFAでは，植物由来のn-6系と，魚油由来のn-3系との比率であるn-6系/n-3系が3〜4が妥当．これ以上ではn-6系が多すぎて，逆にn-3系が足りず線溶凝固系が亢進し，出血傾向の病態である脳出血などに陥りやすいとされる．
- **慢性閉塞性肺疾患（Chronic obstructive pulmonary disease：COPD）** では，呼気ガス中のCO_2濃度を下げる目的で短期的（長くても2〜3ヵ月まで）に50％の脂肪も考慮できる．

- 魚油（Fish oil：FO）（n-3系）には抗炎症作用がある．
- **免疫強化栄養剤（Immune-enhancing diet：IED）**の主要組成は3種類，すなわちn-3系脂肪酸，アルギニン，リボ核酸（RNA）．
- IEDを術前4日×750mL＝3L使用することで，術後の合併症（感染症）の発生率，人工呼吸器の必要日数，ICU（Intensive care unit：集中治療室）滞在日数を有意に低くできるエビデンスあり．

❖炭水化物

投与量＝（総エネルギー量）－（蛋白質）＋（脂肪）

❖ビタミン

- 水溶性ビタミン欠乏症に注意．
- とくにエネルギー代謝の鍵（キー）の補酵素であるビタミンB_1の不足による乳酸アシドーシス（Lactic acidosis）は致命傷となることがあり，PN（parenteral nutrition）施行時や経腸栄養でも**Re-feeding（リ・フィーディング）症候群**（p51参照）の発症に要注意．
- 脂溶性ビタミンでは，投与量の下限と上限の両方に敷居（閾）があり，その上下の敷居（閾値）の範囲で過不足ない投与量の設定が求められる．
- 通常は，日本人の栄養所要量を参照する．しかし，とくに脂質の吸収障害をきたしやすい肝胆道系の病態では，慢性的な脂溶性ビタミンの不足状態に陥っている危険性がある．
- ビタミンK欠乏症による出血傾向は，出血時間と凝固時間を測定，またビタミンD欠乏症による骨粗鬆症の有無は，X線による骨塩量測定（2重エネルギーX線吸収測定法 Dual energy X-ray absorptiometry：DEXA）を計画する．

❖微量元素

- Ca，Pの過不足は，副甲状腺，腎不全で制御がとくに重要である．
- Fe欠乏症による貧血にも注意．

（雨海照祥）

ケースで学ぶ栄養プランニング

　青空晴夫氏．50歳，男性．高校を卒業して働き始めた頃から，大酒飲み放題．「俺が飲むんじゃねえんだ．仕事が飲むんだ！」なんて，訳のわからないことを言いながら，毎晩最低でも日本酒を五合は飲みまくる．そして今日．突然の腹痛のあと，意識消失して昏倒．文光堂病院に救急車で搬送された．ICU（集中治療室：Intensive care unit）に入室時，ICUドクターの莫先生は急性膵炎（中症度）と診断．気管挿管され調節呼吸の管理が始まった．第2病日，意識回復しウィーニング開始，抜管された．第3病日ベッドサイドでの身長173cm，体重52kg，血圧86/55mmHg．腹痛も軽減した．それまで点滴で細胞外液型輸液を2,500mL/day．ラボデータ：WBC 19,000/mm^3, Hb 8.9g/dL, Plt 11万/mm^3. TP 7.6g/dL, Alb 3.8g/dL, BUN 35mg/dL, Creatinin 1.0 mg/dL, AST 120 IU/L, ALT 181 IU/L, s-Amy 360 IU/L.

①栄養ルートの選択

- PN vs EN．急性膵炎なら即PNではないことに注意．ここで考えるべきは，膵炎の重症度である（雨海照祥 監修：急性膵炎の栄養ケア．フリークセブン制作DVD，2006）．
- 重症度を重・中・軽症の3段階に分ける．

重症・・・・・PN（静脈Parenteral nutrition）ルート
中・軽症・・・EN（経腸Enteral nutrition）ルート

が基本となる．
- このケースは，意識障害があるものの2日で回復，抜管され，壊死性出血型ではなく，緊急手術の適応もないことから中等症と診断．ENルートを選択．PNは感染症の発生率をあげることが確かめられている．

②ENルートの分類

- 栄養ケアが4週間以内なら経管，それ以上であれば胃瘻または空腸瘻を造設する．

- 青空氏の場合，嚥下障害もなく，4週間以上にわたる長期ケアとなる可能性は低いと考えられる．したがって経鼻経管でのENケアが基本となる．この際，チューブの先端を空腸まで，内視鏡的または透視下に進めることで急性膵炎における細菌感染症や膵炎の重症化を軽減または予防できる．その背景にはこのNJ（Naso-jejunal）チューブは，栄養剤が胃や十二指腸をシャントすることで，膵液分泌を抑制し，膵炎の増悪のリスクを下げられることが考えられている．

③体重の数字の取り方
- BMI（Body mass index）は17.4kg/m²ときわめて痩せが強いため，初期のケアでこそ，少なめの数字として現体重である52kgを使うものの，栄養ケアの最終ゴールにはBMI＝22kg/m²となる65.8kgを目指す．
- 現体重と目標体重の差である14kgをいきなりではなく，4，5回に分け，1回のアップの間隔は3〜5日以上あける．

④初期の栄養メニュー
①エネルギー：30kcal/kg/dayすなわち1,560kcal/day.

②蛋白質；BUNは高いものの脱水によるためと判断できる．その根拠としてクレアチニンは高くない．しかし安全性が最優先されるため，まず1.2g/kg/dayから開始．104g/day，416kcal．

③脂肪；高脂血症などの脂肪クリアランス能の低下はないため，総エネルギーの25％，390kcal，43gの脂肪．できればn-3系脂肪酸を通常（n-6/n-3＝4〜5）よりやや多めにしたい（n-6/n-3＝3）が実践的にはn-6/n-3比の操作は決してやさしくない．

④炭水化物（糖）；その残りである1,560 − (416 + 390) ＝ 754 kcal（48〜約50％）．

⑤ビタミン，微量元素；維持量．抗酸化物質（ビタミンE，C）を入れるのを絶対に忘れない．

⑥大酒のみ，BMI 17.4kg/m²で低栄養なので，急速な栄養ケアによるRe-feeding症候群（p51参照）の発生に注意．したがってビタミンB_1も多めとする．

⑦以上をまとめると，メニューの具体例）1,560mL/24時間，すなわち65mL/時．

⑤初期メニューの投与方法
- 空腸ルートのため，胃のようなリザーバー機能が空腸にないため，ボーラスよりはポンプによる持続注入が推奨される．

⑥中期の栄養ケア
- 膵炎が落ち着いたら，経口ルートにスイッチ．計算の基本となる体重も上方修正し，＋3〜4kgで計算をしてメニューを設定する．

（雨海照祥）

MEMO

2 栄養ケアの治療効果のモニタリングと再プランニング

A 栄養ケアの治療効果のモニタリング

- 実際にプランニングした栄養ケアを実施した際,アセスメント,プランニングと同じくらいに大切なのは,治療効果判定のためのモニタリングである.
- モニタリングの目的は,① 治療効果の判定のためのモニタリング,② 合併症の早期発見,早期治療,の2つである.

❖治療効果の判定の目的
- 治療効果の判定の目的は,栄養ケアが開始の時点でなぜ必要だったのか,またその目的をケアの開始時にどれだけ認識していたか,を確認する.

MEMO 栄養アセスメントの亀の甲

表1 栄養アセスメントの亀の甲(5段階の基準)

点数	5	4	3	2	1
亀の甲羅のとんがりの項目					
A:みた目	元気もりもり	まあまあ元気	あまり元気なさそう	明らかに元気ない	やばそう
B:BMI (kg/m^2)	23≧>21	24≧>23	24≧>23	25≧>24	25>
		21≧>20	20≧>19	19≧18	18>
C:(表2)					
D:Aib (mg/dL)	≧3.5	3.5>≧3.2	3.2>≧3.0	3.0>≧2.8	2.8>
E:INとOUTの差(kcal/day)	200<	200≦<400	400≦<600	600≦<800	800≦
F:6分間歩行テスト	400m以上	400≧>300m	300>≧200m	200>≧100m	100m未満

(雨海照祥:だんべえ先生の栄養診療所;栄養アセスメントの亀の甲.総合ケア17(3):74,2007を改変-Fの項)

表2 体組成の5段階評価

	筋肉量（% AMA）	脂肪量（% AFA）
≧95th	5	1
95th＞≧50th	4	2
50th＞≧25th	3	5
25th＞≧5th	2	2
5th＞	1	1

(雨海照祥：だんべえ先生の栄養診療所；栄養アセスメントの亀の甲. 総合ケア17（3）：74, 2007を改変－Fの項)

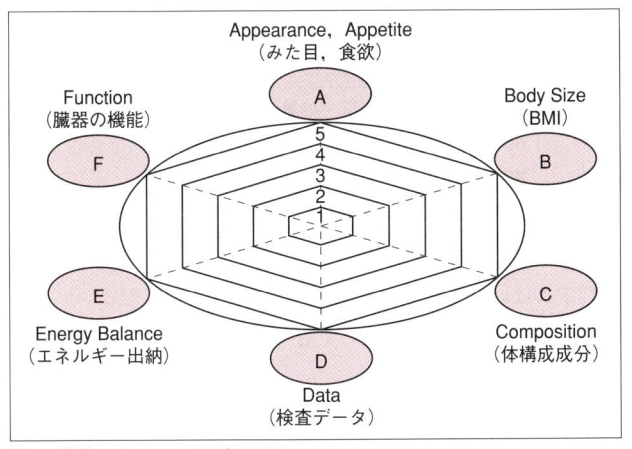

図1 栄養アセスメントの亀の甲
(雨海照祥：だんべえ先生の栄養診療所；栄養アセスメントの亀の甲. 総合ケア17（3）：74, 2007)

❖ 治療効果の判定基準

● 栄養アセスメントのスコアリングをしてあれば，その変化をモニタリングの基準に使うことができる．

❖ 栄養アセスメントのスコアリング

● 栄養アセスメントのスコアリングのツールの一つの提案として，アセスメントに6項目を，さらにその6項目のぞれぞれに5ポイントずつを与える．合計30ポイントを最良とする（表1, 2, 図1）．

チーム医療

栄養アセスメントのうちで,主観的包括的栄養評価法 (Subjective global assessment:SGA) など,入院後できれば48時間以内に行われるアセスメントは,主に看護師が担当し,一方その後の栄養障害の重症度分類の意味合いの強い「栄養アセスメントのスコアリング」は,栄養士の方々に依頼するのが効率的であろう.

❖治療効果のスコアリングによる判定

- 栄養アセスメントの各項目の異常値の是正が,効果ありと判定される.これら複数のアセスメント項目のうち,何%が是正されたのか,で効果判定する.

```
60%以下・・・不可(効果スコアC)
60%以上・・・可または効果(〃  B)
80%以上・・・合格または有効(〃  A)
90%以上・・・優秀または一本(〃  S)
```

とする.効果,有効,一本は柔道用語に準じた.これらの分類の数字にはいまだ科学的根拠(エビデンス)はまだない.

❖効果判定の目標設定

- 栄養ケアの開始時の目標は,栄養アセスメント異常値の補正度80%以上である.

❖アセスメント項目の選択

- 「栄養アセスメントの亀の甲」のA~Fに準じる

A:食欲(評価項目は図2)
その他に,嘔気,嘔吐,腹痛,腹部膨満感,下痢,便秘.
B:体重,BMI
C:上腕の筋肉量(AMA*ー cm^2 または mm^2),脂肪量(AFA*ー cm^2 または mm^2)

$$* AMA = \frac{(MAC - TSF \times \pi)^2}{4\pi}$$

$$AFA = AA - AMA = \frac{MAC^2}{4\pi} - AMA$$

ここでMAC：上腕周囲長（cmまたはmm）
　　　　TSF：上腕三頭筋部皮下脂肪厚（cmまたはmm）
D：検査データ
　(1) 白血球数，リンパ球数，赤血球数，Hb，Ht
　(2) Alb, AST, ALT, γ-GTP, BUN, Cre (BUN/Cre比)
　(3) RBP, PA, Tf
　(4) 血液ガス, PaO_2, $PaCO_2$, HCO_3^-, BE
E：エネルギー出納
　（摂取量，消費量）
F：臓器機能（とくに肺機能と下肢筋肉機能の総和としての6分間歩行テスト）

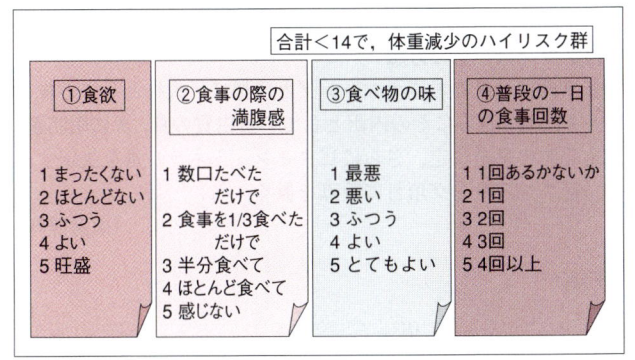

合計<14で，体重減少のハイリスク群			
①食欲	②食事の際の満腹感	③食べ物の味	④普段の一日の食事回数
1 まったくない 2 ほとんどない 3 ふつう 4 よい 5 旺盛	1 数口たべただけで 2 食事を1/3食べただけで 3 半分食べて 4 ほとんど食べて 5 感じない	1 最悪 2 悪い 3 ふつう 4 よい 5 とてもよい	1 1回あるかないか 2 1回 3 2回 4 3回 5 4回以上

図2　食欲の評価－CNAQ（The MINI－COUNCIL OF NUTRITION APPETITE QUESTIONARE)－
Shils ME：Modern nutrition in Health & Disease. P1535, 2006
(雨海照祥：食欲のない患者. 月刊ナーシング 26 (10)：24-28, 2006)

❖合併症の早期発見，早期治療

- 代謝的合併症は次項に譲る．しかし，ここで特にRe-feeding症候群の早期発見のため，血液ガス分析によるアシドーシスの早期発見は，特に治療開始1～3日に好発するため，この時期はとくに注意する．
- その対策：もし代謝性アシドーシスを発見したら，血清の乳酸値を測定．ビタミンB_1を10mg急速静注し，10分後に再度血液ガス分析を施行し，効果の有無を確認する．

B 栄養ケア・プランの再プランニング

❖栄養アセスメントの低スコアリング項目を標的にする
・栄養アセスメントの高スコア項目と,低スコア項目のどちらを1ポイントあげるのがより早く,容易に達成できるのかを考える.低スコアに照準を合わせるほうが結果(アウトカム)は出やすい.

❖再プランニングを立てる理由
・最初の栄養ケアプランニングは,栄養ケアの第1歩にすぎない.ケアが目標達成できないかぎり,軌道修正を繰り返す必要がある.これが再プランニングを行う理由である.

❖再プランニングの方法
・基本的には最初のプランニングと同様で,大枠としての総エネルギー量,さらにその内訳としての蛋白質の量,次に脂肪量,炭水化物の量を決定.さらにビタミン,ミネラル量を決定するが,低スコアリング項目に重点を置く.

(雨海照祥)

MEMO

3 代謝性合併症のモニタリングとその対処法

●代謝性合併症とは

- 栄養成分が体内で代謝される段階に起こりうる,さまざまな栄養異常のこと.

A 糖代謝異常

❖高血糖
- 過剰な糖負荷,もしくはインスリン不足の状態で陥る.
- 異常高血糖の持続は,浸透圧利尿・脱水・昏睡が起こりうる.
- 糖負荷の軽減,あるいはインスリン投与にて対処する.最初から過剰のインスリン投与は,反応性の低血糖を起こすことがあるので,血糖値をみながらコントロールすることが必要.

❖低血糖
- 必要カロリー不足あるいはインスリン過剰状態で起こる.
- 初期では,冷や汗,悪心,けいれんが起こり,重症になると精神症状や意識消失が起こり,生命の危機にさらされる.
- 速やかにブドウ糖などの投与を行う.高カロリーの栄養投与を離脱する際には,突然の中止ではなく,徐々にカロリーを下げていくことにより,低血糖は防ぐことができる.

B アミノ酸代謝異常

❖高窒素血症
- 腎障害や高窒素負荷により起こる.血清BUN,クレアチニン(Cre)を検査し,利尿を図る.

❖高アンモニア血症
- 肝不全によりアンモニア代謝が障害されて起こる.血清アンモニアの測定が必要.
- 肝性昏睡では独特の口臭がする.ラクツロース投与,分枝鎖

アミノ酸製剤（アミノレバン®）投与．アルギニンの投与．

C 電解質異常

- 病態および投与栄養の組み合わせにより，さまざまな状態が起こりうる．
- 定期的な生化学的検査を行い，おのおのの動態をモニターすることにより，重篤な状態になることを防ぐ．
- 臨床症状としては低Na血症の意識障害，高K血症の心電図異常，低Ca血症のテタニーがある．

D ビタミン欠乏症

> ◎ 血清ビタミン値の定量は必ずしも生体の欠乏を反映しないので，臨床症状が重要．
> ◎ 疑ったら，速やかに補充する．

❖ビタミンB_1欠乏
- 糖質摂取量が多いとき，急速な栄養補給（Re-feeding症候群：後述）や，代謝亢進時，高熱時にはビタミンB_1所要量が増加するため，ビタミンB_1欠乏になりやすい．
- 欠乏時にはWernicke脳症（意識障害，眼球運動障害，失調性歩行）や脚気，Re-feeding症候群などが有名である．

❖ビタミンC欠乏
- ビタミンC欠乏では創傷治癒遅延や出血傾向，全身倦怠感などが起こる．
- 臨床でよく使われる総合ビタミン剤（ビタメジン®など）はビタミンB群の複合剤であるため，長期静脈栄養時には別にビタミンC剤の投与が必要．

❖ビタミンK欠乏
- 新生児，抗生剤長期投与による腸内細菌叢の破壊で起こる．
- 血液凝固障害による出血傾向．

E 微量元素欠乏症

❖亜鉛欠乏
- 微量元素欠乏の中で最も有名.
- 皮疹,味覚障害,爪症状,免疫力低下,精神障害が起こる.

❖銅欠乏
- 低出生体重児に起こりやすい.
- 貧血,好中球減少,骨形成不全が起こる.

❖セレン欠乏
- 心筋障害にて死亡することあり.筋肉痛,肝壊死,爪変化などが起こる.

F Re-feeding症候群(図1)

- 重度の低栄養状態から急速に栄養が負荷されたときに起こる.
- 低P血症,低K血症が本態とされる.

```
急速な栄養
↓
インスリンの作用で,グルコース,K,Pが血管内から細胞内に大量に移動
↓
低P血症,低K血症
```

細胞

グルコース PO_4^{2-} K^+ グルコース PO_4^{2-} K^+ グルコース PO_4^{2-} K^+

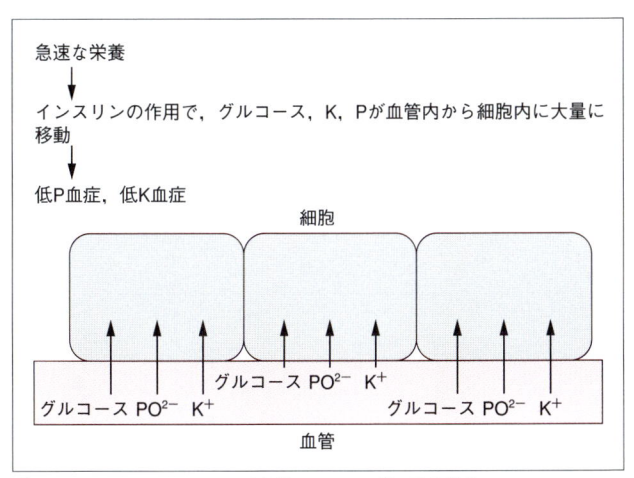

血管

図1 Re-feeding syndromeでのグルコース,K,Pの動き

- 心不全,呼吸不全,横紋筋融解,精神神経症状などさまざまな臨床症状を呈する症候群.

文献
1) 碓井貞仁 他:代謝管理と代謝合併症の概論的事項. 日本臨牀59巻増刊号5:367-372, 2001.
2) 雨海照祥:薬物中毒 (2) 栄養療法の落とし穴―Refeeding症候群. 臨床栄養104(4):441-447, 2004.

(川上　肇・雨海照祥)

MEMO

4 小児の栄養管理

- 「小児」は，新生児から15歳までと対象年齢の幅が広い．
- 小児の栄養管理の安全域は狭い．
- 必要量は性と年齢，病態，その重症度により異なる．

A 小児の発達の特徴

- 小児の最大の身体の特徴は，「成長」である．
- 健康な成長においては，成長速度や身長，体重を予測できる．
- 体重は生後12ヵ月で2倍，36ヵ月で3倍が正常な成長での目安である．
- 身長は生後12ヵ月で1.5倍になる．
- 成長の遅れ，早熟は，評価する必要がある．
- 栄養管理の目標に，健康正常児の成長を利用する．

B 小児の栄養アセスメントの指標

① 身長
② 体重
③ 身長年齢比 Height for age（H/A）
④ 体重身長比 Weight for height（W/H）
⑤ Kaup指数：成人で用いられるBMIと同義

$$体重（g）/ 身長（cm）^2$$

C H/A，W/Hの算出方法

- 下の身長および体重の成長曲線を用いる．

① H/A：長期間，慢性の栄養障害の有無の指標
　　H/A ＝（実測身長）/（実年齢の平均身長）
② W/H：短期間，急性の栄養障害の有無の指標
　　W/H ＝（実測体重）/（実測身長が平均身長となる年齢での平均体重）

※小児の身長・体重の成長曲線はインターネット等で入手可能である．

D H/A，W/Hの低栄養の基準値
── Waterlow分類

H/A＜90％・・・Stunting（低身長型）
W/H＜85％・・・Wasting（低体重型）

E 乳児の栄養管理

- 生後5，6ヵ月までの唯一の栄養源は，母乳である．

	炭水化物	蛋白質	脂肪	Ca	P	Na
母乳	10.2 (g/100kcal)	1.6	5.6	43 (mg/100kcal)	20	16
	40.8 (kcal/100kcal)	6.4	49.4			

F 栄養素の必要量

❖ エネルギー量
- 基本的には，年齢ごとに必要量が決められているエネルギー所要量をエネルギー必要量として設定する．
- 低体重からのキャッチアップのためのエネルギー量の算出式：

キャッチアップ・エネルギー量(kcal/kg/day)＝
体重年齢でのエネルギー所要量(kcal/kg/day)×理想体重(kg) / 実測体重（kg）

- 上式で理想体重は，暦年齢での平均体重とする．
- エネルギーの体内への蓄積は胎生36週以降で急速に起こる．したがって未熟児で早期に出生した新生児ほど，飢餓に耐えられる期間は短いことを忘れてはならない（図1）．

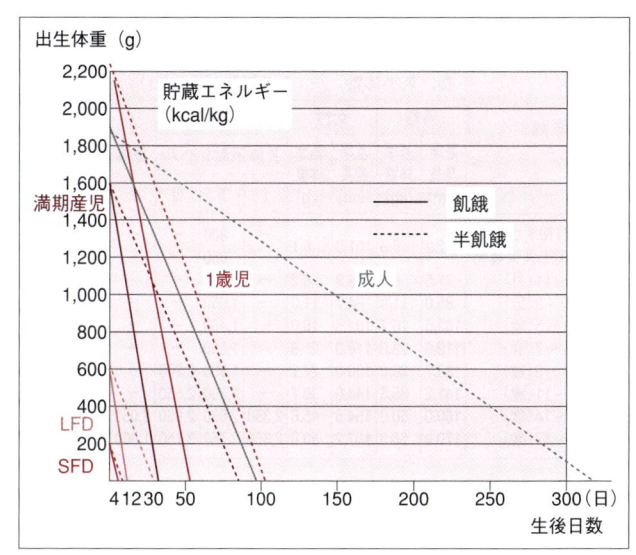

図1 出生体重による生後に耐え得る日数:低出生体重児ほど,生体内の貯蔵エネルギー量が少ない.(Schullinger JN:JP 80:351-53, 1972)

MEMO 体重年齢 Weight age
実測体重が平均値(50パーセンタイル-%tile)となる年齢をいう.

MEMO 栄養所要量(Recommended dietary allowances:RDA)
エネルギー所要量も含めて栄養所要量(RDA)は,健康正常児のエネルギー所要量である(表1).したがって病態下の小児では,このRDAを基本にして個別に決定しなければならない.

❖蛋白質
- 小児,とくに乳幼児の窒素排泄量は小さい.
- 乳幼児の腎臓の濃縮能は低い(図2):出生後の血清クレアチニン値の基準値の推移(表2)
- 成長・発達に要する蛋白質は大きい.
- 小児の栄養管理のむずかしさの一つは,蛋白質の需要量の大きさと処理能の低さとのジレンマにある.
- 小児の蛋白質の必要量は,1.2〜1.5g/kg/day(表3).
- 過剰投与による高BUN(Blood urea nitrogen)血症の発生

表1 日本人の食事摂取基準（2005年版）

年齢	基準体位（基準身長，基準体重）				エネルギー：推定エネルギー必要量（kcal/日）					
	男性		女性		男性			女性		
	基準身長(cm)	基準体重(kg)	基準身長(cm)	基準体重(kg)	身体活動レベル			身体活動レベル		
					I	II	III	I	II	III
0〜5(月)母乳栄養児	62.2	6.6	61.0	6.1	−	600	−	−	550	−
人工乳栄養児					−	650	−	−	600	−
6〜11(月)	71.5	8.8	69.9	8.2	−	700	−	−	650	−
1〜2(歳)	85.0	11.9	84.7	11.0	−	1,050	−	−	950	−
3〜5(歳)	103.5	16.7	102.5	16.0	−	1,400	−	−	1,250	−
6〜7(歳)	119.6	23.0	118.0	21.6	−	1,650	−	−	1,450	−
8〜9(歳)	130.7	28.0	130.0	27.2	−	1,950	2,200	−	1,800	2,000
10〜11(歳)	141.2	35.5	144.0	35.7	−	2,300	2,550	−	2,150	2,400
12〜14(歳)	160.0	50.0	154.8	45.6	2,350	2,650	2,950	2,050	2,300	2,600
15〜17(歳)	170.0	58.3	157.2	50.0	2,350	2,750	3,150	1,900	2,200	2,550

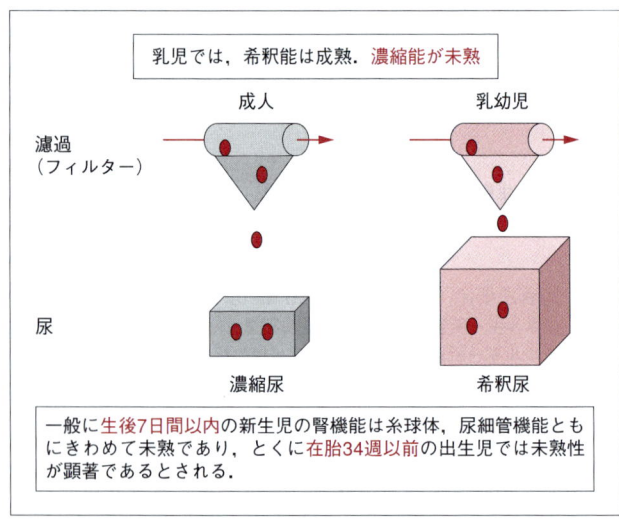

乳児では，希釈能は成熟．濃縮能が未熟

一般に生後7日間以内の新生児の腎機能は糸球体，尿細管機能ともにきわめて未熟であり，とくに在胎34週以前の出生児では未熟性が顕著であるとされる．

図2 成人，乳幼児の腎臓における濃縮能・希釈能

に注意する．
・非蛋白カロリー／窒素比（Non-protein calorie nitrogen ratio：NPC/N比）の基準値は，200〜300kcal/g：小児特に

表2 年齢による血清クレアチニン，クレアチニン・クリアランスの成熟度

年齢	血清クレアチニン (mg/dL)	クレアチニン・クリアランス (mL/min)
生後7日まで	0.5〜1.3	10〜20
7〜14日	0.4〜0.8	30〜50
2〜4ヵ月	0.4	50〜70
6〜12ヵ月	0.4	60〜90
1〜3歳	0.2〜0.4	80〜110
5歳	0.4〜0.6	90〜120
成人	0.6〜1.2	90〜120

クレアチニン単位換算表

クレアチニン	1mg/dL = 86.2 μmol/L = 0.086mmol/L

http://www2.kpu-m.ac.jp/~picu/ion/ion-e.html

表3 小児の蛋白質の必要量

年齢	蛋白質 男性 推定平均必要量 (g/日)	推奨量 (g/日)	目安量 (g/日)	目標量 (%エネルギー)	蛋白質 女性 推定平均必要量 (g/日)	推奨量 (g/日)	目安量 (g/日)	目標量 (%エネルギー)	総脂質:脂肪エネルギー比率 (%エネルギー) 男性 目安量	目標量	女性 目安量	目標量
0〜5(月)母乳栄養児	—	—	10	—	—	—	10	—	50	—	50	—
人工乳栄養児	—	—	15	—	—	—	15	—	50	—	50	—
6〜11(月)母乳栄養児	—	—	15	—	—	—	15	—	40	—	40	—
人工乳栄養児	—	—	20	—	—	—	20	—	40	—	40	—
1〜2(歳)	15	20	—	—	15	20	—	—	—	20以上30未満	—	20以上30未満
3〜5(歳)	20	25	—	—	20	25	—	—	—	20以上30未満	—	20以上30未満
6〜7(歳)	30	35	—	—	25	30	—	—	—	20以上30未満	—	20以上30未満
8〜9(歳)	30	40	—	—	30	40	—	—	—	20以上30未満	—	20以上30未満
10〜11(歳)	40	50	—	—	40	50	—	—	—	20以上30未満	—	20以上30未満
12〜14(歳)	50	60	—	—	45	55	—	—	—	20以上30未満	—	20以上30未満
15〜17(歳)	50	65	—	—	40	50	—	—	—	20以上30未満	—	20以上30未満

腎機能が成熟する3歳までの幼児では，腎臓の濃縮力が低いため，成人に比してこの比は高くなる．

❖ **脂肪**
- 過剰投与による小児肥満の発生に注意する.

G 小児に特有な栄養投与方法

- 栄養療法（Nutritional support）の目標は，正常な（体組成における）貯蔵エネルギー量の蓄積と正常な成長とを達成することである.
- 栄養ケアプランにおけるエネルギー設定式は，前述のキャッチアップ・エネルギーを，「体重年齢」を用いて算出する.

H 小児の経腸栄養法（Enteral nutrition：EN）

- 栄養ケアの予想期間によって，ENルートを考える（成人と同じ）.

> 栄養ケア期間が
> 4週間未満・・・経口，経鼻経腸ルート（経鼻胃管，経鼻十二指腸チューブ，経鼻空腸チューブなど）
> 4週間以上・・・胃瘻，空腸瘻

❖ **ENの長所**
- 生理的：消化管粘膜系（粘膜の構造―微絨毛，陰窩，粘膜の機能―粘膜消化酵素）の統合Integrityの維持，消化管ホルモンの分泌による胆道系の（定期的）収縮
- 投与方法が容易：開始も容易
- 経済的：安価
- 相対的に，合併症も致命的でないことが多い.

❖ **ENの短所**
- 消化管関連の合併症あり；下痢，嘔吐，胃食道逆流症（Gastro-esophageal reflux disease：GERD），GERDによる嚥下性気道感染（肺炎），食道粘膜炎・損傷
- チューブ関連：閉塞，破損
- 代謝性合併症：高血糖，低リン血症，ダンピング症候群など

表4 代表的な経腸栄養剤の組成

医薬品	消化態栄養剤				半消化態栄養剤			
	成分栄養		ペプチド栄養		低残渣食			
	エレンタール	エレンタールP	エンテルード	ツインライン	クリニミール	ベスピオン	サスタジェン	エンシュアリキッド
エネルギー kcal/100g	375 粉状	390 粉状	410 粉状	400 液状	450 粉状	452 粉状	390 粉状	1kcal/mL 液状
蛋白質 g	4.7	3.1	3.7	4.1	4.0	4.4	6.0	3.5
糖質 g	21.2	19.9	17.6	14.7	14.1	13.1	17.1	13.7
脂肪 g /100kcal	0.16	0.9	1.2	2.8	3.6	3.3	0.9	3.5
Na mg	87	93	73	69	78	56	79	80
K mg	73	159	73	118	111	117	192	148
Cl mg /100kcal	172	165	107	107	100	83	130	136
kcal/N	133	223	171	167	156	141	106	177
NPC/N	128	193	166	140	131	116	81	157
浸透圧 mOsm/L (1 kcal/mL)	760	630	534	595〜640	300	500	712	360
粘性 CP	2.9	1.7	2.5	2.05〜2.25	4.7	3.3	4.3	10
(1 kcal/mL)	24℃	30℃	24℃	30℃	24℃	24℃	24℃	

http://www2.kpu-m.ac.jp/~picu/nutrition/nut-c-2.html

❖ Gチューブ (Gastric tube：胃瘻チューブ)
- 造設方法：手術または内視鏡的 (Percutaneous endoscopic gastrostomy：PEG)
- 合併症：嚥下性肺炎, 幽門狭窄, チューブの位置異常 (偏位), 皮膚異常 (びらん, 潰瘍), バンパー埋没症候群, 胃の腹腔内への脱落

表4 つづき

医薬品	半消化態栄養剤 低残渣食					
	ハイネックスR	サンエット・L	アイソカル	サンエット・A	ライフロン・L	ライフロン・PZ
エネルギー kcal/100g	420 粉状	455 粉状	470 粉状	1kcal/mL 液状	1kcal/mL 液状	1kcal/mL 液状
蛋白質 g	3.3	4.0	3.3	4.7	4.0	5.0
糖質 g	16.7	13.0	13.7	16.5	14.8	13.8
脂肪 g /100kcal	2.2	3.6	4.2	1.7	2.8	2.8
Na mg	141	100	50	158	75	110
K mg	76	54	85	129	117	125
Cl mg /100kcal	215	36	100	160	131	150
kcal/N	188	156	192	133	156	125
NPC/N	162	131	167	108	132	100
浸透圧 mOsm/L (1 kcal/mL)	430	320	250	430	300	360
粘性 CP (1 kcal/mL)	4.5 24℃	6.1 20℃	7.0	-	6.6 20℃	12

http://www2.kpu-m.ac.jp/~picu/nutrition/nut-c-2.html

❖空腸チューブ
- 造設方法:手術または内視鏡的
- 適応:胃の排泄遅延,上位空腸の閉塞
- 栄養剤の注入方法:
  最初は持続的(空腸に胃のようなリザーバー機能がないため)
  順応後(少しずつボーラスで.1回量は12〜24時間ごとにアップ)
- 栄養剤:消化態栄養剤(成分栄養剤),半消化態栄養剤(低残渣食)

- 合併症：チューブ迷入，腸穿孔，皮膚障害（びらん，潰瘍），ダンピング症候群（高張性の栄養剤に多い），下痢（遠位空腸での消化酵素の消化不足）

小児の静脈栄養法 Parenteral nutrition（PN）

- ENが不可能な場合のみ：小腸大量切除後，短腸症候群，慢性特発性小腸偽閉塞症候群（Chronic idiopathic intestinal pseudo-obstruction syndrome：CIIPS／シープス），壊死性腸炎など
- 栄養ケアの予想期間によって，PNルートを考える（成人と同じ）：

> **栄養ケア期間が**
> **2週間未満**・・・末梢ライン
> **2週間以上**・・・中心静脈ライン ｛(Central venous catheter：CVC）または末梢挿入型中心静脈ライン（Peripherally inserted-central venous catheter：PICC／ピック)｝

- 短腸症候群：小児では残存小腸＜75cm（Gross）とされる．消化・吸収能の障害により正常な成長を達成できない小腸の病態を小児の短腸症候群と定義すべきである．ここでの定義に，残存小腸の長さが含まれないことに留意する．
- 水分投与量を増加させる因子：体重，種々の病態（発熱，嘔吐，下痢，ドレーン，光線療法などによる水分の異常喪失）
- 水分投与量を減少させる因子：高湿，高温，腎不全，心不全，肝不全による腹水

❖水分および3大栄養素の投与方法
(1) 水分
- 一日投与量は体重により決定する（表5）(Kerner JA (ed), Manual of Pediatric Pareneteral Nutrtion. John Wiley and Sons, New York, 1983)．

(2) 糖
- 末梢ラインは，最大10％，CVCは20〜30％．ただし25％

表5

体重	一日水分投与量
1〜10kg	100mL/kg
11〜20kg	1,000mL＋50mL/10kgを超える毎kgあたり
21kg＜	1,500mL＋20mL/20kgを超える毎kgあたり

以上では，静脈炎のリスクが高い．
- 濃度は，耐糖能異常，高血糖のないことを確認後2.5〜5％ごとにアップ．

(3) 蛋白質
- 静脈内は，小腸粘膜のような消化酵素はないため，アミノ酸の形で投与．
- 濃度は0.5〜1g/kg/dayより開始．ゴールは2〜3g/kg/day．
- 過剰投与，代謝能（肝機能），排泄能（腎機能）障害やそれらの未熟性による高BUN血症に注意，モニタリングが必要．
- アップの際に，高BUN血症，高窒素血症，アシドーシスの有無をチェック．これらのリスクがあれば，EN剤の濃度アップは中止し，濃度を下げることも考慮．

(4) 脂肪
- 静脈内は，小腸粘膜のような消化酵素はないため，脂肪酸の形で投与．
- 濃度は0.5〜1g/kg/dayより開始．ゴールは2〜3g/kg/day（これらの数字は，ほぼアミノ酸のそれと同じ）．
- 合併症：脂質異常症，核黄疸（脂肪酸はアルブミンと結合しているビリルビンははずしてしまう），脂肪過剰負荷症候群（Fat-overload syndrome），血小板機能異常，高体温，アレルギー反応

(5) 電解質
- 投与量を変動させる因子：腎機能障害，心機能障害，脱水，栄養障害など

表6 小児の電解質の需要量：日本人の栄養所要量（第6次改訂）

年齢	マグネシウム（mg/日）								カルシウム（mg/日）					
	男性				女性				男性			女性		
	推定平均必要量	推奨量	目安量	上限量	推定平均必要量	推奨量	目安量	上限量	目安量	目標量	上限量	目安量	目標量	上限量
0～5(月)母乳栄養児	—	—	21	—	—	—	21	—	200	—	—	200	—	—
人工乳栄養児									300	—	—	300	—	—
6～11(月)母乳栄養児	—	—	32	—	—	—	32	—	250	—	—	250	—	—
人工乳栄養児									400	—	—	400	—	—
1～2(歳)	60	70	—	—	55	70	—	—	450	450	—	400	400	—
3～5(歳)	85	100	—	—	80	100	—	—	600	550	—	550	550	—
6～7(歳)	115	140	—	—	110	130	—	—	600	600	—	650	600	—
8～9(歳)	140	170	—	—	140	160	—	—	700	700	—	800	700	—
10～11(歳)	180	210	—	—	180	210	—	—	950	800	—	950	800	—
12～14(歳)	250	300	—	—	230	270	—	—	1,000	900	—	850	750	—
15～17(歳)	290	350	—	—	250	300	—	—	1,100	850	—	850	650	—

年齢	リン（mg/日）				クロム（μg/日）：暫定値				モリブデン（μg/日）：暫定値					
	男性		女性		男性		女性		男性			女性		
	目安量	上限量	目安量	上限量	推定平均必要量	推奨量	推定平均必要量	推奨量	推定平均必要量	推奨量	上限量	推定平均必要量	推奨量	上限量
0～5(月)	130	—	130	—	—	—	—	—	—	—	—	—	—	—
6～11(月)	280	—	280	—	—	—	—	—	—	—	—	—	—	—
1～2(歳)	650	—	600	—	—	—	—	—	—	—	—	—	—	—
3～5(歳)	800	—	800	—	—	—	—	—	—	—	—	—	—	—
6～7(歳)	1,000	—	900	—	—	—	—	—	—	—	—	—	—	—
8～9(歳)	1,100	—	1,000	—	—	—	—	—	—	—	—	—	—	—
10～11(歳)	1,150	—	1,050	—	—	—	—	—	—	—	—	—	—	—
12～14(歳)	1,350	—	1,100	—	—	—	—	—	—	—	—	—	—	—
15～17(歳)	1,250	—	1,000	—	—	—	—	—	—	—	—	—	—	—

● 推奨投与量：

Na, K, Cl・・・2～5mEq/kg/day

mEqとmgの換算方法：(mEq)×(原子量)／(電荷数)

● その他の電解質のRDA（Recommended dietary allowances）を下に示す：
■Ca：低Ca血症，くる病（表6）
■P：TPN（Total parenteral nutrition）により低P血症に注意．

表6 つづき

年齢	マンガン(mg/日)				鉄 (mg/日)[1]								
	男性		女性		男性				女性				
									月経なし[2]		月経あり			
	目安量	上限量	目安量	上限量	推定平均必要量	推奨量	目安量	上限量	推定平均必要量	推奨量	推定平均必要量	推奨量	目安量	上限量
0~5(月)母乳栄養児	0.001	—	0.001	—	—	—	0.4	—	—	—	—	—	0.4	—
人工乳栄養児					—	—	7.7	—	—	—	—	—	7.7	—
6~11(月)	1.2	—	1.2	—	4.5	6.0	—	—	4.0	5.5	—	—	—	—
1~2(歳)	1.5	—	1.5	—	4.0	5.5	—	25	3.5	5.0	—	—	—	20
3~5(歳)	1.7	—	1.7	—	3.5	5.0	—	25	3.5	5.0	—	—	—	25
6~7(歳)	2.0	—	2.0	—	5.0	6.5	—	30	4.5	6.0	—	—	—	30
8~9(歳)	2.5	—	2.5	—	6.5	9.0	—	35	6.0	8.5	—	—	—	35
10~11(歳)	3.0	—	3.0	—	7.5	10.0	—	35	6.5	9.0	9.5	13.0	—	35
12~14(歳)	4.0	—	3.5	—	8.5	11.5	—	50	7.0	9.0	10.0	13.5	—	45
15~17(歳)	4.0	—	3.5	—	9.0	10.5	—	45	6.0	7.5	9.0	11.0	—	40

年齢	銅(mg/日)								亜鉛(mg/日)							
	男性				女性				男性				女性			
	推定平均必要量	推奨量	目安量	上限量	推定平均必要量	推奨量	目安量	上限量	推定平均必要量	推奨量	目安量	上限量	推定平均必要量	推奨量	目安量	上限量
0~5(月)母乳栄養児	—	—	0.3	—	—	—	0.3	—	—	—	2	—	—	—	2	—
人工乳栄養児									—	—	3	—	—	—	3	—
6~11(月)	—	—	0.3	—	—	—	0.3	—	—	—	3	—	—	—	3	—
1~2(歳)	0.2	0.3	—	—	0.2	0.3	—	—	4	4	—	—	3	4	—	—
3~5(歳)	0.3	0.4	—	—	0.3	0.3	—	—	5	6	—	—	5	6	—	—
6~7(歳)	0.3	0.4	—	—	0.3	0.4	—	—	5	6	—	—	5	6	—	—
8~9(歳)	0.4	0.5	—	—	0.4	0.5	—	—	6	7	—	—	5	6	—	—
10~11(歳)	0.5	0.6	—	—	0.5	0.6	—	—	6	8	—	—	6	7	—	—
12~14(歳)	0.6	0.8	—	—	0.6	0.7	—	—	7	9	—	—	6	7	—	—
15~17(歳)	0.7	0.9	—	—	0.5	0.7	—	—	8	10	—	—	6	7	—	—

年齢	セレン(μg/日)								ヨウ素(μg/日)							
	男性				女性				男性				女性			
	推定平均必要量	推奨量	目安量	上限量	推定平均必要量	推奨量	目安量	上限量	推定平均必要量	推奨量	目安量	上限量	推定平均必要量	推奨量	目安量	上限量
0~5(月)	—	—	16	—	—	—	16	—	—	—	130	—	—	—	130	—
6~11(月)	—	—	19	—	—	—	19	—	—	—	170	—	—	—	170	—
1~2(歳)	7	9	—	100	7	8	—	50	40	60	—	—	40	60	—	—
3~5(歳)	10	10	—	100	10	10	—	100	50	70	—	—	50	70	—	—
6~7(歳)	10	15	—	150	10	15	—	150	60	80	—	—	60	80	—	—
8~9(歳)	15	15	—	200	15	15	—	200	70	90	—	—	70	100	—	—
10~11(歳)	15	20	—	250	15	20	—	250	80	120	—	—	80	120	—	—
12~14(歳)	20	25	—	350	20	25	—	300	95	140	—	—	95	140	—	—
15~17(歳)	25	30	—	400	20	25	—	350	95	140	—	—	95	140	—	—

■TPN溶液中のCa，P濃度の積による沈殿の有無は，溶液のpH，温度により変動する．
■Mg：亜鉛とともに，多数の酵素（金属酵素Metallo-enzyme）活性に必要である（表6）．

(6) ビタミン
• 各年齢におけるRDAを，投与量の基準値の参考にする（表7）

表7 小児のビタミン需要量：日本人の栄養所要量（第6次改訂）

年齢	ビタミンB$_1$(mg/日)						ビタミンB$_2$(mg/日)					
	男性			女性			男性			女性		
	推定平均必要量	推奨量	目安量	推定平均必要量	推奨量	目安量	推定平均必要量	推奨量	目安量	推定平均必要量	推奨量	目安量
0～5(月)	—	—	0.1	—	—	0.1	—	—	0.3	—	—	0.3
6～11(月)	—	—	0.3	—	—	0.3	—	—	0.4	—	—	0.4
1～2(歳)	0.4	0.5	—	0.4	0.5	—	0.5	0.6	—	0.4	0.5	—
3～5(歳)	0.6	0.7	—	0.6	0.7	—	0.7	0.8	—	0.6	0.8	—
6～7(歳)	0.7	0.9	—	0.7	0.9	—	0.8	1.0	—	0.7	0.9	—
8～9(歳)	0.9	1.1	—	0.8	1.0	—	1.0	1.2	—	0.9	1.1	—
10～11(歳)	1.0	1.2	—	1.0	1.2	—	1.2	1.4	—	1.1	1.3	—
12～14(歳)	1.2	1.4	—	1.0	1.2	—	1.3	1.6	—	1.2	1.4	—
15～17(歳)	1.2	1.5	—	1.0	1.2	—	1.4	1.7	—	1.1	1.3	—

年齢	ナイアシン(mgNE/日)[1]								ビタミンB$_6$(mg/日)[4]							
	男性				女性				男性				女性			
	推定平均必要量	推奨量	目安量	上限量[2]	推定平均必要量	推奨量	目安量	上限量[2]	推定平均必要量	推奨量	目安量	上限量[5]	推定平均必要量	推奨量	目安量	上限量[5]
0～5(月)	—	—	2[3]	—	—	—	2[3]	—	—	—	0.2	—	—	—	0.2	—
6～11(月)	—	—	3	—	—	—	3	—	—	—	0.3	—	—	—	0.3	—
1～2(歳)	5	6	—	—	4	5	—	—	0.4	0.5	—	—	0.4	0.5	—	—
3～5(歳)	7	8	—	—	6	7	—	—	0.5	0.6	—	—	0.5	0.6	—	—
6～7(歳)	8	10	—	—	7	9	—	—	0.7	0.8	—	—	0.6	0.7	—	—
8～9(歳)	9	11	—	—	9	10	—	—	0.8	0.9	—	—	0.8	0.9	—	—
10～11(歳)	11	13	—	—	10	12	—	—	1.0	1.2	—	—	1.0	1.2	—	—
12～14(歳)	13	15	—	—	11	13	—	—	1.1	1.4	—	—	1.0	1.3	—	—
15～17(歳)	13	16	—	—	11	13	—	—	1.2	1.5	—	—	1.0	1.2	—	—

NE＝ナイアシン当量
[1] 身体活動レベルIIの推定エネルギー必要量を用いて算定した．
[2] 上限量：ニコチンアミドのmg量．（ ）内はニコチン酸のmg量．
[3] 単位は，mg/日
[4] 蛋白質食事摂取基準の推奨量を用いて算定した．
[5] ピリドキシンとしての量．

表7 つづき

年齢	葉酸(μg/日)								ビタミンB12(μg/日)							
	男性				女性				男性				女性			
	推定平均必要量	推奨量	目安量	上限量	推定平均必要量	推奨量	目安量	上限量	推定平均必要量	推奨量	目安量	上限量	推定平均必要量	推奨量	目安量	上限量
0~5(月)	—	—	40	—	—	—	40	—	—	—	0.2	—	—	—	0.2	—
6~11(月)	—	—	60	—	—	—	60	—	—	—	0.5	—	—	—	0.5	—
1~2(歳)	80	90	—	—	80	90	—	—	0.8	0.9	—	—	0.8	0.9	—	—
3~5(歳)	90	110	—	—	90	110	—	—	0.9	1.1	—	—	0.9	1.1	—	—
6~7(歳)	110	140	—	—	110	140	—	—	1.2	1.4	—	—	1.2	1.4	—	—
8~9(歳)	140	160	—	—	140	160	—	—	1.4	1.6	—	—	1.4	1.6	—	—
10~11(歳)	160	200	—	—	160	200	—	—	1.6	2.0	—	—	1.6	2.0	—	—
12~14(歳)	200	240	—	—	200	240	—	—	2.0	2.4	—	—	2.0	2.4	—	—
15~17(歳)	200	240	—	—	200	240	—	—	2.0	2.4	—	—	2.0	2.4	—	—

年齢	ビオチン(μg/日)		パントテン酸(mg/日)		ビタミンC(mg/日)					
	男性	女性	男性	女性	男性			女性		
	目安量	目安量	目安量	目安量	推定平均必要量	推奨量	目安量	推定平均必要量	推奨量	目安量
0~5(月)	4	4	4	4	—	—	40	—	—	40
6~11(月)	10	10	5	5	—	—	40	—	—	40
1~2(歳)	20	20	4	3	35	40	—	35	40	—
3~5(歳)	25	25	5	4	40	45	—	40	45	—
6~7(歳)	30	30	6	5	50	60	—	50	60	—
8~9(歳)	35	35	6	5	55	70	—	55	70	—
10~11(歳)	40	40	6	6	70	80	—	70	80	—
12~14(歳)	45	45	7	6	85	100	—	85	100	—
15~17(歳)	45	45	7	5	85	100	—	85	100	—

年齢	ビタミンA(μgRE/日)							
	男性				女性			
	推定平均必要量[1]	推奨量[1]	目安量[1]	上限量[2]	推定平均必要量[1]	推奨量[1]	目安量[1]	上限量[2]
0~5(月)	—	—	250	600	—	—	250	600
6~11(月)	—	—	350	600	—	—	350	600
1~2(歳)	200	250	—	600	150	250	—	600
3~5(歳)	200	300	—	750	200	300	—	750
6~7(歳)	300	400	—	1,000	250	350	—	1,000
8~9(歳)	350	450	—	1,250	300	400	—	1,250
10~11(歳)	400	550	—	1,550	350	500	—	1,550
12~14(歳)	500	700	—	2,220	400	550	—	2,220
15~17(歳)	500	700	—	2,550	400	600	—	2,550

年齢	ビタミンE(mg/日)[1]				ビタミンD(μg/日)				ビタミンK(μg/日)	
	男性		女性		男性		女性		男性	女性
	目安量	上限量	目安量	上限量	目安量	上限量	目安量	上限量	目安量	目安量
0〜5(月)	3	—	3	—	2.5(5)[3]	25	2.5(5)[3]	25	4	4
6〜11(月)	3	—	3	—	4(5)[3]	25	4(5)[3]	25	7	7
1〜2(歳)	5	150	4	150	3	25	3	25	25	25
3〜5(歳)	6	200	6	200	3	25	3	25	30	30
6〜7(歳)	7	300	6	300	3	30	3	30	40	35
8〜9(歳)	8	400	7	300	4	30	4	30	45	45
10〜11(歳)	10	500	7	500	4	40	4	40	55	55
12〜14(歳)	10	600	8	600	4	50	4	50	70	65
15〜17(歳)	10	700	9	600	5	50	5	50	80	60

[1] α-トコフェロールについて算定した．α-トコフェロール以外のビタミンEは含んでいない．
[2] 前後の年齢階級を考慮して，値の平滑化を行った．
[3] 適切な日照を受ける環境にある乳児の目安量．（ ）内は，日照を受ける機会が少ない乳児の目安量．

J 新生児における栄養管理の注意点

❖ 新生児の出生体重による分類
- 低出生体重児・・・出生体重＜2,500g
- 極小低出生体重児・・・出生体重＜1,500g
- 超低出生体重児・・・出生体重＜1,000g

❖ 胎児期の臓器機能の発達
- 呼吸系： 肺胞の完成・・・胎生23〜25週
  肺胞の表面活性物質が完成・・・胎生34〜36週
- 消化器系： 吸啜・・・胎生33〜36週
  食道胃接合部の昇圧帯の完成・・・生後3〜6週
  消化管の蠕動・・・胎生34週，生後の低酸素，感染，低体温，低血糖などのストレスで低下

❖ 消化酵素の活性
(1) 蛋白分解酵素
- 胃酸，ペプシン，エンテロキナーゼなどは低いが，ほかの酵素活成は成人並み．

(2) 脂肪分解酵素
- 未熟児では，胆汁酸，膵リパーゼ活性は低い．
- 唾液腺，胃液でのリパーゼ：胎生26週
- 脂肪の吸収：胎生32～34週で成人の65～75％，満期（36～40週）で同80～90％．
- 母乳にはリパーゼが含まれており，乳児の胆汁酸で活性化される．
- 母乳の脂肪の吸収効率：85～90％

(3) 炭水化物
■マルターゼ，グリコアミラーゼ，シュークロース，イソマルターゼ
- 胎生26～34週までに，成人の70％の活性に達する．

■ラクターゼ
- 胎生26～34週までに，成人の30％．未熟児での活性は低い．新生児の消化管でのCa，Mg，Mn，Cu，Znの吸収を促進する．

■膵αアミラーゼ
- 生後4～6ヵ月まで活性なし．その他のアミラーゼは出生時にあり―グリコアミラーゼは新生児期に成人の50～100％．
- 唾液アミラーゼは胎生20週で出現．初乳にもアミラーゼあり．

(4) 水分
- 出生体重＜1,000g・・・150mL/kg/day
- 出生体重＞1,000gの低出生体重児・・・100～150mL/kg/day
- 成熟児・・・100mL/kg/day

(5) ミネラル
■Ca，P
- TPN管理下，母乳栄養のみでの未熟児―Ca，P不足のため，骨粗鬆症の発症に注意．

■Fe
- 母乳だけでは，未熟児の必要量を満足されないため，補給が必要―2～3mg/kg/day．

■極小低出生体重児
- 腎臓でのNa再吸収能が低いため，Naの一日必要量は高く4〜8mEq/kg/day．

❖経腸栄養法
- 胎生34週未満の新生児は吸啜反射が欠如している：経管栄養—経鼻チューブではなく経口チューブ．
- 未熟児の経鼻チューブの合併症：気道閉塞（窒息のリスク），中耳炎，副鼻腔炎
- 持続注入：1〜2mL/kg/時から開始

長所：1回量が少量，低出生体重児での必要エネルギー量を達成しやすい
- ボーラス注入：5〜10/kg/2〜4時間毎から開始

長所：生理的，吸啜・嚥下機能・構造の刺激，関連脳神経（迷走神経，舌下神経など）の刺激
- 胃残渣量の限界は投与量に対する比率で決める：持続法では＞20％，ボーラス法では＞50％で，前回の投与量まで減量する．

❖静脈栄養法
（1）炭水化物
- 未熟児：5％グルコース，5〜6mg/kg/時から開始．

2.5〜5％/dayずつアップ
- 成熟児：10％グルコース，8〜9mg/kg/時から開始．

5％/dayずつアップ
- 濃度の上限：末梢ルートでは12.5％，中心静脈ルートでは25％．
- 合併症としての高血糖の理由：インスリン合成能が低い，インスリン抵抗性が高い，インスリン受容体の数が少ない，肝臓での糖新生能は低い．
- 高血糖による合併症：浸透圧性利尿，高浸透圧性昏睡，頭蓋内出血

（2）蛋白質
- 未熟児：アミノ酸0.25〜0.5g/kg/dayから開始．臨床的に問題なければ1〜2日毎に0.5g/kgずつアップ．

- 成熟児：アミノ酸0.5〜1.0g/kg/dayから開始．問題なければ毎日0.5〜1.0g/kgずつアップ．

(3) 脂肪
- 投与の意義：エネルギー密度が高い，必須脂肪酸の供給，脂溶性ビタミンのキャリア，低浸透圧（糖，アミノ酸と異なり，脂肪酸の浸透圧への影響は低い）
- 脂肪の処理能：胎生27〜32週までは低い
- 出生体重＜1,000g・・・0.5g/kg/dayから開始．問題なければ毎日0.5g/kgずつアップ．上限は1.5g/kg/day
- 出生体重＞1,000gの未熟児・・・0.5g/kg/dayから開始．問題なければ毎日0.5g/kgずつアップ．上限は2.0g/kg/day

(4) ビタミン
- TPN用総合ビタミン剤のMVIを未熟児では2mL/kg/day，成熟児では5mL/day．

K 新生児に特有な疾患の栄養管理

❖ 気管肺異形成（Broncho-pulmonary dysplasia）
- 水分制限，ステロイドの使用で成長阻害，利尿剤によりNa，K，Mg，Ca再吸収の低下，脱水，電解質失調

❖ 胎便性イレウス（Meconium ileus）
- Cystic fibrosis（CF）による膵機能不全で，脂肪吸収不全，脂溶性ビタミン欠乏症，エネルギー出納が負

❖ 心奇形，慢性心不全
- 酸素，栄養の供給不足，水分制限，エネルギー供給の制限，エネルギー利用の亢進，エネルギー出納が負

❖ 新生児壊死性腸炎（Neonatal necrotizing entero-colitis：NEC）
- 経腸ルート不能，小腸大量切除・短腸症候群のリスク，長期TPNによる肝不全のリスク，小腸移植

（雨海照祥）

ケース ケースで学ぶ小児の栄養管理

在胎32週，出生体重1,050g．NG（Naso-gastric）チューブから人工ミルクを1回10mL，1日8回，80mL，52kcal/day＝50kcal/kg/day．しかし第3生日，突然の腹部膨満，そのときの血糖 20mg/dL．腹部X線でfree air出現．新生児壊死性腸炎（Neonatal necrotizing entero-colitis：NEC）の診断のもと，緊急開腹術した．

壊死腸管は広範にわたり，小腸大量切除術も考慮されたがリスクが高く，ドレーンをWinslow孔に1本入れて閉腹．48時間後に再度開腹し，色調の開腹した腸管を残して空腸18cmのところに空腸瘻，さらに回腸末端6cmの回腸に回腸瘻を造設した．

こども病院のNST（Nutrition support team）カンファレンスでの検討事項と実践

①第1～10病日の栄養管理

①栄養ルートの選択：PN（Parenteral nutrition）．
②PNルートの選択：極小低出生体重児ではCVC（Central venous catheter）を取ることは困難．したがって末梢から24ゲージのPICC（Peripherally Inserted central venous catheter：末梢挿入型中心静脈カテーテル）を挿入．
③エネルギー量：100kcal/kg/day．したがって105kcal/day．
④メニュー：20％グルコース，アミノ酸0.5g/kg/day．脂肪乳剤を1g/kg/day，20％脂肪乳剤を使用するため，5mL/day，4.5kcal．
⑤PICCの投与スピードの決定：105－4.5＝100kcalをPICCで補給する．0.205×4＝0.82kcal/mLのため100kcal補給するためには，122mL/day，5.2mL/hr（125kcal）．
⑥注意点；EN（Enteral nutrition）投与量がゼロの間，PNによる肝機能障害の発生に最大の注意が必要．

②それ以降の栄養管理

①ENが可能となった時点で，NGチューブで母乳を補給．この際，最初はPICCとEN（NGチューブ）ルートの併用．ここで最初の母乳は持続注入．1mL/hrからスタートすると，24mL/day，15.6kcal.残りの85kcalをPICCで補給．PICCの内容はそれ以前と同じで，スピードを$5.2 \times 0.85 = 4.4$mL/hrにダウン．

②これで胃残渣が増えず，下痢もないことを確認し，NGを2mL/hrにアップ．この際，NGからは$15.6 \times 2 = 31.2$kcal．残り70kcalをPICC，3.5mL/hrにダウン．

③以後これと同様に，NGをアップ，PICCをダウンしていく．ここで2週間以降，なるべく早く総エネルギー量を105から4～5日ごとに10％ずつアップする．

ポイント

短腸症候群の栄養管理では，小腸大量切除術後は，まずPN，次第にENをかぶせていく．この際，PNでNPO（Non per oral, Nothing per os, 絶飲食）の時期には肝機能障害に注意し，ENが開始後は消化管がENに耐えられるかを胃残渣の量や消化管の症状（下痢，嘔吐，腹部膨満など）の有無をチェックする．栄養状態のモニタリング項目は，体重（毎日測定）が基本となる．

（雨海照祥）

第 5 章

栄養管理に必要な手技と検査

1 栄養管理に必要な手技

●栄養投与ルートの選択

❖栄養投与ルートを選択するうえでまず考えるべきこと
- アセスメントに基づいて栄養不良患者を抽出し,栄養療法の選択(経腸か経静脈か),そして目的に応じて栄養管理計画を立案する(☞ p3「第1章 ③栄養管理のプロセス」,p33「第4章 栄養管理の実際」参照).
- 栄養投与ルートの選択にあたっては,管理期間がどの程度になるかが重要である(図1).

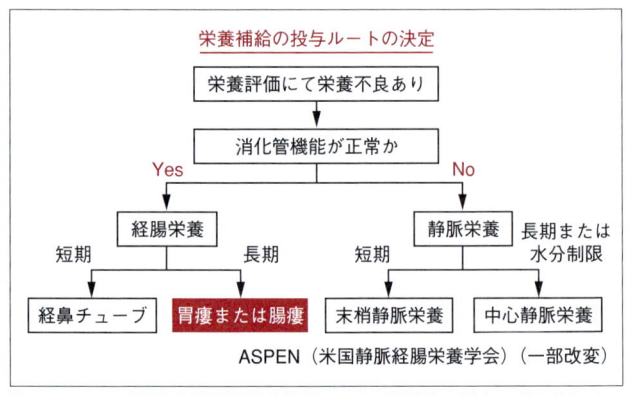

```
             栄養補給の投与ルートの決定
          ┌─────────────────┐
          │ 栄養評価にて栄養不良あり │
          └─────────────────┘
                    │
          ┌─────────────────┐
          │  消化管機能が正常か   │
          └─────────────────┘
           Yes              No
            │                │
        ┌───────┐        ┌───────┐
        │ 経腸栄養 │        │ 静脈栄養 │  長期または
        └───────┘        └───────┘  水分制限
       短期    長期       短期     │
        │      │          │       │
   ┌────────┐ ┌─────────┐ ┌─────────┐ ┌─────────┐
   │経鼻チューブ│ │胃瘻または腸瘻│ │末梢静脈栄養│ │中心静脈栄養│
   └────────┘ └─────────┘ └─────────┘ └─────────┘
              ASPEN(米国静脈経腸栄養学会)(一部改変)
```

図1 ASPEN(米国静脈経腸栄養学会)による栄養法に関するガイドライン

❖栄養法の選択基準
- 患者の全体像・現病の把握,栄養アセスメントを行って栄養不良患者を抽出し,消化管機能の有無を確認する.
- 消化管機能が機能している場合 → 経腸栄養法の適応
- 消化管機能が機能していない,または,障害がある場合 → 静脈栄養法の適応

A 経腸栄養チューブ留置：経鼻胃管，経食道瘻，胃瘻，腸瘻

❖経腸栄養チューブ留置経路
- 大別すると，①経鼻胃・十二指腸経路，②経食道瘻胃・十二指腸経路，③胃瘻経路（胃および十二指腸），④空腸瘻経路がある．

❖経鼻チューブ/胃瘻または空腸瘻の選択基準
- 表1に示したようなそれぞれの有利な点，不利な点を考慮し選択する．
- 管理期間により

> ・栄養投与期間が短期の場合（4週間以内）→ 経鼻チューブの適応
> ・栄養投与期間が長期の場合（4週間以上）→ 胃瘻または空腸瘻の適応

- 食道への逆流の有無により

> ・食道への逆流がある（誤嚥性肺炎の危険）→ チューブの先端を十二指腸以下におく
> ・食道への逆流がない → チューブの先端を胃内におく

表1　経腸栄養の投与経路の比較

	経腸栄養法			
	経鼻法	食道瘻法	胃瘻法	腸瘻法
簡便性	○	○	○	○
投与期間	○	○	○	×
誤　嚥	×	○	○	◎
感　染	△	○	○	○
誤留置	×	○	○	○
生理的	○	○	○	×

◎：非常に有利，○：有利，△：どちらともいえない，×：不利

❖ 経鼻チューブとその挿入法・注意点

- チューブには，先端を胃内に留置する通常の経鼻胃管と，経腸栄養剤専用の先端に錘のついた先端を十二指腸以下に留置するフィーディングチューブ（EDチューブ）がある．
- 挿入は，嘔吐反射が出現するため原則として空腹時に行う．
- 挿入時の体位は，坐位またはファウラー位とする．
- 挿入長は成人の場合，

> ・先端を胃内に留置する場合は，門歯から噴門までは約45cmである．
> ・先端を十二指腸に留置する場合は，[鼻先端から耳介までの長さ] cm＋[耳介から剣状突起までの長さ] cm＋25cmである．

- 胃内に先端があるかの確認は，

> ・10mL程度の空気をカテーテルチップ注射器で注入し，聴診器で心窩部での気胞音を確認するか，注射器にて胃内容物の逆流を確認する（pH試験紙を用いるとより確実）．

❖ PEGとは

- PEG (Percutaneous endoscopic gastrostomy) とは，経皮内視鏡的胃瘻造設術のこと．
- 開腹術を必要とせず，内視鏡で胃内を確認しながら瘻孔を作製し，栄養チューブを経皮的に胃内に挿入する．
- PEGには，Pull法，Push法，Introducer法の3種類の挿入方法がある（表2）．

表2　PEG挿入法の比較

	有利な点	不利な点
Pull法	最も歴史があり，手技が確立している	内視鏡を2回挿入する 感染合併症の危険が高い
Push法	Pull法よりもチューブのコントロールが容易である	内視鏡を2回挿入する 感染合併症の危険が高い
Introducer法	内視鏡1回挿入で，手技が簡単である 感染の機会が少ない	最初から大径チューブ挿入ができない チューブ逸脱の危険がある

（上野文明他：経皮内視鏡的胃瘻造設術と在宅管理，メディカル・コア，2001, p4より一部改変）

MEMO PTEG (Percutaneous trans esophageal gastrotubing) とは

経皮経食道胃管挿入術．胃瘻（PEGなど）・腸瘻適応困難例（多量の腹水を伴う症例，肝臓，横行結腸が胃と腹壁間に存在する症例，胸腔内に胃が存在する症例，胃切除後症例など）で長期間経腸栄養法が必要な症例に対して行われる．特殊なバルーンを食道内で膨らませ，食道を拡張し，次いで外側から首を押すと，近傍の血管・臓器が左右に分かれ，食道が皮膚に近づく．そこで，超音波で確認しながらすき間をぬって外からバルーンに針を刺すことで管を挿入し食道瘻を作製する方法．

❖胃瘻（PEG）・腸瘻およびPTEGの適応は
- 適応としては，

① 経鼻的に経腸栄養チューブが挿入できない場合．
② 長期間経腸栄養が必要で4週間以上の生命予後が見込まれる場合．
③ 必要な栄養素を自発的に摂取できない症例．
④ 正常な消化管機能を有している症例．

❖PEG（Pull法）の手技・手順（図2）
- 必要性，合併症などの説明を患者および家族に十分行い，書面で承諾を得る．
- 以下の手順で行う（経験のある指導医とともに行う）．

① 内視鏡を胃内に挿入し，先端を腹壁に向け，内視鏡の光が腹壁を通して透見できることを確認する．
② 胃内に送気し，胃を充満させ，内視鏡と触診で穿刺予定部位の確認を行う．
③ 穿刺部位を十分に消毒し，穿刺ルートの皮下組織に局所麻酔を行う．
④ 穿刺部位に小切開をおき，穿刺針を挿入し，胃内まで外筒を誘導する．
⑤ 外筒をガイドにガイドワイヤーを挿入，内視鏡で把持し，内視鏡とともに患者の口から引き出す（図2-a）．
⑥ ガイドワイヤーに胃瘻チューブをくくりつけ，口腔内より食道，胃，腹壁，皮膚を通して体外に引き出し，固定する（図2-b）．

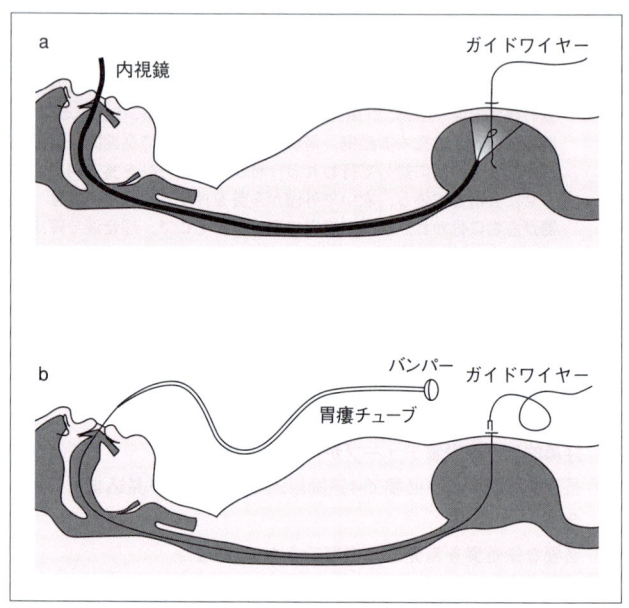

図2 Pull法によるPEG

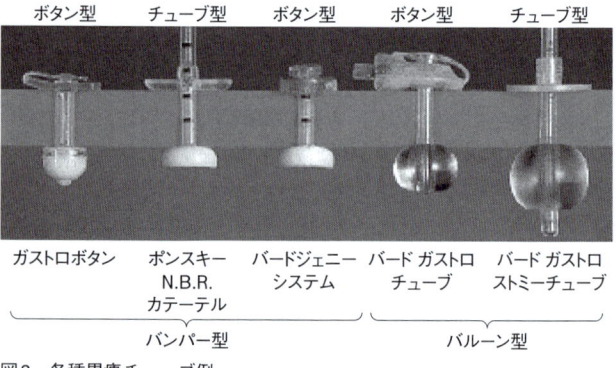

図3 各種胃瘻チューブ例

ボタン型／チューブ型／ボタン型／ボタン型／チューブ型

ガストロボタン／ポンスキーN.B.R.カテーテル／バードジェニーシステム／バード ガストロチューブ／バード ガストロストミーチューブ

バンパー型／バルーン型

❖胃瘻チューブの種類（図3）

- 胃の中の形状で，バンパー型（チューブ交換挿入時，金属棒でストッパーを引き延ばし押し込む）とバルーン型（胃の中の

ストッパーの形状がバルーン，交換時バルーンを収縮させるだけでよい）に分類される．
- 飛び出しがなく経腸栄養投与時に専用のチューブを接続するボタン型と，胃の外の形状で，お腹から常にチューブが垂れた形状のチューブ型に分類される．

B 中心静脈カテーテル挿入と中心静脈栄養管理

❖中心静脈栄養に用いるカテーテル
- 中心静脈カテーテル（CVC：Central venous catheter）は，その留置期間により，

> ① 短期留置用カテーテル（シリコーン製，ポリウレタン製など）
> ② 長期留置用カテーテル（Broviac-Hickmanタイプ＜カフ付き＞カテーテル，皮下埋め込み式カテーテルなど）

に大別される．
- 特殊なCVCとして，末梢静脈から挿入する

> ③ 末梢挿入中心静脈カテーテル（PICC：Peripherally inserted central venous catheter）

がある．
- また，おのおのに内腔の数によりシングルルーメン，マルチルーメン（ダブルルーメン，トリプルルーメン）のタイプに分類される．
- 先端がOpen tipでないGroshongカテーテルがある．先端近くの側壁にバルブ（弁）がついていて，陽圧で輸液投与を，陰圧で血液採血が可能である．普段はバルブを閉鎖しておくと血液が逆流しないのでヘパリンロック不要である．

❖CVCの選択
- 抗血栓性と血管への刺激の少ない，シリコーン製あるいはポリウレタン製のカテーテルを選択する．
- 状態の安定したTPNによる栄養管理のみを目的とする場合は，シングルルーメンのものを選択する．
- TPNによる管理が長期間（1ヵ月以上）に及ぶことが予測さ

れる場合は長期間留置用カテーテルを選択する.
- 高度侵襲の周術期などのクリティカルケアでは，マルチルーメンカテーテルを選択する.
- 在宅静脈栄養患者（HPN：Home parenteral nutrition）では，完全皮下埋め込み式カテーテル（ポート）を選択することにより入浴や水泳などが容易となり，患者のQOLが向上する.

> **コツ　マルチルーメンは万能か**
> - マルチルーメンカテーテルは，栄養以外に中心静脈圧（CVP）測定，カテコールアミン投与，混注不可薬剤投与などが容易になる.
> - しかし，ルーメンが増えるほど感染の危険が増大することを念頭に置き，ルーメン数は必要最小限とすることが肝要である.

❖ カテーテルの挿入経路
- 挿入経路として，鎖骨下穿刺，鎖骨上穿刺（原則右側のみ，左側の穿刺は胸管損傷のリスクがある），内頸静脈穿刺・静脈切開，顔面静脈切開，外頸静脈穿刺・静脈切開，橈側皮静脈穿刺・静脈切開，尺側皮静脈穿刺・静脈切開，大腿静脈穿刺，大伏在静脈切開などがある.
- 感染予防の面から鎖骨下穿刺を第一選択とする.
- しかし，鎖骨下静脈は，肺，鎖骨下動脈の近くを走行しているため，穿刺針の操作により気胸や動脈損傷という合併症に発展しやすい（図4）.
- 鎖骨下静脈以外の内頸静脈，外頸静脈，橈側皮静脈，大腿静脈からカテーテルを挿入する場合は皮下トンネルを作製するのが望ましい.

❖ 鎖骨下穿刺の手技・手順
- 鎖骨下穿刺についてその必要性，合併症などの説明を患者および家族に十分行い，書面で承諾を得る.
- 凝固異常のある患者では避ける．肺気腫の患者は気胸になりやすいので注意を要する.
- 静脈穿刺法には，直接穿刺法とSeldinger法（ガイドワイヤー

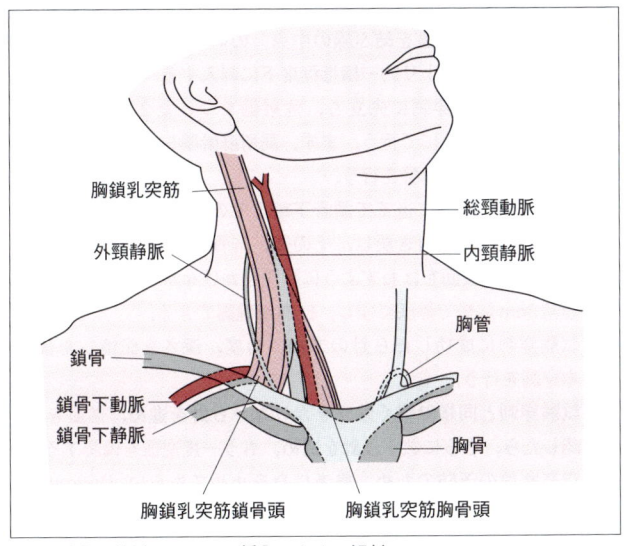

図4 鎖骨下静脈カテーテル挿入のための解剖

を用いる)がある.
- 直接穿刺法は,以下の手順で行う(経験のある指導医とともに行う).

① 挿入前にシャワーや清拭を行い,皮膚の清潔を保つ.
② 挿入部は広範囲にイソジン(またはクロルヘキシジンアルコール)で消毒し,十分に乾燥させる.
③ マキシマル・バリアプリコーション(帽子・マスク・滅菌ガウン・滅菌手袋・大きなドレープを用いたプリコーションのこと)を行う.
④ 総室や人の往来の多い所では行わず,処置室,手術室など環境の整った場所で行う.
⑤ 体位は仰臥位,頭低位とし,顔を穿刺側の反対側に15°程度傾けさせる.
⑥ いわゆる「肩枕」は,必要ではない.
⑦ 刺入点としては,a)鎖骨中点,b)鎖骨の外側1/3の点,c)

肩峰と胸骨上切痕を結ぶ線の中点　のいずれでも良いが，いずれも鎖骨下線より約一横指程度下に刺入する．
⑧ 試験穿刺を本穿刺に先立ち，注射器をつけた22Gあるいは23Gカテラン針にて行う．まず，局所麻酔薬5mL程度で皮膚，皮下組織の局所麻酔を行う．
⑨ 針を一度，鎖骨に当てて鎖骨下線までの距離を測った後，皮下までいったん引き戻し，その後，胸骨上切痕を目標にして針を鎖骨の後面をはわすように陰圧をかけながら針を進める．
⑩ 通常5cm前後で静脈に達し，逆血が確認できる．
⑪ 試験穿刺に成功したら針の方向，角度，深さを記憶した後，本穿刺を行う．
⑫ 試験穿刺と同様に軽く陰圧をかけながら針を進め，逆血を確認したら，さらに数ミリ針を進め，もう一度逆血を確認する．
⑬ 空気塞栓の予防のため，患者に息を止めてもらい（Valsalva法），内針を抜き，外筒の口を母指で塞ぐ．
⑭ 外筒から，カテーテルを挿入する．右で13〜15cm，左で15〜17cmで中心静脈に達する．
⑮ カテーテルの逆血を確認し，最後に縫合固定する．

コツ　鎖骨下穿刺

- 解剖学的に，鎖骨下静脈は鎖骨の内側1/3の点で鎖骨と交差し胸腔内に入るので，a）刺入点が内側すぎると鎖骨と第一肋骨との間隙が急角度になるので本穿刺が困難になる．b）刺入点が外側すぎると動脈を穿刺しやすい．
- 鎖骨下動脈は鎖骨下静脈のやや頭背側に位置するので，針先が胸骨上切痕より頭側に向きすぎると動脈誤穿刺の原因となる．
- 皮膚面に対する角度を急角度にしたり，胸骨上切痕より下に向けたりすると，針は容易に胸腔内に達し，気胸になりやすい．
- 内頸静脈への誤挿入の防止のために，7〜8cmカテーテルを挿入した時点で，患者に穿刺側の肩に顎をつけるような体位を指示する．

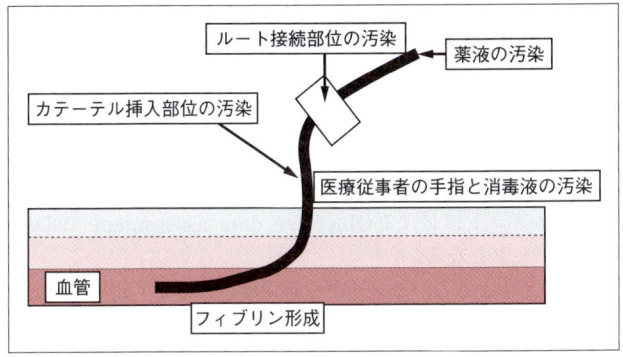

図5 血管留置カテーテルの微生物侵入経路と要因

❖CVCの管理(図5)

- カテーテル関連血流感染症(CRBSI:Catheter-related blood stream infection)を予防するためには,Closed systemの輸液ラインを使用する.

> **MEMO** **CRBSI:Catheter-related blood stream infectionとは**
> 「ほかに明らかな感染源がなく,カテーテルの先端培養検査にて 10^3 個以上の微生物が検出され,さらに末梢静脈血培養検査で検出された微生物と一致し,臨床的にはカテーテル抜去により感染徴候が消退する」と定義されている.一般に抗生物質は無効であり(カテーテル先端に定着・増殖した微生物はバイオフィルムを形成して保護され,抗菌剤の効果は得られにくい),カテーテル抜去が最善の対処方法である.

(保木昌徳)

2 栄養管理に必要な検査

❖栄養管理に必要な臨床検査

- 生理学検査,血液・生化学検査,免疫検査,画像検査を用いて,栄養状態や栄養状態に基づく生理的機能を評価する.
- アセスメントにおけるObjective data assessment (ODA) の基礎データとなる.
- 表1に示すようなパラメーターが栄養管理でよく用いられる.

表1 栄養管理に必要なパラメーター

栄養パラメーター		測定および評価項目
生理学的検査	エネルギー代謝量	間接エネルギー測定(呼気ガス分析),カロリーメトリー など
	筋蛋白質量	クレアチニン身長係数(CHI)=24時間尿中クレアチニン量÷標準クレアチニン量×100
	骨塩量	DEXA法,超音波法
	その他	体温,血圧,心拍,心電図,握力,スパイロメーター,脳波,各種負荷試験
血液・生化学検査	尿	クレアチニン,尿素窒素,3-メチルヒスチジン,尿蛋白定量,尿比重
	血液	血漿総蛋白量,アルブミン,トランスフェリン,プレアルブミン,レチノール結合蛋白,血糖,ヘモグロビンA_{1C},フルクトサミン,総コレステロール,LDLコレステロール,HDLコレステロール,中性脂肪,ヘモグロビン,ヘマトクリット,アミノ酸パターン(アミノグラム),ナトリウム等電解質 など
免疫検査	細胞	総リンパ球数(TLC)%リンパ,遅延性皮膚反応(DH;ツベルクリン反応;PPD,DNCB),免疫グロブリン,T細胞,B細胞,白血球遊走能 など
	サイトカイン	インターロイキン,インターフェロン など
画像検査		CTスキャン,MRI,超音波検査,単純X線検査,X線造影検査,内視鏡検査 など

●血液・生化学検査

❖血漿蛋白濃度

- 大別すると,半減期の長い①アルブミン(Alb)と半減期の短い②RTP(Rapid turnover protein)がある.
- アルブミンは,肝臓で合成される量的に最も豊富な血漿蛋白質の一つで,半減期が17～23日と長いため,栄養状態のスクリーニングや長期的な栄養管理の指標となる.静的栄養アセスメントの指標としての意義が大きい.
- RTPとは,半減期の短い血漿蛋白質の総称である.短期間の栄養状態の変動を把握するための指標となる.動的栄養アセスメントの指標としての意義が大きい.
- RTPとして,プレアルブミン(PA),トランスフェリン(Tf),レチノール結合蛋白(RBP)がある(表2).

> **MEMO RTPの測定値解釈時の注意すべき点**
> ①RTPがいずれも低値であれば,Protein energy malnutrition(PEM),エネルギー投与量不足,ストレス時(発熱などの消耗性疾患,手術,感染など),肝機能不全を考える.
> ②貧血時には,Tfが上昇する.また,ビタミンA不足時には,RBPが上昇する.
> ③腎不全時には,RBPの上昇,PAの軽度上昇がみられる.

表2 栄養指標に用いる血漿蛋白質

血漿蛋白質	略号	分子量	半減期(日)	代謝量(mg/kg/日)	基準値(mg/dL)
アルブミン(Albumin)	Alb	66,248	17～23	200	3,500～5,500
プレアルブミン(Prealbumin, Thyroxine binding prealbumin)	PA, TBPA	54,980～61,000	1.9	10	10～40
トランスフェリン(Transferin)	Tf	76,500	7～10	12～24	200～400
レチノール結合蛋白(Retinol binding protein)	RBP	21,000	0.4～0.7		7～10

(平山千里,右田俊介:血漿タンパク質,医歯薬出版,p.126,1979より一部改変)

❖ クレアチニン身長係数（Creatinie-height index：CHI）
- クレアチニンは筋肉でクレアチンを先駆体として合成され，クレアチニンの体内総量の90％が筋肉に存在する．
- クレアチニン体内総量と尿中クレアチニン排泄量との間に相関関係があることから，尿中クレアチニンは筋肉量の指標として用いられる．

> CHI＝クレアチニン1日排泄量（mg）÷[クレアチン係数（mg/kg）×理想体重（kg）]×100％
> クレアチニン係数（理想体重における1日あたりのクレアチニン尿中排泄量）
> 男性：23mg/kg　女性：18mg/kg

❖ 窒素出納
- 窒素出納（g/日）＝投与窒素量（g/日）－窒素排泄量（g/日）
- 窒素出納が負の場合は，体蛋白質の喪失を意味する．

> ・投与窒素量（g/日）＝摂取蛋白質量÷6.25
> ・窒素排泄量（g/日）＝尿中尿素窒素（g/日）×1.25

❖ 尿中3-メチルヒスチジン排泄量
- 3-メチルヒスチジン（3-Mehis）は，筋肉の収縮蛋白であるアクチン，ミオシンの分解で産出される．
- 3-メチルヒスチジンは，再利用されずに72時間でほぼ完全に排泄されることから，筋蛋白分解の指標となる．

❖ 免疫学的な指標
- 栄養状態の悪化により免疫能は低下する．総リンパ球数Total lymphocyte count（TLC），ツベルクリン反応などが簡便でよく用いられる．

> ・総リンパ球数　：900〜1,500/mm³　中等度の栄養障害
> 　　　　　　　　　900/mm³　以下　高度の栄養障害
> ・ツベルクリン反応：5〜10mm　軽度の栄養障害
> 　　　　　　　　　5mm未満　中等度以上の栄養障害

❖フィッシャー（Fischer）比
- 分岐鎖アミノ酸（Branched chain amino acids：BCAA）と芳香族アミノ酸（Aromatic amino acids：AAA）のモル比．すなわち，（バリン＋ロイシン＋イソロイシン）÷（フェニールアラニン＋チロシン）．
- 健常者では3.0以上を示すが，非代償性の肝硬変の患者では肝臓のアミノ酸代謝異常があり，このFischer比が低下する．

●放射線検査（Video endoscopy：VEなど）

❖超音波検査
- 超音波検査は，被曝がなく非侵襲的であり，手軽に脂肪肝の有無，皮下脂肪の厚みの評価，腹水・胸水の評価などの栄養評価に用いることができる．
- また，近年，中心静脈カテーテル（Central venous catheter：CVC）挿入を標的である血管をリアルタイムにみながら穿刺を行うことにも利用される．とくに内頸静脈穿刺には有効で安全な方法であるといえる．

❖CTおよびMRI検査
- メタボリックシンドロームの診断に際し，内臓脂肪面積の評価に用いられる．

❖単純胸部・腹部X線
- CVC挿入時に，胸部X線を撮影し，合併症（気胸など）のないことの確認と，カテーテル先端の位置確認を行う．
- 経鼻十二指腸栄養チューブの錘の位置確認に用いる．

❖透視撮影
- CVC，栄養チューブ挿入時に透視下で行うことがある．誤挿入の防止に有効であるが，長時間使用すると施術者，患者ともに被曝量が多くなる．
- 造影剤を用い，胃食道逆流症（Gastroesphageal reflux disease：GERD）の有無の評価を行う場合もある．
- 後述する嚥下障害の患者の評価に用いられる．

❖放射線検査を用いた嚥下機能評価

- Videofluorography：VF（嚥下造影）：希釈した硫酸バリウム溶液，または非イオン性低浸透圧性水溶性ヨード剤を使用し，嚥下動作の全行程を動画で記録する．
- 嚥下前・後X線撮影法：誤嚥の疑いのある患者に対して行う誤嚥スクリーニング検査法である．

> **MEMO** Videofluorography：VF（嚥下造影）の目的
> 　検査の目的として以下の2つがある．
> 　①症状と病態の関係を明らかにする．すなわち，形態的異常，機能的異常，誤嚥，残留などを明らかにし，嚥下困難の診断を行う．
> 　②食品・体位・摂食方法などの調節により治療に反映させる．すなわち，「治療のための検査」として，食品や体位，摂食方法などを調節することで安全に嚥下し，誤嚥や咽頭残留を減少させる方法を探す．

（保木昌徳）

MEMO

第6章
経腸栄養剤の使い方

1 経腸栄養剤の種類

●経腸栄養食とは

- 本邦の栄養剤は表1に示すように薬価収載の「経腸栄養剤」と食品扱いの「濃厚流動食」と2つに大別される.
- 濃厚流動食は，開発時に食品衛生法で認められた原料を用いて処方設計され製造されており，薬価収載の経腸栄養剤のように効能を謳うことに制限がある．しかしながら組成上の違いは少ないため，本稿では両者を「経腸栄養剤」として示す.
- 経腸栄養剤を選択する際に重要なことは，消化吸収能力を評価し，3大栄養素である蛋白質，脂質，炭水化物（糖質）の組成比率やそれぞれの種類を考慮することである．蛋白質は，消化態なのか未消化態なのか，脂質を構成する脂肪酸では吸収の早い中鎖脂肪酸や長鎖脂肪酸は，どのような割合で配合されているのか，また炭水化物はデキストリン以外に吸収や代謝上で血糖上昇を抑制する別の糖が含まれているのかということである.
- 販売されている製品として考えると，大きく4つの分類に分けることができ，①成分栄養剤，②消化態栄養剤，③半消化態栄養剤，④天然濃厚流動食である（表1）.

表1　経腸栄養剤（薬剤）および濃厚流動食（食品）の種類

薬　剤	食　品
成分栄養剤	汎用
消化態栄養剤	特殊用途
半消化態栄養剤	経口用途
特殊用途	天然濃厚流動食

A 成分栄養剤

- 化学的に明確な組成であり，消化をほとんど必要としない.
- 大きな特徴として窒素源は抗原性のないアミノ酸から構成されている.

- 本邦で販売されている製品は，薬価収載されているエレンタールと小児用のエレンタールPおよび肝不全用ヘパンEDのみである．すべて粉末状である．
- エレンタールの長期投与においては，ビタミンおよび微量元素欠乏に注意する必要があり，とくにセレン欠乏症が出現する可能性があるので，水道水で溶解する場合は水道水中のセレン含有量に注意する．
- エレンタールは脂質量がきわめて少なく，必須脂肪酸欠乏の危険性も考慮[1]しなければならない．

B 消化態栄養剤

- 窒素源は低分子ペプチドであり，消化をほとんど必要としない．小腸では，60〜80％は低分子ペプチドで吸収され，アミノ酸として吸収されるのは20〜30％である[2]．
- 低分子ペプチドであるため吸収が速やかで腸内滞留時間が短く，アミノ酸と比較して浸透圧を低く抑えることができるので浸透圧性の下痢発生を抑制する．
- 本邦にはエンテルードとツインラインがあり，脂質含有量と原料が異なる．エンテルードの脂質成分はダイズ油とトウモロコシ油であり，脂質エネルギー比が11.7％である．一方ツインラインは中鎖脂肪酸であるトリカプリリンを約71％含み，脂質エネルギー比が25％と豊富である．
- 脂質含有量が多いことから高度吸収障害の場合には下痢を誘発する可能性があり，成分栄養剤のエレンタールを用いた方がよい．

C 半消化態栄養剤

- 低残渣食とも呼ばれる．3大栄養素が完全に消化されていない状態で配合され，近年販売されている食品タイプの経腸栄養剤はすべて半消化態である．
- 3大栄養素の配合割合を日本人の栄養所要量または食事摂取基準に準じて開発された一般的経腸栄養剤から，各病態に合わせて各栄養素の種類や配合などを考慮した製品がある．

- 3大栄養素以外にビタミンや微量元素が強化されており，食物繊維を含有する製品も多い．流動性に富む製品が多く細いチューブでも容易に通過し，浸透圧も血清浸透圧に近く設定されており，味がよいものが多い．
- 欠点としては，消化吸収障害がある場合には下痢の危険性が高い．また脂質エネルギー比が高い製品が多く，脂質の吸収障害がある場合は注意が必要であるが，このような場合にも吸収可能な中鎖脂肪酸を多く含有する製品もある．
- 脂質成分でも抗炎症作用のあるn-3系多価不飽和脂肪酸を多く含む製品もあり，脂質に関しては量と質的評価をしなければならない．
- 完全経腸栄養法による長期管理の必要がある場合に適した経腸栄養剤であり，病態別に対応したものや，従来の欠点を補った新規製品が早いペースで開発されている．

> **MEMO 微量元素**
> 微量元素（trace element）とは，生命活動に不可欠な元素のうち生物の体内に保持されている量が比較的少ない元素のこと．一般に，生体含有量が鉄以下の元素を指す．さらに，微量ながら生命活動に欠かせない元素を必須微量元素と呼び，ヒトにおいては鉄，亜鉛，銅，マンガン，ヨウ素，モリブデン，セレン，クロムおよびコバルトが知られている．

D 天然濃厚流動食

- 経腸栄養剤が販売される以前は，通常の食事をミキサーなどによって攪拌し，流動食にしたものを用いていた．
- 食事を素材としているため，食事をする場合と同様で，単位時間に多く投与しても，浸透圧が低く下痢を起こしにくい利点があった．
- 欠点として消化吸収能力が低下している場合には適用外であり，また流動性が悪く細いチューブを通過しにくい．
- さらに時間をかけて投与する場合など，細菌繁殖による下痢を招くこともある．
- 胃瘻で管理を行う場合はアクセスチューブが太く，天然濃厚流動食にて管理する場合もあるが，逆流防止機構がある製品で

E 特殊用途経腸栄養剤・濃厚流動食

- 近年,疾患別に処方設計された経腸栄養剤・濃厚流動食が市販されている.主な製品,特徴を表2に示す.
- 一般的な経腸栄養剤・濃厚流動食と違い,それぞれの病態に即した処方設計となっているため病態に応じた処方が可能である.
- 耐糖能異常用,肝不全用,腎不全用,呼吸不全用,免疫賦活,敗血症用などの腸栄養剤・濃厚流動食が市販されている.

表2 病態を考慮した特殊組成の主要経腸栄養剤

病 態	製品名	特 徴
炎症性腸疾患 難治性下痢症 (消化不良便) 腸管浮腫	エレンタール® エンテルード®	窒素源が,アミノ酸もしくは低分子ペプチドから構成され,消化酵素を必要とせず吸収が容易である.エレンタールは脂肪含有量が少なく軽度の脂肪吸収障害で使用可能.
肝不全	ヘパンED® アミノレバンEN® ヘパス®	肝不全で血中レベルが低下するアミノ酸であるロイシン・イソロイシン・バリンを高含有し,蛋白異化を抑制し,アルブミン合成促進.
腎不全	レナウェルA® レナウェル3® リーナレンPro1.0®	腎機能の低下抑制のため,高エネルギー低蛋白,低カリウム,低リンの組成.
糖尿病 耐糖能異常	グルセルナ® タピオン® インスロー®	脂質エネルギー比を増加させ,炭水化物の含有量を減らしたものや,吸収し難いタピオカデキストリンに変更したもの,あるいはパラチノースを用いるなどで血糖の急上昇を抑制.
呼吸不全	プルモケア® ライフロンQL®	呼吸商を考慮し,高脂肪低炭水化物の組成であり,抗酸化物質を豊富に含有する.

2 病態や状態に応じた経腸栄養剤の活用

A 経口摂取との併用

- はじめに栄養管理上の投与アクセスを決定する．
- 食欲不振や嚥下障害，上部消化管の通過障害などにより栄養必要量を確保できない場合，経腸栄養法単独や経腸栄養剤の形態を変化させたアイスクリームタイプさらにゼリータイプといった工夫にて経口摂取量を増加させることが期待できる．
- 近年発売されている経口用途を考慮して開発された125mL製品のほとんどは200kcalの熱量で三大栄養素のバランスが整っており，味も良く用いやすい．
- また経口摂取に経腸栄養法を併用することも選択肢の一つであり，より積極的な栄養の確保が可能である．チューブが咽頭を通過しているため誤嚥性肺炎に留意する必要がある．

B 経腸栄養剤の選択

- どのような場合においても消化管を用いる際，まずは病態と消化吸収能力を把握しなければならない．
- とくに絶食期間が長期の場合は，小腸絨毛の萎縮に伴う吸収不良を考慮し，成分栄養剤または消化態栄養剤を使用するのがよい．また腸管浮腫などによる吸収障害がある場合や，経鼻経管栄養法などチューブ先端位置により消化酵素による十分な消化を受けない場合なども成分栄養剤や消化態栄養剤を使用するのがよい．
- その後は各病態に応じた栄養処方設計を行い，それに応じた経腸栄養剤を選択することになる．
- 現在，病態を考慮した経腸栄養剤が販売されている．前述したが，薬価収載されたもの以外は効能を謳えない．しかしながら食品タイプの経腸栄養剤の中にも，栄養学的視点から病態に対応し開発されたものや欧米で実績がある特殊な経腸栄養剤がある（表2）．これらは病態栄養学や基礎研究を基に開発された製品で，栄養組成において他の一般的経腸栄養剤と異なるこ

とは蛋白質・脂質・炭水化物の種類や配合割合，さらにコエンザイムQ10やカルニチンなど食品衛生法で新しく添加許可された成分を含有することである．

- 肝不全時に用いるアミノレバンEN®・ヘパンED®・ヘパス®，腎不全時に用いるレナウェルA®・リーナレン®，呼吸不全時に用いるプルモケア®・ライフロンQL®，高血糖時に用いるグルセルナ・タピオン®・インスロー®，心不全などによる水分制限時に用いるテルミール2.0α®・アイソカル2K®，脳卒中後遺症など単に経口摂取不能症例に用いる一般的半消化栄養剤に大別される．
- 経腸栄養剤は治療薬ではないが，表2に示すような適応などを考慮することで栄養状態を向上させ，強いては免疫力向上および薬効を促進させる．

3 経腸栄養法の合併症と対策

A 経腸栄養法と合併症

- 経腸栄養法は，静脈栄養法に比べて生理的であり，管理も比較的安全で行いやすく合併症も少ないとされているが，全くないわけではない．
- 経腸栄養法における合併症は，表3に示した，①栄養チューブに起因する合併症，②栄養剤の投与方法に関連した腹部症状，③代謝上の合併症の3つに大別される．
- 栄養チューブに起因する合併症は，各施設および販売会社のリスクマネジメントの徹底により減少していると思われる．
- しかしながら腹部症状と代謝上の合併症は，日常診療において少なからずみうけられる．とくに腹部症状の多くは経腸栄養法の投与方法や適切な治療で改善する場合が多く，腹部症状の対策について概説する．

表3　経腸栄養法の合併症

Ⅰ．腹部症状 　a．腹部膨満感，腹痛 　b．嘔気，嘔吐 　c．下痢，便秘 Ⅱ．栄養チューブに起因する合併症 　a．気管，気管支への誤挿入 　b．点滴回路への誤接続 　c．チューブ閉塞 　d．皮膚，粘膜のびらん，潰瘍，出血 　e．逆流性食道炎	f．誤嚥性肺炎 　g．消化管穿孔 Ⅲ．代謝上の合併症 　a．脱水，溢水 　b．電解質異常 　c．高血糖 　d．高浸透圧性非ケトン性昏睡 　e．肝腫大，肝機能異常 　f．高窒素血症 　g．微量元素欠乏症 　h．ビタミン欠乏症 　i．必須脂肪酸欠乏

B 経腸栄養剤の投与法に関連した腹部症状

- 腹痛と下痢，腹部膨満，嘔気，嘔吐は経腸栄養法における最も頻度の高い副作用である．下痢は経腸栄養剤の投与速度[3]，浸透圧のいずれかが不適切である場合に起こりやすい．
- カロリー濃度と投与速度とを急速に上げすぎ，順応期間を十分に取っていないようなときにみられる．成分栄養剤のエレンタールでは維持期で1kcal/mLに調製したもので浸透圧が760 mOsm/L前後であり，ほかの経腸栄養剤（半消化態・消化態栄養剤）でも240〜700 mOsm/mLと血液の浸透圧（300 mOsm/mL）に比べると高い製品が多い．
- 栄養剤が消化管内に急速投与されたとき，小腸上皮の毛細血管から腸管腔内への水分流出と腸粘膜での水分再吸収のアンバランスが生じて，腸粘膜からの水分吸収よりも水分流出が優位となり，このことが腸蠕動を亢進させ，腹痛や下痢を起こす．
- 消化態栄養剤では，投与速度を100mL/時以下にすることにより下痢の発生頻度をかなり抑えることができる．
- 投与量が多くなるほど下痢の発生頻度は高くなる．
- 成分栄養剤では，下痢を生じても糞便中には糖やアミノ酸はほとんど認められないため，栄養素は十分吸収されている．
- 下痢がひどくなった場合は，水分喪失が意外に大きく，細胞外液量が体重の30%程度の乳幼児や，予備能の低い老人では容易に脱水状態に陥る．脱水に伴い電解質も失われるため，電解

質失調や代謝性アシドーシスに至ることもある．とくに肝障害や糖尿病などを合併している患者では，きわめて早く重篤な状態になる．

- 患者から腹部膨満，腹痛，下痢などの訴えがあった場合は，まず注入速度をチェックし，速度を落として経過観察を行う．経腸栄養ポンプで持続注入するなどの工夫も必要である．
- それでも症状がある場合は栄養剤濃度を0.25kcaL/mLずつ下げる．注入速度や濃度を下げても下痢が続くときはリン酸コデイン60〜180mL/日またはアヘンチンキ15〜40滴/日を栄養剤に添加[4]してみる．
- 下痢症状の持続するものについては，抗生物質による腸内細菌叢の変化に起因した偽膜性腸炎か，あるいは乳糖不耐症の可能性も考慮する必要がある．
- 偽膜性腸炎の場合は，抗生物質を中止し乳酸菌製剤を投与する．それでも軽快しない場合は，バンコマイシン750〜1,000mg/日を投与する．
- 乳糖不耐症の場合は，チラクターゼを投与するか，もしくは乳糖を含まない製剤に変更する．
- 腹痛や下痢を生じるそのほかの原因として，投与する栄養型剤の温度が低すぎることがあげられる．
- 1日量を一度に調整して冷蔵庫に保存して置いた場合や，冷蔵庫に保存していた液状の栄養剤をすぐに投与した場合に起こりやすい．
- 粉末型剤の場合は使用の都度，微温湯で溶解して使用するほうがよい．液状製剤についても紙バッグでも多くの製剤は室温保存が可能なので室温で管理投与する．
・基本的なこととして1日2回は患者を診察し，腸雑音（グル音）の亢進などの臨床症状に早く気づくことが大切である．

下痢予防の原則は，①急に濃度を上げない，②いきなり大量を投与しない，③冷えたまま投与しない，④細菌繁殖の抑制，⑤食物繊維の添加，⑥電解質以外の成分を混ぜないなどである[5]．（表4）

MEMO 経腸栄養ポンプ

経腸栄養投与時の下痢などの消化管合併症を抑え、確実な栄養投与が可能になり、ライン閉塞などのトラブル情報を瞬時に感知し、ディスプレイ表示とアラーム音によりその原因を知らせる機能がある。オートプライミング機能とコントロールされた栄養投与で、繁雑な流量設定や流量チェックなどの看護業務の負担を軽減される。諸外国では一般に投与初期には必須のデバイスとなっている。

表4 経腸栄養投与時の下痢の原因

1. 高濃度経腸栄養剤投与	4. 細菌の繁殖
2. 投与速度が速すぎる	5. 食物繊維の無含有
3. 栄養剤の温度が低すぎる	6. 電解質以外の成分の混注

C 経腸栄養剤の細菌汚染による合併症

- 夏期や高温多湿な梅雨時には、イリガートル、注入チューブの清潔に注意して、腐敗などの細菌汚染にとくに注意する。
- 成分栄養剤は粉末状で市販されていて、注入時にその都度微温湯に溶解して用いる。カロリー源として高濃度の糖を含有しているため、その溶液は細菌の繁殖培地になりかねないので注意を要する。
- 室温では8時間以内で栄養剤を交換するなどの配慮が必要である。(図1)
- それまでなんら問題なく経腸投与されていた患者に突然、発熱、下痢、腹痛などの症状が出現した場合は、経腸栄養剤の細菌汚染の可能性も考え、まずその製剤や糞便の細菌培養検査を行い、抗生物質の投与を行う。あわせて栄養チューブも新しいものと取り換える。また、経路の消毒も次亜塩素酸ナトリウムに1時間以上浸し消毒する。

D おわりに

- 近年、本邦における非経口栄養療法として経腸栄養法の有用性が周知されるようになり、経腸栄養管理の症例数が増加している。
- そのため用途別の経腸栄養剤に対するニーズが高まり、少し

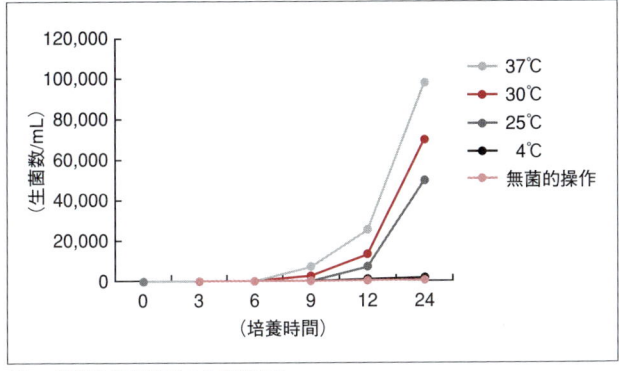

図1 半消化態栄養剤の生菌数変化

ながら市販されるようになり，疾病にあった栄養療法を可能にし，薬剤使用量を減少させるなど医療費の高騰を抑制する一助になっていると考えられる．
● さらにはビタミンや微量元素を強化した製品が多くなり，これら欠乏症の報告は稀になった．このように進化している経腸栄養剤の特徴を理解し，個々の症例に最適な栄養管理が施行されることを願う．

文献

1) Gorard DA：Enteral nutrition in Crohn's disease：fat in the formula. Eur J Gastroenterol Hepatol 15(4)：459, 2003.
2) Martinez Augustin O, Martinez de Victoria Munoz E：Proteins and peptides in enteral nutrition. Nutr Hosp Suppl 2：1-13, 1-14, 2006.
3) Guenter PA, Settle RG, Perlmutter S, Marino PL：Tube feeding-related diarrhea in acutely Ⅲ patients. JPEN J Parenter Enteral Nutr 15(3)：277-80, 1991.
4) 佐藤薫隆：胃切除後症候群．治療 80：561-565, 1998.
5) Edes TE, Walk BE, Austin JL：Diarrhea in tube-fed patients：feeding formula not necessarily the cause. Am J Med 88(2)：91-3, 1990.

(宮澤　靖)

コーヒーブレーク　包括医療

現在，わが国では従来の診療報酬の「出来高方式」の支払い方式から，急性期の病院には，日本版DRG/PPS（診断群別分類/包括支払い方式，Diagnosis related group/Prospective payment system）といえるDPC（Diagnosis procedure combination）いうシステムの導入が図られている．

わが国ではバブル崩壊後国民所得に対する国民医療費の割合が急速に上がり，何とか医療費を抑制する必要に迫られるようになり，1996年に入り中央社会保険医療協議会（中医協）で諸外国の制度を参考に議論が進められ，診断分類を基礎とする定額制の方向性が示され，国立10病院で試行されるに至った．これは，一般病棟の入院患者を対象に実施された「急性期入院医療の定額払い方式の試行事業」，すなわち，いわゆる日本版のDRG/PPSである．1998年11月より約5年の予定で開始されたが，結局2004年3月まで続けられた．この診断群の考えを踏襲し，厚生労働省が作成した新しい診断群分類がDPCである．DPCの基本的な考え方は米国などで施行されている前述のDRG/PPSと同じであるが，DRG/PPSと異なり，一件当たり定額払いではなく，患者一人一日当たりの定額払いとしている点である．そして，このDPC制度は，2003年4月1日よりわが国の特定機能病院の支払い方式に導入されるに至った．その後，2005年11月厚生労働省はこの制度の対象病院を拡大する方向を示し，2006度からは，これまで試行的に実施してきた病院のほか，データの収集協力に応じてきた病院の一部を正式に対象病院に加え，また，中長期的には1入院当たりの包括評価に移行することを目標とすることを公表した．2005年，11月の小委員会の時点で，実際にDPCを運用しているのは，特定機能病院を中心とした対象病院（82病院），2006年3月末まで2年間の期限付きで試行実施している試行的適用病院（62病院）の計144病院であった．このほか，従来の出来高による支

払い方式を続けながら，DPC導入に関するデータを厚生労働省に提供している調査協力病院（228病院）があったが，2006年度に入りその大部分がDPC実施に移り，現在360病院で実施されている．2006年度から，これまでの調査協力病院は「DPC準備病院」に名称を改め，今後，DPC対象病院になることを希望する一般病院は，一定条件を満たしてまず準備病院になり，1年以上のデータ提供をすることなどが求められる．

従来の出来高支払方式は，かかった医療費のすべてが，保険適用から逸脱しないかぎり，原則すべて認められ，ともすれば医療は，濃厚な方向に向かいやすい傾向があった．一方，包括支払方式というのは，その疾患に必要なコストが低ければ低いほど利ざやである利益は大きくなるため，医療内容が圧縮される傾向となる特徴をもつ．そのため，国の施策として医療の合理化推進そして無秩序な医療費拡大に歯止めをかけることを意図し，これら包括医療の導入を推進しているわけである．しかし，単に現状の病院にこれら制度を導入すれば，医師による治療に対して，やや抑制的に作用したり，経済的な面ばかりが優先されると十分な医療内容にならなかったりする可能性が危惧されるわけである．この医療の大きな変革に際し，医療機関が生き延び，さらに医療の質を高めつつ合理化を図り医療経費を削減する一つのツールとして最近進められているクリニカルパス導入と並んで栄養サポートチーム（NST）の設立があげられると考えられる．

（保木昌徳）

第7章
経静脈栄養輸液の使い方

1 投与エネルギー量，三大栄養素の投与量，栄養素の種類

●経静脈栄養輸液へのアプローチ

- 静脈栄養の適応は，腸管機能に制限がある場合とガイドライン[1]に示されている．この静脈栄養には，中心静脈栄養と末梢静脈栄養があり，末梢静脈栄養のみで栄養される期間が長期の場合は中心静脈栄養の適応となる．
- どちらの方法にしても，絶食期間中はエネルギー源として，炭水化物，アミノ酸，脂肪の三大栄養素を投与する必要があり，その他，電解質，ビタミン，微量元素も必要である．
- この章では，成人に対する輸液投与量・投与内容の決め方，各栄養素の投与量・特徴について述べる．

A 投与エネルギー量

- 生命維持に必要な基礎代謝，生体活動に必要な活動代謝ならびに食物摂取に伴う特異動的作用の和として，エネルギー所要量が決定されている．完全静脈栄養を行う場合は，この値が一つの基準となる（表1）[2]．
- 経口摂取された窒素の16％は便中に排泄されることより，実際に体内へ取り込まれる量は，このエネルギー所要量の84％と考えることができる[3]．計算上，経口摂取量の約80％を静脈栄養量とすると便利である．
- また，成人ではHarris-Benedictの式とLongの方法から，また簡便法（25〜30kcal/kgBW[※]/day）を用いて必要エネ

表1 エネルギーの食事摂取基準：推定エネルギー必要量 (kcal/day)

性別	男性			女性		
身体活動レベル	Ⅰ(低い)	Ⅱ(ふつう)	Ⅲ(高い)	Ⅰ(低い)	Ⅱ(ふつう)	Ⅲ(高い)
18〜29（歳）	2,300	2,650	3,050	1,750	2,050	2,350
30〜49（歳）	2,250	2,650	3,050	1,700	2,000	2,300
50〜69（歳）	2,050	2,400	2,750	1,650	1,950	2,200
70以上（歳）	1,600	1,850	2,100	1,350	1,550	1,750

ギー量を算出して投与エネルギーを決定する（※BW：Body weight 体重）.

B 三大栄養素の投与量[3]

❖炭水化物（糖質）
- 生体の主要なエネルギー源である．
- 4kcal/gとして計算し，総投与エネルギー量の50〜60％が適量といわれている．通常，成人で5〜7g/kgBW/dayとなる．

❖アミノ酸
- 生体内で蛋白合成に利用され，体蛋白，臓器蛋白，酵素，ホルモンの素となる．経静脈的には蛋白質ではなくアミノ酸を投与することになる．
- 4kcal/gとして計算する．アミノ酸の投与量は，総投与エネルギー量の15〜20％，1〜2g/kgBW/dayが適量といわれている．
- 投与量が2.2g/kgBW/dayを超えると肝機能障害を惹起しやすくなるので注意が必要である．

❖脂質
- 必須脂肪酸の供給源であり，9kcal/gとして計算される．
- 脂質投与量は総エネルギー量の25〜30％が適量である．これは，0.3〜1.0g/kgBW/dayに相当するが，場合によっては2g/kgBW/dayまで増量可能である．

C 栄養素の種類[4]

❖糖質
- 単糖類（ブドウ糖，果糖，ソルビトール，キシリトール）と2糖類（マルトース）がある．
- ブドウ糖は，利用効率が最も高いが，インスリンを必要とする．安全投与速度は，0.5g/kgBW/hr以下である．
- 果糖，ソルビトール，キシリトールは，代謝にインスリンを必要としないため，血糖の上昇がない．代謝速度が速く，尿中

へも容易に排泄されるため,その栄養効果には議論が多い.安全投与速度は,0.2g/kgBW/hr以下である.
- マルトースは,ブドウ糖が2分子結合しており,生体内に取り込まれるとブドウ糖の2倍のエネルギーを供給できるといわれている.また,細胞内に取り込まれるときには,インスリンを必要としない.一方,投与量の15〜30％が尿中に排泄されるため,糖質源としての利用効率には議論が多い.安全投与速度は,0.3g/kgBW/hr以下である.

❖アミノ酸
- 必須アミノ酸と非必須アミノ酸がある.成人では8種類の必須アミノ酸(ロイシン,イソロイシン,バリン,リジン,トレオニン,トリプトファン,メチオニン,フェニルアラニン)があるが,小児はさらに2種類(ヒスチジン,アルギニン)が追加される.
- 投与エネルギー量が少ないと,投与したアミノ酸はエネルギー源として利用される.効率よくアミノ酸が蛋白合成に利用されるためには,非蛋白エネルギー量(Non-protein calorie:NPC)と投与窒素量(N)との比率(NPC/N)が,150〜200(kcal/gN)になるように糖質,アミノ酸,脂質を組み合わせる必要がある.
- 術後や重症感染症などの高度侵襲下では,体蛋白異化が優位となるためNPC/Nを100(kcal/gN)前後にする必要がある.
- 一方,腎機能低下時にはアミノ酸投与が制限されるためNPC/Nは300〜500(kcal/gN)と高くなり,末梢輸液の場合には投与エネルギー量が少なくなるため,NPC/Nは150(kcal/gN)以下となる.
- 分岐鎖アミノ酸(バリン,ロイシン,イソロイシン)は,手術侵襲時に有効利用されるといわれている.分岐鎖アミノ酸以外のアミノ酸は,そのほとんどが肝臓で代謝されるが,主に筋肉で代謝される分岐鎖アミノ酸は,手術侵襲などにより肝機能が低下しているときにも有効に利用される.したがって,侵襲期には分岐鎖アミノ酸を多く含むアミノ酸製剤を利用する.

❖ 脂質[3]

- わが国で市販されている脂肪乳剤の主成分は,大豆油と卵黄レシチンである.
- 大豆油の成分は長鎖脂肪酸のみで,必須脂肪酸であるリノール酸,α-リノレン酸を多く含むため,必須脂肪酸の供給源となる.
- 現在,日本人の脂肪酸推奨摂取量は,n-3系脂肪酸(α-リノレン酸):n-6系脂肪酸(リノール酸)=1:4といわれているが,さらに,米国並みの1:1.5〜2.3になってきている.
- n-3系脂肪酸の必要性から,α-リノレン酸から生じるエイコサペンタエン酸(EPA)などの魚油が注目されているが,これを含む脂肪乳剤は販売されていない.ちなみにシソ油はα-リノレン酸を多く含んでいる.

2 中心静脈栄養と末梢静脈栄養の選択,投与量の計算

A 中心静脈栄養と末梢静脈栄養の選択

- 一般に,2週間以内の比較的短期間の栄養管理では,**末梢静脈栄養(Peripheral parenteral nutrition:PPN)**,2週間以上の長期にわたる栄養管理が必要な場合は中心静脈栄養,**完全静脈栄養(Total parenteral nutrition:TPN)**が選択される.
- 末梢静脈から投与可能な濃度は,浸透圧による血管炎の有無に左右される.筆者の経験では,炭水化物とアミノ酸濃度の合計10%が限界と考えている.
- また,血漿浸透圧(285±5 mOsm/L)の3倍(1,000 mOsm/L)が限度ともいわれている.この浸透圧を下げるのに,高カロリーで**等張の浸透圧**の脂肪乳剤を併用することも考慮したい.

B 投与量の計算

- 体重60kg,身長170cmで,ベッド上安静の40歳男性に必要な投与量エネルギー量と三大栄養素の投与量を計算してみよう

(活動係数1.2, ストレス係数1.0).

・Harris-Benedictの式とLongの式から計算すると

> BEE (Basal energy expenditure) = 66.47 + 13.75 × 60 + 5.0 × 170 - 6.75 × 40 = 1,468.47
> 総エネルギー量 (TEE: Total energy expenditure) = BEE × 1.2 × 1.0 = 1,762kcal/day

・簡便法によると

> TEE = (25〜30) kcal/kgBW/day. 25 × 60 = 1,500kcal/dayから 30 × 60 = 1800kcal/day

となる.

・必要総エネルギー量を1,800kcal/dayとすると

> 炭水化物：総エネルギー量の57％ = 256g/day = 1,026kcal/day
> アミノ酸：総エネルギー量の16％ = 70g/day = 288kcal/day
> 脂質：総エネルギー量の28％ = 55g/day = 504kcal/day

となる.

● これを市販の輸液剤で処方すると

> 処方例) アミノトリパ2号　　　900mL/day = 820kcal/day
> 　　　　アミノフリード　　　1,000mL/day = 420kcal/day
> 　　　　イントラリポス20％　　250mL/day = 500kcal/day

・結果として三大栄養素の投与量は

> 炭水化物：270g/day = 1,080kcal/day
> アミノ酸：63g/day = 252kcal/day
> 脂質：56g/day = 504kcal/day

となる.

3 電解質,ビタミン,微量元素

三大栄養素以外で重要な栄養素として,電解質,ビタミン,微量元素がある.

A 電解質(表2)[4]

❖Na,Cl
- 3〜5mEq/kgBW/dayを投与する.術後などの胃液や腸液の喪失を是正する必要がある.1日あたりの電解質必要量を表2に示す.

表2 1日あたりの電解質必要量

電解質	経腸栄養	静脈栄養
Na	500mg (22mEq)	1〜2mEq/kg
K	2g (51mEq)	1〜2mEq/kg
Cl	750mg (21mEq)	酸塩基平衡の維持に必要な量
Acetate	—	酸塩基平衡の維持に必要な量
Ca	1,200mg (60mEq)	10〜15mEq
Mg	420mg (35mEq)	8〜20mEq
Phosphorus	700mg (23mmol)	20〜40mmol

❖K
- 一般には2 mEq/kgBW/dayを投与するが,中心静脈栄養下では細胞内へのKの移行が増大するため2〜4 mEq/kgBW/dayの投与が必要となる.

(電解質調整に利用する製剤)
  例) 0.9% NaCl(生理的食塩水):Na 0.154mEq/mL,Cl 0.154 mEq/mL
  10% NaCl:Na 1.72 mEq/mL,Cl 1.72 mEq/mL
  メイロン(NaHCO$_3$):Na 0.82 mEq/mL
  2 mole KCL:K 2 mEq/mL,Cl 2 mEq/mL

B ビタミン

- 生体内のいろいろな代謝の補酵素として不可欠である.明確

な必要量は示されていない．ここではASPENのガイドラインから抜粋した表を示す（表3）[1]．

・水溶性ビタミンは過剰投与を行っても，速やかに尿中へ排泄されるため蓄積による有害作用はみられない．したがって，1日あたりの必要量以上を投与しても問題はない．

・脂溶性ビタミンは，蓄積による有害作用が認められるため，必要量以上を投与しないように心がける．

表3　1日あたりのビタミン必要量

ビタミン	経腸栄養	静脈栄養
チアミン	1.2mg	3mg
リボフラビン	1.3mg	3.6mg
ナイアシン	16mg	40mg
葉酸	400μg	400μg
パントテン酸	5mg	15mg
ビタミンB_6	1.7mg	4mg
ビタミンB_{12}	2.4μg	5μg
ビオチン	30μg	60μg
コリン	550mg	規定なし
ビタミンC	90mg	100mg
ビタミンA	900μg	1,000μg
ビタミンD	15μg	5μg
ビタミンE	15mg	10mg
ビタミンK	120μg	1mg

MEMO　ビタミンB_1欠乏症による乳酸アシドーシスに注意

　ビタミンB_1（チアミン）は，チアミンピロリン酸（TPP）に変換され，糖代謝の中でピルビン酸をアセチルCoAに変換するピルビン酸デヒドロゲナーゼ（PDH）の補酵素として働く．ビタミンB_1が欠乏すると，ピルビン酸がアセチルCoAに変換されず，多量のピルビン酸が産生される．このピルビン酸から多量の乳酸が生成され，乳酸アシドーシスをきたす．この乳酸アシドーシスは中心静脈栄養時はもちろんのこと，末梢静脈栄養時でもビタミンB_1投与がなされないと生じる重篤な合併症である．

C 微量元素

・微量元素も補助因子として代謝経路に作用する必須栄養素であるが，ビタミン同様に，明確な基準は設けられていない．同じく，ASPENのガイドラインから抜粋した表を示す（表4）[1]．

表4 1日あたりの微量元素必要量

微量元素	経腸栄養	静脈栄養
クロム (Cr)	30 μg	10〜15 μg
銅 (Cu)	0.9 mg	0.3〜0.5 mg
フッ素 (F)	4 mg	規定なし
ヨウ素 (I)	150 μg	規定なし
鉄 (Fe)	18 mg	日常的には補給しない
マンガン (Mn)	2.3 mg	60〜100 μg
モリブデン (Mo)	45 μg	日常的には補給しない
セレン (Se)	55 μg	20〜60 μg
亜鉛 (Zn)	11 mg	2.5〜5 mg

文献

1) ASPEN Bord of Directors：Guidelines for the use of parenteral and enteral nutrition in adult and pediatric patients. LPEN 17：1SA-52SA, 1993.
2) 厚生労働省：日本人の食事摂取基準（2005年版），第一出版，2005.
3) 平井慶徳：小児高カロリー輸液の実際，南江堂，1984.
4) 日本静脈経腸栄養学会　NSTプロジェクト実行委員会：やさしく学ぶための輸液・栄養の第一歩，キタ・メディア，2001.

（土岐　彰）

MEMO

第 8 章
院内の給食システム

1 栄養管理室では何をしているの？

A 栄養管理部門の業務

- 病院における栄養管理部門（栄養管理室）は，以前は医事課（事務方）に属していたが，現在は一般的に中央診療部門に所属し，栄養管理の実践により，診療を支援する部門として位置づけられている．
- 栄養管理部門（栄養管理室）には，管理栄養士ならびに栄養士，調理師，場合によっては事務員などのスタッフが配置され，食事療養制度に基づき患者の栄養管理業務を行う．
- 栄養管理部門は，患者への食事提供を基本業務とする「フードサービス部門」と栄養指導・栄養教育が主業務となる「クリニカルサービス部門」で構成され，互いに連携しながら患者個々の栄養管理を行っている（表1）．

B 栄養管理室の主な業務内容

- 栄養管理室の業務には，「給食管理に関わる仕事（フードサービス）」と「臨床栄養管理に関わる仕事（クリニカルサービス）」の2つがある．この2つの仕事を進めていくために実際の業務はさらに細かく分類される（病院栄養士の業務内容の詳細は表2に示すように非常に多い）．
- 栄養管理室の業務目的の基本は，患者の病態に適した食事を提供して早期の治癒・回復に貢献すること，また患者のQOLを考慮して個々の嗜好をできるかぎり反映できるよう努めることであり，両部門の密接な連携が重要となる．

C フードサービス部門

- フードサービス部門では，治療を目的とした病院食の提供を基本業務とし，栄養管理のみならず，衛生管理など含めて多数の管理項目に配慮しなければならない．
- 病院給食は，大量調理を基本とした集団給食ではあるが，あ

らゆる疾患，病状に対応するため多くの食種（200〜300種類）が準備されており，事業所などのほかの集団給食施設よりも複雑な作業が要求される．

- フードサービス部門では，栄養士（管理栄養士）・調理師などが主になって日々の作業を行っている．

D クリニカルサービス部門

- クリニカルサービス部門では，主に管理栄養士が業務に携わり，ベッドサイドでの患者の栄養アセスメント［☞ p13「第2章 栄養アセスメントの実際」参照］などを実施し，患者への栄養サポートを主な業務とする．必要に応じて，医師の指示に基づき栄養指導［☞ p155「第10章 栄養指導とは」参照］を実施する．
- 入院中での十分な栄養ケアに加えて，退院後の継続（シームレスな）管理を目的として，外来栄養指導ならびに地域連携（入院中の栄養管理情報の提供など）も重要な業務となっている．

表1 栄養管理室の主な業務内容

フードサービス部門	クリニカル部門	その他
○栄養管理 ○作業管理 ○労務管理 ○食材管理 ○施設・設備管理業務管理 ○災害管理 ○食環境管理 ○衛生管理 ○労働安全衛生 ○その他	○入院・外来患者の栄養管理 ○栄養指導 ○栄養指導に関する媒体作成 ○NST・褥瘡など委員会活動 ○研究活動 ○その他	○学生教育 ○労務管理

表2 病院栄養士と委託栄養士の業務内容

	業務内容
栄養管理	●病院給食運営の総括 ●栄養管理委員会の開催・運営 ●院内関係部門との連絡・調整 ●院内約束食事基準の設定・調整 ●献立作成基準（治療食等を含む）の作成 ●献立表の作成と確認

	業務内容
栄養管理	●食数の注文・管理 ●食事箋の管理 ●嗜好調査・喫食量調査等の企画・実施 ●検食の実施・評価 ●入院患者の食事オーダー管理 ●患者の栄養管理 　・栄養管理計画書作成　・栄養相談　・病棟訪問 ●栄養指導 　・入院栄養指導　・外来栄養指導　・集団栄養指導　・NST ●関係官庁等に提出する食事の提供関係の書類等の確認・提出・保管
作業管理・労務管理	●作業仕様書の作成と確認（治療食の調理に対する指示を含む） ●作業計画書の作成 ●作業実施状況の確認 ●調理・盛り付け ●配膳・下膳 ●食器洗浄消毒 ●管理点検記録の作成と確認
食材管理	●食材の調達（契約から検収まで） ●食材の点検 ●食材の保管・在庫管理 ●食材の出納事務 ●食材料の使用状況の確認
施設・設備管理	●給食施設，主要な設備の設置・改修および管理 ●施設・設備（調理器具・食器等）の確保・保守・管理 ●その他の設備（調理器具・食器等）の衛生管理 ●緊急対応を要する場合の指示
業務管理	●勤務表の作成 ●業務分担・職員配置表の提示と確認
災害管理	●災害管理の見直し ●緊急時の食事支援
衛生管理	●衛生面の遵守事項の作成 ●食材の衛生管理 ●衣服・作業者等の清潔保持状況等の確認 ●保存食の確保 ●直接納入業者に対する衛生管理の指示 ●衛生管理簿の作成および点検・確認 ●緊急対応を要する場合の指示
労働安全衛生	●健康管理計画の作成，結果の保管 ●定期健康診断の実施，実施状況等の確認 ●検便の定期実施と結果の確認 ●事故防止対策の策定
教育	●調理従事者等に対する研修・訓練 ●研修生・受託実習生などの教育 ●委託業者の指導・監視

	業務内容
その他	●所掌事務の調査・統計および報告 ●診療科カンファレンスへの参加

2 院内での給食供給と外部委託とは？

A 病院給食の意義

- 病院給食の目的は，医療の一環として入院患者に，病態に応じた適切な食事を提供することにより，病気の早期回復を図ることにある．
- 患者は，個々に食習慣や生活環境が確立されており，病状も異なるため，一律の食事提供では治療目的を果たしにくい．
- 治療を目的とした病院給食は，給与栄養基準に合った栄養量を給与するとともに，生活状況・心理状況をも考慮し，できるかぎり患者の嗜好を尊重した適正な食事を供給する必要がある．
- 患者には，提供される病院食が治療の一環であることを認識できるよう教育を行うことが重要である．

B 給食の経営形態

- 病院給食は，これまで直営給食が主流であったが，部分委託や全面委託など労務委託を行って運営を行う病院も増えている．
- 給食の経営形態により大きく3つに分類することができる．

①直営給食
- 対象集団の組織体が給食の運営全てを行うもの．

②委託給食
- 給食運営を給食の専門業者に委託するもの．
- 委託の方法には，給食業務を全面委託する場合と，洗浄・配食などあるいは調理の一部を労務委託する場合（部分委託）がある．

③準委託方式，共同組合方式
- 経営体と従業員の消費生活組合あるいは経営体の系列会社が運営を行うもの．

C 患者へ食事が提供までの過程

- 病院給食が病棟へ配膳されるまでの工程を下図に示した．

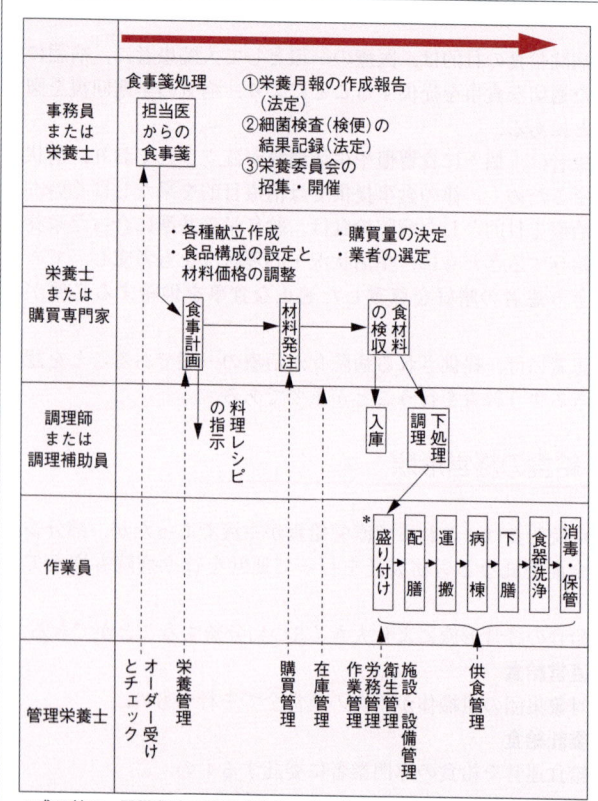

事務員または栄養士	食事箋処理 担当医からの食事箋	①栄養月報の作成報告（法定） ②細菌検査(検便)の結果記録（法定） ③栄養委員会の招集・開催									
栄養士または購買専門家		・各種献立作成 ・食品構成の設定と材料価格の調整	・購買量の決定 ・業者の選定								
		食事計画 →	材料発注 →	食材料の検収							
調理師または調理補助員		料理レシピの指示 ↓		入庫	下処理・調理						
作業員						*盛り付け	配膳	運搬	病棟	下膳	食器洗浄 / 消毒・保管
管理栄養士	オーダー受けとチェック	栄養管理		購買管理	在庫管理	作業管理 / 労務管理 / 衛生管理 / 施設・設備管理			供食管理		

＊盛り付け・配膳業務の担当職種は，盛り付け・配食システム（病棟配膳あるいは中央配膳）により異なる．
中央配膳の場合，コンベアシステムか否かにより，盛り付け担当が調理師の場合もあれば，作業員の場合もある．

図1 食事提供工程表

D 給食の外部委託化（コントラクトフードサービス）

- 本来，業務の委託化は事業体の合理化や労務対策上なされるものである．委託化の主な要因（あるいは委託側が受託会社に期待すること）または問題点としては，下記のようなことなどが考えられる．
- 委託化の主な要因と問題点

要因（期待すること）	問題点
①経済的効果 ②人事管理の簡素化 ③給食運営の改善 ④専門性への期待 ⑤新システムの導入	①業務の煩雑さ ②業務の受託能力 ③レベル格差

E 給食委託の契約方式

- 食単価制（食事単価のみ決める），管理費制（管理費として人件費・経費を会社側がもち，食材料費を食費として利用者が支払う），補助金制（会社側が補助金を出す）などがある．
- 事業所などでは，テナント方式（業者がテナント料を支払い全面委託）もある．

F 外部委託化が進むにあたっての課題

①委託側・受託側とも利用者のための給食であることを認識し，給食条件を整備し，契約金額にだけとらわれず，運営能力を見極めたうえで委託する必要がある．
②受託側も給食の果たす役割や給食の重要性を認識し，専門業者としての内容を充実させる必要がある．

3 給食に関わる職員は？

A 給食業務に関わる主な職員

①栄養士
②管理栄養士
③調理師
④調理作業員
⑤事務員

〔栄養士と管理栄養士の違い〕

■栄養士

【定義】都道府県知事の免許を受け，栄養士の名称を用いて栄養の指導に従事する者をいう．

【業務内容】主に現場の業務を担当し，一般的な栄養指導および集団の食事・栄養の管理指導を行う．

■管理栄養士

【定義】厚生労働大臣の免許を受け，管理栄養士の名称を用いて傷病者に対する療養のため必要な栄養の指導，個人の身体の状況，栄養状態等に応じた高度の専門的知識・技術を要する健康の保持増進のための栄養の指導並びに特定多数人に対して継続的に食事を供給する施設における利用者の身体の状況，栄養状態，利用の状況等に応じた特別の配慮を必要とする給食管理及びこれらの施設に対する栄養改善上必要な指導等を行うことを業とする者をいう．

【業務内容】

・現場業務のほかにも業務の総括・労務管理などの管理職的な業務も担当でき，栄養士よりも専門的な技術・知識を必要とする．

・業務全体の管理や業務実績の分析・まとめ，関連機関・関連部署との連携，場合により栄養士の指導も実施することもある．

・個人の身体の状況や栄養状態に応じ，高度な専門知識や技術を使っての栄養指導を行う．

> ・特定給食施設でも，1回100食以上あるいは1日250食以上の食事を供給する施設では栄養士の設置だけで良いが，1回300食以上あるいは1日750食以上，医学的な管理を必要とする者に1回300食以上あるいは1日750食以上，1回500食以上あるいは1日1,500食以上の食事を供給する施設では，管理栄養士の設置が義務付けられている．

B 食事オーダーに関わる職員

①医師（最終的に食事オーダーを決定する）
②管理栄養士
③看護師

> 【食事オーダー】
> ・病院給食は，医療の一環として病態に応じた食事を提供することでより，早期回復を図ることを目的としている．病態に適した食事を提供することが，病態改善に貢献することは明らかである．反対に病態に適さない食事を継続し提供した場合，思うように改善がみられないこともある．そのため，食事オーダーの決定や食事内容の変更は，治療方針に基づき慎重に実施する必要がある．
> ・必要な栄養量は各個人の身体的特徴（身長や体重）および病態により異なる．同じ患者でも活動量やストレスの状態を反映し，必要な栄養量は日々変動している．
> ・例えば，入院2ヵ月前の外来で食事オーダーを「糖尿病2,000kcal」と設定していたとしても，入院時には病態は変化していることが多いため，再び入院時の必要栄養量を見直し，適切な食事オーダーを実施することが必要である．
> ・病態が不安定な場合は，日々の変動とともに食事オーダーの再評価を実施すべきである．このように，一定の時期に食事内容の見直しを実施することは，治療の回復遅延を除くために欠かせない作業となる．

> ・あらゆる要因が必要栄養量を変動させるため，日々の病状を医師や看護師だけでなく，栄養管理を担っている管理栄養士が把握しておく必要がある．

4 給食の保険システム

A 病院給食の運営

- 入院時の食事療養は，患者の疾病治療における食事の心身医学的役割が重視され，医学的管理下に置かれている．
- 病院給食は，患者の病態や食物受容能力に応じて内容を整え，おいしく食べやすく調理し，健康保険制度の中で運営できるよう管理されている．

B 入院時食事療養制度（健康保険法）

- 入院時食事療養制度（平成6年8月，最終改正平成12年3月）は，病院において一定の条件を満たす食事療養が行われた場合に，入院時食事療養（Ⅰ）として，一定額の食事療養費が算定される制度である．
- 平成18年度診療報酬改定により入院時食事療養費の単位が1日あたりから1食あたりの費用の設定に変更となった．

C 入院時食事療養の基準

- 「入院食事療養の基準等」（平成6年8月,最終改正平成14年3月）で，入院時食事療養（Ⅰ）を算定すべき食事療養の基準，入院時食事療養に係る特別管理の基準等が定められている．

D 加算の内容

- 平成18年度診療報酬改定では，加算項目も変更され，大幅な見直しが行われた．

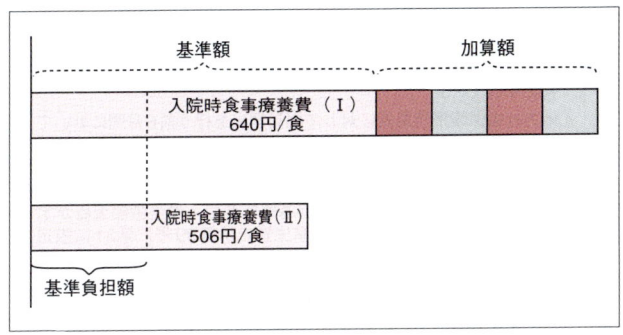

図1　入院時食事療養制度

- 特別管理加算や選択メニュー加算が廃止になるなど病院給食への打撃は大きい.
- 改定後の加算内容

①特別食加算（76円/食）
- 別に厚生労働大臣が定める特別食を提供したときは，1日につき3食を限度として加算する.

②食堂加算（50円/日）
- 当該患者（療養病棟に入院する患者を除く）について，食堂における食事療養を行ったとき加算する.

③栄養管理実施加算（12点/日）
- 栄養管理実施加算が新設されたことは，管理栄養士の役割を再確認する良い機会ともなり，治療上適切な栄養管理を実施することが必要不可欠であることを明確に示した.
- 栄養管理実施加算は食事管理料としてではなく，患者の栄養管理料として定められた.

（幣憲一郎）

入院時食事療養(Ⅰ)を算定すべき食事療養の基準	①原則として,当該保険医療機関を単位として行うものであること. ②食事療養は,栄養士によって行われていること. ③患者の年齢,病状によって適切な栄養量及び内容の食事療養が行われていること. ④地方社会保険事務局長に対して当該届出を行う前6月間において当該届出に係る事項に関し,不正又は不当な届出(法令の規定に基づくものに限る.)を行ったことがないこと. ⑤地方社会保険事務局長に対して当該届出を行う前6月間において療担規則及び薬担規則並びに療担基準に基づき厚生労働大臣が定める提示事項等(平成14年3月厚生省告示第99号)第31に規定する基準に違反したことがなく,かつ現に違反していないこと. ⑥厚生労働大臣の定める入院患者数の基準,医師等の員数の基準及び入院基本料の算定方法(平成12年3月厚生省告示第69号)に規定する基準のいずれにも該当していないこと. ⑦地方社会保険事務局長に対して当該届出を行う前6月間において,健康保険法(大正11年法律第70号)第43条ノ10第1項の規定に基づく検査等の結果,診療内容又は診療報酬の請求に関し,不正又は不当な行為が認められたことがないこと.

(平成6年8月5日厚生省告第238号/最終改正 平成14年3月18日厚告第102号)

入院時食事療養に係る特別管理の基準	①原則として,当該保険医療機関を単位として行うものであること. ②食事療養は,管理栄養士によって行われていること. ③適時の食事療養が行われていること. ④適温の食事療養が行われていること. ⑤地方社会保険事務局長に対して当該届出を行う6月間において当該届出に係る事項に関し,不正又は不当な届出(法令の規定に基づくものに限る.)を行ったことがないこと. ⑥地方社会保険事務局長に対して当該届出を行う前6月間において療担規則及び薬担規則並びに療担基準に基づき厚生労働大臣が定める提示事項等(平成14年3月厚生省告示第99号)第31に規定する基準に違反したことがなく,かつ現に違反していないこと. ⑦厚生労働大臣の定める入院患者数の基準,医師等の員数の基準及び入院基本料の算定方法に規定する基準のいずれにも該当していないこと. ⑧地方社会保険事務局長に対して当該届出を行う前6月間において,健康保険法第43条ノ10第1項の規定に基づく検査等の結果,診療内容又は診療報酬の請求に関し,不正又は不当な行為が認められたことがないこと.

(平成6年8月5日厚生省告第238号/最終改正 平成14年3月18日厚告第102号)

コーヒーブレーク　病院給食の歴史

年	給食の動き
昭和23年	・病院給食制度確立〔医療法，同施行規則の制定〕 　栄養士の設置規定（100床以上の病院に1名配置）
昭和24年	・社会保険による入院料に給食費が加えられる ・病院栄養協議会「病院入院患者栄養基準量」策定
昭和25年	・国立病院で完全給食制度実施 ・8大都市で学校給食が始まる
昭和33年	・基準給食制度に名称改正
昭和36年	・基準給食制度に特別食加算制度が新設
昭和37年	・管理栄養士制度設立 　栄養改善法（1回300食，1日750食以上の食事を提供する集団給食施設に管理栄養士を置くように努める）
昭和50年	・基準給食における一般食給与患者の栄養所要量の改定 　エネルギー所要量および穀類エネルギー比，動蛋比の栄養比率が設定された
昭和53年	・栄養食事指導料新設（慢性疾患指導料に併合して） ・医療用食品加算新設
昭和55年	・基準給食における一般食給与患者の栄養所要量の改定 　（日本人の栄養所要量改定に伴う） 　●塩分10g以下
昭和61年	・給食業務の委託が認可
昭和63年	・基準給食承認基準に2項目追加 　●栄養士の必置　●適時・適温給食の実施 ・栄養食事指導料の独立算定 ・特別注文食品を含む給食の提供実施 ・栄養改善法改正に伴い，1回300食，1日750食以上の食事を提供する病院に管理栄養士の必置（300床以上の病院に必置）
平成元年	・基準給食における一般食給与患者の栄養所要量の改定 　（第4次改定日本人の栄養所要量改定に伴う） 　●60歳代，70歳代の年齢区分が5歳きざみとなる
平成2年	・病院における患者給食業務の委託について 　（厚生省健康政策局長通知） 　委託時の基本的な考え方

年	給食の動き
平成4年	・特別管理給食加算の新設 　●適時, 適温での給食が実施されていること 　●管理栄養士が設置されていること ・栄養食事指導料の算定基準改正 　管理栄養士が指導したときのみ算定できる
平成6年	・基準給食制度の見直し ・入院時食事療養費制度の新設, 個人負担の導入 【食事の質の向上に対する評価】 　●入院時食事療養費（Ⅰ, Ⅱ） 　●特別管理加算 　●医療用食品加算 　●特別食加算 　●食堂加算 　●選択メニュー加算 　●特別メニューの食事の新設 【入院時の栄養食事指導の評価】 　●入院栄養食事指導料の新設 　●外来栄養食事指導料の新設 　●退院時指導料（薬剤師, 保健婦, 看護婦, 栄養士, 医療ソーシャルワーカーなどの指導） 【在宅患者に対する訪問栄養食事指導の評価】 　●在宅患者訪問栄養食事指導料の新設
平成7年	・院外調理認められる
平成8年	・集団栄養食事指導料の新設（4月） ・医療用食品加算廃止（5月）
平成9年	・社会保険診療報酬の改定（2月）
平成10年	・特別食加算対象疾患の一部改定（腎臓病に準ずる高血圧食を削除, 肝臓食に含まれる食事を指定）（3月）
平成18年	・入院時食事療養費制度の改正 【改正内容】 　●食堂加算・選択メニュー加算削除 　●入院時食事療養費の単位1日あたり→1食あたりに変更 　●栄養管理実施加算新設

（幣憲一郎）

第9章
病院食とは

1 常食にはどんな種類があるのか？

- 病院において供給される食事は，治療食として総称し，大きく常食（一般食）と特別食に分類される．
- 常食は全身の栄養状態を改善し，自然治癒力を増強する食事である．適正なエネルギー量（約1,200〜2,300kcal）を有し，炭水化物・蛋白質，脂質・ミネラル・微量栄養素（ビタミン，微量元素）が過不足なく，含まれている．
- また，入院当初に提供される食事であり，性別・年齢別に設定され，離乳食・小児食・学齢児童食・普通食などに分類される．
- エネルギー量は患者個々人の身長・体重および疾病を加味した内容にて設定することが重要である．
- 院内には，院内食事箋規約（院内約束食事箋）があり，あらかじめ必要となる種類の食事を想定し，事前に給与するエネルギー，栄養成分を設定してある．

表1　治療食の種類

治療食	常食	①離乳食　②小児食　③学齢児童食　④普通食
	特別食	各種疾患別治療食
	検査食	各種検査・試験食

表2　性別年齢別適応食　一覧（例）

性	年齢	食種名称
	6ヵ月未満	欠食（必要に応じミルクオーダー）
	6ヵ月	離乳食A食
	7ヵ月〜8ヵ月	離乳食B食
	9ヵ月〜1歳未満	離乳食C食
	1歳〜18ヵ月未満	離乳食D食
	18ヵ月〜2歳	小児A食（18ヵ月〜2歳）
	3〜5	小児B食（3〜5歳）
	6〜8	学童児食（6〜8歳）

性	年齢	食種名称
男	9〜11	学童児食（9〜11歳）
男	12〜14	エネルギーコントロールM食（2,260kcal）
男	15〜17	エネルギーコントロールN食（2,340kcal）
男	18〜29	エネルギーコントロールN食（2,340kcal）
男	30〜49	エネルギーコントロールM食（2,260kcal）
男	50〜69	エネルギーコントロールJ食（1,960kcal）
男	70歳以上	エネルギーコントロールH食（1,810kcal）
女	9〜11	学童児食（1,730kcal）
女	12〜14	エネルギーコントロールK食（2,040kcal）
女	15〜17	エネルギーコントロールJ食（1,960kcal）
女	18〜29	エネルギーコントロールH食（1,810kcal）
女	30〜49	エネルギーコントロールG食（1,730kcal）
女	50〜69	エネルギーコントロールF食（1,650kcal）
女	70歳以上	エネルギーコントロールD食（1,530kcal）

京都大学医学部附属病院
　　　普通食　1,600 kcal

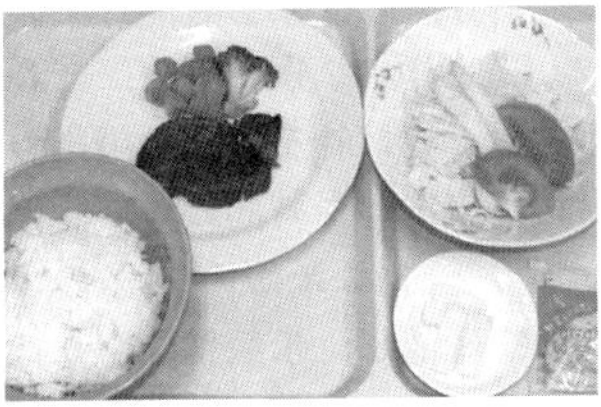

滋賀医科大学附属病院
　　　普通食　1,600 kcal　　　　　　　　普通食　1,600 kcal

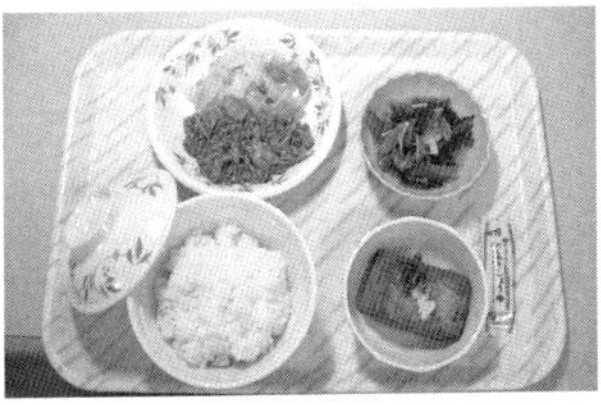

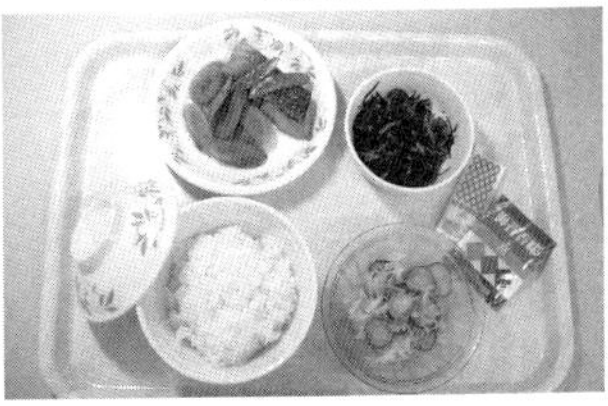

図1　普通食の例

2 軟食とは？

- 軟食とは，粥食もしくは，軟飯（米飯とお粥の間）になっているものをいう．
- 副食もそれに応じ，硬い食材を避けるような工夫がしてあり，嚥下障害を有する場合や，食欲が低下している場合は，普通の形態である米飯食には耐えられないことも多く，このような場合，食欲をそそり，摂取しやすい形で軟食を給与する．
- 主食のおかゆの濃度により，3分粥，5分粥，7分粥，全粥に区分される．3分粥は，3割の全粥と7割の重湯からできており，数値が小さいほど，濃度が薄いことになる．
- 3分粥や5分粥は，どんぶり一杯摂取できても，100kcal程度にしかならず，副食などを全量摂取しても，1,000kcal程度であり，段階食の一部としてとらえることが必要であり，長期にわたって摂取するようなことがあれば，栄養不良の原因ともなるので注意が必要である．
- 7分粥になると，主食が"うどん"やパンに変更されることもある．
- 粥の濃度に伴って，副食（おかず）の内容も変化する．例えば，3分粥の場合は，半熟たまご，白身魚のほぐし煮，野菜の柔らか煮，5分粥では，オムレツ，蒸し魚，7分粥では，これらに鶏肉のミンチを加える，全粥では，揚げ物を除き，繊維の硬い食材や脂肪分の多い食品を避け，胃内停滞時間の短い，消化の良いものが選択される．ただし，全粥は米飯の50％のエネルギーしかないため，患者の状態を確認し，米飯食に切り替える考慮が必要である．

3 特別食とは？

- 特別食とは，病態に合うように特別に調整した食事のことをいう．
- 例えば，"糖尿病"といった病名がつく「疾病別管理方式」とエネルギーコントロール食といった「栄養成分管理方式」が

ある.

- 本来治療食の決定は，単に疾患名によるものではなく，病態・病状などから栄養成分の質と量，その形態が配慮されるべきものであるため，国際的には後者の成分管理方式が主流となっている.

表3 院内約束食事箋（例）

	食種	疾患名等
加算特別食	エネルギーコントロール食	糖尿病，心疾患，高度肥満症（BMI35kg/m² 以上）鉄欠乏性貧血） 脂質異常症，肝疾患，高尿酸血症
	蛋白質コントロール食	腎疾患，肝疾患
	エネルギー蛋白コントロール食	糖尿病性腎症
	肥満症食	高度肥満症，糖尿病，心疾患 脂質異常症，肝疾患，妊娠中毒症
	脂肪コントロール食	膵疾患
	分粥食	胃潰瘍，十二指腸潰瘍，侵襲の大きな消化管手術
	分粥食ハーフ食	侵襲の大きな消化管手術
	加熱・無菌食	無菌室入室時
	透析食	透析施行中
	経腸栄養濃厚流動食	該当病名
	クローン病食	クローン病，潰瘍性大腸炎
	注腸検査・潜血検査	注腸検査食・潜血食
	乳児食	特殊ミルク
非加算特別食	嚥下訓練食	嚥下障害
	エネルギーコントロール食	耐糖能異常・高血圧，軽度肥満症
	乳児食・離乳食	普通乳・治療乳
	経口栄養濃厚流動食	経口摂取・経管栄養

A 胃切除後食

❖食事の特徴
- 胃切除後は，その部分に機械的な障害を受けたり，代謝障害を伴うため，種々の病態が発生する．
- 胃切除の食事は，切除部位が増えるほど胃の容量が減るため，食事の1回量を少なくし，その回数を多くする必要がある．
- 分割食という名称でも示されるように，やや少ない食事＋間食という形での提供が基本となる．

❖メニュー
- お粥
- 煮奴と湯葉の炊き合わせ
- 春雨酢の物
- 南瓜の甘煮
- 牛乳とカステラ
- エネルギー　500kcal
- 蛋白質　　　22g

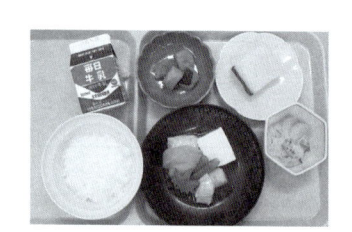

B 潰瘍食

❖食事の特徴
- 消化性潰瘍の食事は，機械的な障害や刺激をできるかぎり避け，消化管の負担にならない軟らかいものとなる．
- 刺激性の食品や，酸味の強すぎるもの，塩分の多いものや，繊維の固いもの，熱すぎるもの，冷たすぎるものを避ける．
- 潰瘍修復を促進するために，良質の蛋白質，ビタミン，ミネラルが十分摂取できるように配慮されており，牛乳や乳製品，魚肉，柔らかい肉，酸味の少ない果物などで構成されるなど，少量で栄養価の高い食事で，病状により少量頻回食となる．

❖メニュー
- 米飯
- 冷奴と卵豆腐の盛り合わせ
- 里芋と赤身肉の炊き合わせ
- 小松菜と人参の和えもの
- エネルギー　600kcal
- 蛋白質　30g

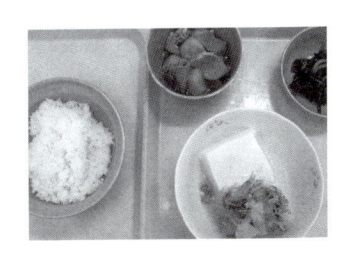

C 肝炎食

❖食事の特徴
- 急性肝炎の初期には，一般に消化吸収機能の低下を伴うことが多く，悪心，上部不快感，食欲低下をきたしている場合が多くみられる．
- 食事は，消化吸収されやすい炭水化物を主体として与え，胃腸症状などが軽快して食欲が出てくれば，高蛋白・高ビタミン食の食事とする．
- 肝不全になれば，低蛋白食と肝不全用経腸栄養剤（例：アミノレバンEN®やヘパンED®など）という組み合わせとする．

❖メニュー
- 全粥
- だしまき卵
- かぼちゃそぼろ煮
- ほうれん草胡麻和え
- 梅みそ
- エネルギー　600kcal
- 蛋白質　23g

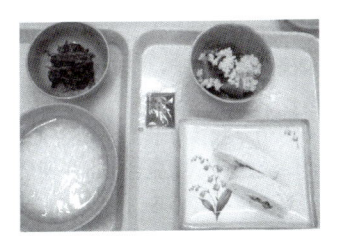

D 腎臓食

❖食事の特徴
- 腎疾患の種類と病態は多種多様であり，その食事療法は，それぞれの病態に応じて蛋白質，食塩などの制限を行う組み合わせの食事となる．

- 体蛋白の崩壊を防ぐために，エネルギーを十分に補充することが重要となり，特殊食品を使用する場合もある．
- 低蛋白食・減塩食が基本となるが，患者の喫食状態を把握しながら，栄養量を設定することが重要である．

❖ **メニュー**
- 米飯
- コロッケ
- 付け合せ野菜
- サラダ
- 焼き海苔
- ハイカロゼリー
- エネルギー　700kcal
- 蛋白質　　　15g

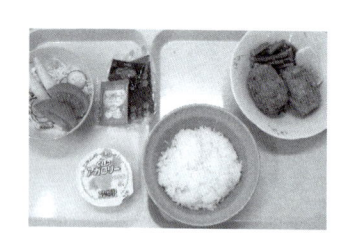

4　濃厚流動食とは？

A　濃厚流動食とはどんなものか

- 流動食とは，具なしのスープ，ポタージュ，ミルクや果汁などの液状のおかずや重湯（粥の上澄みの液）のことで，胃腸の術後など急性期に用いるが，エネルギー量が少ない点が短所であった．
- 1980年代より食品・薬品メーカーから，1mLで1kcal以上の濃厚流動食が開発され，長期的に流動食が必要な方の主要な栄養源になっている．
- 形状は，ミルクをベースにした液体で，1日に必要な栄養をすべて流動食で摂ることもでき，ペースト食を主体に，不足する栄養量を濃厚流動食で補う場合もある．すべての経腸栄養剤（☞ p89「第6章 経腸栄養剤の使い方」参照）を「濃厚流動食」と呼ぶことがある．
- 経口摂取が無理な場合は，鼻または胃に直接チューブで送り込む．

コーヒーブレーク　ハーフ食とは？

- ハーフ食は東口ら[1]によって提唱され，食欲不振の患者に対して提供される食事として位置づけられている．通常の分量だと残飯が"もったいない"し，経営上病院の損失にもなるという考えもある．
- 入院患者の高齢化に伴い，摂食量の低下している患者に対して主食（全粥），副食の分量をすべて一般食の一人量を半量（ハーフ食）にて盛り付け，不足栄養量を栄養補助食品で補う食事である．
- 患者の食事に対する意欲増進や達成感の獲得などのために食事量を半分にし，小さな器に盛り付け，提供する．
- 例えば，常食が1,800kcal/日であったとすると，ハーフ食は900kcal/日となる．もちろん900kcal/日では不足する患者もいるので，不足量に対し，栄養補助食品（濃厚流動食等）でエネルギーや各栄養素を補う．
- 高齢者の中には，食欲不振を大変気にされる患者さんが多いことより，「半量でも全部食べることができた！」という充実感が自信へとつながる可能性も大いに期待できる．

1) 東口髙志：臨床栄養管理の経済効果．臨床栄養98(7)：831-837, 2001

一般食とハーフ食の量の違い

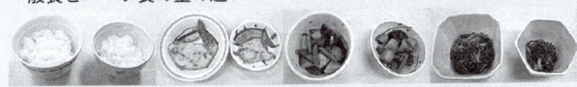

ハーフ食（例）

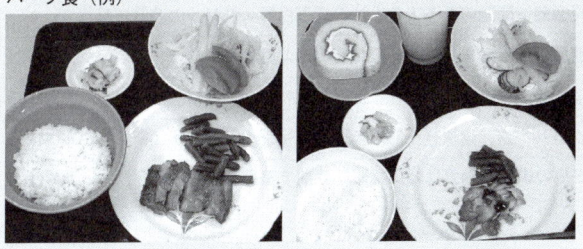

- 乳糖で下痢をする患者については，これらの成分が含有されていないものを選択する．

B 市販の濃厚流動食（形状，栄養組成）

❖形状
- 粉末タイプ…適量に溶かして使用する．
- 液状タイプ…200〜350mLの缶・紙パック，ソフトパック．

❖栄養組成
- エネルギー，蛋白質，脂質，食物繊維・ミネラルがバランスよく配合されており，長期間摂取し続けてもビタミンやミネラルが欠乏しないようにデザインされている．
- 高カロリータイプ，低蛋白質タイプなど，いろいろな濃厚流動食がある．

❖その他
- 冷蔵庫から出してすぐに冷えたまま経管投与した場合は，下痢を生じやすいため，室温になってから行うか，カニューレ留置部位で栄養剤が体温と同じ位の温度になるように，最初はゆっくりと投与する必要がある．
- 経口投与で下痢しやすい人はゆっくりと投与することが重要である．

表1　いろいろなタイプの濃厚流動食

100mLで100kcal程度の濃厚流動食
100mLで150kcal程度に調整された高カロリー濃厚流動食
腎機能に問題のある人のための低蛋白質・低リンの濃厚流動食
糖尿病の治療を考慮した低糖質濃厚流動食
消化吸収代謝機能を助けるために，アミノ酸を強化した濃厚流動食（注）
クローン病，潰瘍性大腸炎用の濃厚流動食（注）

（注）の濃厚流動食は経口経腸栄養剤で薬品として取扱う．

5 病院におけるさまざまな食事形態とその適応

A 摂食嚥下障害とは

- 摂食嚥下障害は,「食べる」という生命の根源にかかわる問題の障害である.これらは,「誤嚥」,「脱水」,「栄養障害」の発現に伴い「食べる楽しみの喪失」という問題が起こる.
- 従来は,摂食嚥下障害に伴う誤嚥の危険性ばかりが強調され,静脈栄養,経鼻経管栄養に頼りがちであったが,適切な配慮や注意を払うだけで摂食が可能となる.
- この分野は,医師をはじめ,看護師・リハビリテーションスタッフ・歯科・放射線科・家族を含め治療のゴールを設定した多職種による集約的治療が重要になり,チーム医療により効果を上げることができる.
- 摂食嚥下障害の程度や段階により,最も適切な栄養法を施行することが重要で,摂食・嚥下障害の診断・評価の流れは,主訴・病歴→身体所見・神経学的所見→摂食・嚥下障害を疑う症状の把握→水飲みテストなどのスクリーニング→嚥下造影・内視鏡検査→総合評価・診断・ゴールとなる.
- 摂食場面で観察ポイントや臨床状態の問題点をまとめることは,食事計画を立てるうえで重要な項目となる.

① 何を（固形物・水分・残留物・唾液・胃・食道逆流物）
② いつ（食事のはじめ・食事のおわり・食後・常時・夜間）
③ 量（ごくわずか・少量・中等度・大量）
④ 反応（むせる・むせない・遅れて咳がでる）
⑤ 喀出（できる・できない）

B 摂食・嚥下訓練のアップの方法

- 摂食訓練を安全に進めるためには,発熱や炎症反応など,誤嚥の兆候がないことを確認しながら摂食の各構成要素(①体位,②介助者,③食事内容,④水分量,⑤一口量,⑥食事時間)に

ついて段階的に進めていくことが必要である.
- 嚥下訓練に用いる嚥下食は,咀嚼や食塊形成困難を補い,咽頭残留や誤嚥の少ないものであることが重要で,これにあてはまる条件は,
   ①密度が均一であること
   ②適当な粘度があり,バラバラになりにくいこと
   ③口腔内や咽頭を通過するときに変化しやすいもの
   ④もたつかず,粘膜につきにくいこと
- これらの条件をすべて満たすゼラチンゼリーを開始食とし,一品だけを加え徐々に難易度を上げることを基本とする.

❖ 開始食
ゼラチンゼリー(オレンジゼリーなど)

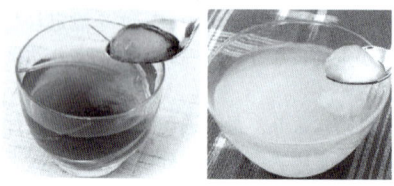

❖ 嚥下訓練Ⅰ食(ソフト食)
繊維がなく,粘膜への付着性が低いゼラチン(絹ごし豆腐・プリン)

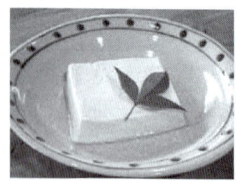

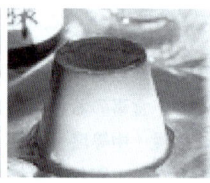

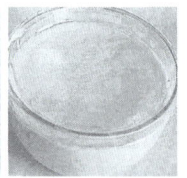

❖ 嚥下訓練Ⅱ食(ソフト食)
繊維分がやや多く,粘膜への付着性が低いゼラチン(ヨーグルト・かぼちゃゼリー)

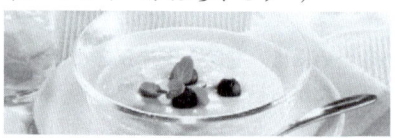

9. 病院食とは

❖ 嚥下Ⅲ食
　ピュレ・水分はとろみをつけて，とろみ剤を利用
（重湯・レバーペースト・水羊羹・バナナ・とろみ茶）

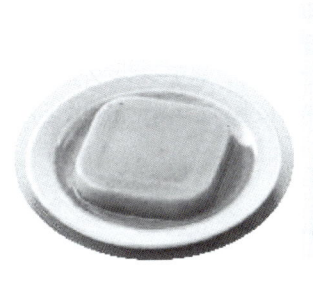

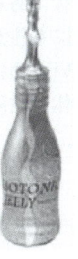

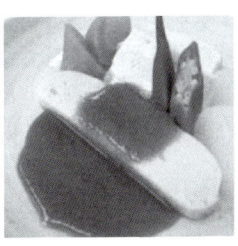

❖ 移行食Ⅰ
　きざみとろみ食・ミキサーとろみ食・ミキサー食
（全粥・かき卵スープ・煮浸し・ミキサーとろみ）

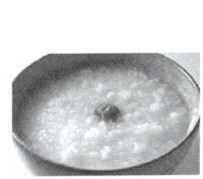

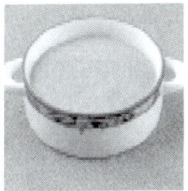

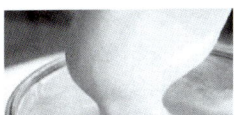

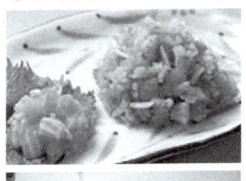

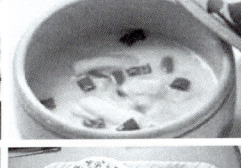

❖ 移行食Ⅱ
きざみ食・ミキサー食

嚥下A　　　　　　　　嚥下B

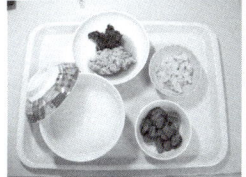

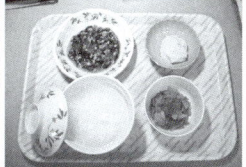

C 水分摂取のアップ

- 液体は食塊を形成しにくく，咽頭に流れ込みやすいため，誤嚥の危険性が最も高い形状である．
- 薬を服用するときの水にも注意が必要である．しかし，水分補給は脱水症状に陥らないために必要で，ゼリー→とろみ剤入り液体→とろみ剤なし液体と段階的に進めていき，適切なとろみ剤の濃度が重要である．

D 最後に

- 摂食・嚥下訓練を行うためには食事の調整が欠かせない．
- また，病院や施設での摂食・嚥下訓練が成功するかどうか食事の調節で左右される．段階的摂食・嚥下訓練がスムースに進むように，またいつでもすぐに次の段階の食事を用意できるように嚥下食の準備が重要である．

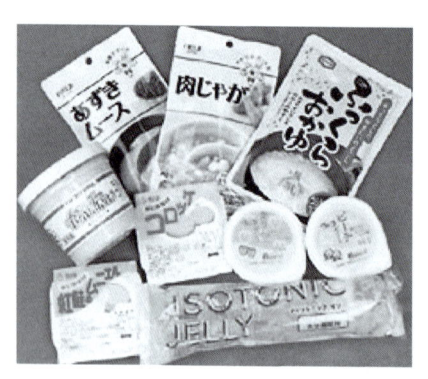

症状や味の好みに合わせて，いろいろと選べるようになってきた市販の嚥下食品

6 回復食とは？

- 回復食とは，主に，手術後の回復に向けての食事のことを指し，食事開始日や，段階食アップのペースは手術の部位や侵襲の大きさによって違ってくるので，下表を参考にされたい．
- 近年，術後早期から経腸栄養剤投与が検討されているが，消化管術後の胃全摘の場合は，術後7〜10日間，胃亜全摘の場合は術後4〜5日間は絶食とし，栄養補給は，高カロリー輸液を主体とし，腸切除の場合も術後4〜5日間は絶食．その後，腸の蠕動運動が起これば，経口摂取を開始する．
- 胃部分切除の場合で吻合部狭窄や縫合不全などがなく，経過良好であれば，術後4日目頃より経口摂取を開始する．
- 開始食は，重湯から順次，3分粥，5分粥，7分粥，全粥へ移行していくが，必要量を勘案しながら，経口摂取量の把握を行い，静脈栄養，経腸栄養剤のバランスを考える．
- 術後静脈栄養と経口栄養が同時並行される場合もあるが，乳酸アシドーシスを防止するためにも，輸液とビタミン剤を必ず同時に処方する必要がある．

表5 移行食例

主 食	重 湯	3分粥	5分粥	7分粥	全 粥
蛋白質	卵	白身魚	白身魚 卵・豆腐	魚・卵 豆腐	すべての 蛋白源
調理方法	蒸す 煮る	蒸す 煮る	焼く 煮る	焼く 煮る	揚げる以外 すべて
形　態	液体 豆腐状	軟らかい	軟らかい	軟らかい	通常 固いものは 用いない
献立例	重湯 スープ 卵豆腐 牛乳	三分粥 ほぐし魚 煮びたし	五分粥 煮魚 煮物 すまし汁	七分粥 オムレツ そぼろ煮 すまし汁	全粥 魚バター焼 サラダ みそ汁
栄養量	800kcal	1,000kcal	1,300kcal	1,600kcal	1,600kcal

7 小児食とは？

- 幼児期および学童期の栄養管理で最も重要なことは，その発育過程に応じて，必要な栄養素を十分に与えることである．
- とくに幼児期は，栄養摂取の全てを母乳やミルクとする乳児期を過ぎて，成人型への食事としていく大事な時期であるといえ，毎食の食品の選択をバランスよく組み合わせ，食事の色，食品の形，味，食器など食事の雰囲気にも注意が必要である．
- 学童期は，一般に6歳から12歳までの小学校の年齢をいい，この時期もまた幼児期についで，心身ともに活発に成長・発育するときであり，それぞれの年齢層に応じた栄養量の確保が必要となることから，この時期には一律の栄養量の給与をすることはできない．
- 厚生労働省から日本人の食事摂取基準2005年版が策定されているので，年齢や活動に応じた適切な食事を選択することが重要である．
- 小児の栄養所要量は，性・年齢・体格および病状などが大きく影響し，また年齢によっては，生理機能が十分に発達していないため，成人に比べ消化吸収力なども成熟しておらず，栄養素の利用も十分ではない．
- このことから通常の3回食の食事だけでは，必要な栄養素を満たすことはできず，食事と食事の間に補助的な食事，いわゆる「おやつ」を提供する必要がある．
- この間食をどれくらい与えるかは，年齢や食事間隔，食欲の有無によって異なっています．この時期に不足する栄養量としては，エネルギーが最も多いことから，糖質を主体とする食品を給与する．
- また，食事の内容も幼児や小児が好きな，チャーハンやカレーライス，オムレツやハンバーグなども適宜献立に取り入れ，行事食などの工夫も凝らしている．

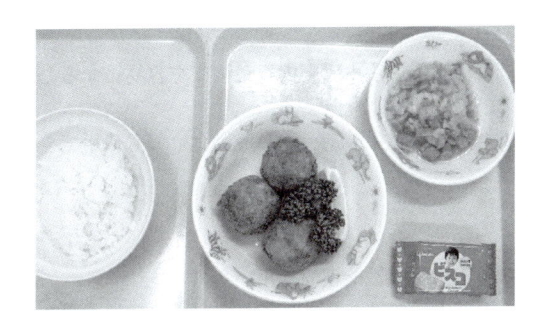

○○ちゃんいい子にしているかなぁ？
ついているおやつは 10 時と 3 時に食べ
てね。

えいようかんりしつ

8 検査食とは？

- 検査のための特殊な食事である．以下に種類と注意事項を示す．

A 種類

❖潜血検査食
- 潜血食を調製する場合，検査方法により，使用可能食品が異なる．
- ヘモグロビンを免疫学的方法で直接検査する方法では，潜血食を必要としない．

❖ 注腸検査食
- 注腸検査食は，注腸造影法や大腸内視鏡検査を容易にするための低残渣食で，検査前日より与える．
- 急な検査の場合は，液体栄養剤（濃厚流動食）でも代用できる．

❖ ヨード制限食
- ヨード制限食は，甲状腺機能検査に用いられる．
- ヨード制限食は，検査の1～2週間前から開始し，甲状腺機能検査食におけるヨード量は，200μg/日以下が適当とされている．
- ヨードは，海藻類・魚介類・豆類などに多く存在する．

❖ その他
- 濃縮試験食は，腎臓の濃縮試験を行うために水分を制限し，蛋白質をやや多めにした食事で，検査前夜に試験食を設定する．

B 食事管理の進め方

- それぞれが短期間の食事であるが，特殊な内容となる．
- 有効な検査結果を得るために，患者に説明が必要である．

C 食事の基本方針

- オーダーにより，禁止食品などを除去して提供する．

D 食事の注意点

- とくにないが，検査食は全量摂取が基本である．

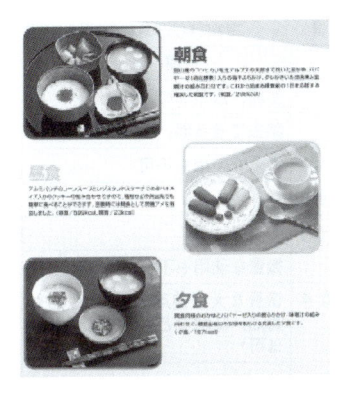

注腸検査食（低残渣食）

朝食

昼食

夕食

9 アレルギー食とは？

- 日本では，三大アレルゲンとして，卵，牛乳，小麦が挙げられている．
- 厚生労働省の調査結果によると，原因食物となる割合は，卵が28％，牛乳が19％，小麦が11％となっている．
- 牛乳による食物アレルギーの場合は，多くの場合，乳幼児期に発症し，成長とともに治る場合が多いが，小麦アレルギーの場合，成人患者が多く，かつ治りにくいといわれており，小麦アレルギーは増加傾向にあるともいわれている．
- そばは，従来から日本において重篤なアレルギー疾患の原因食品として有名で，頻度は多くないものの，ごく微量でアナフィラキシーショックなどの重篤な症状を呈する場合がある．
- また，口腔アレルギー症候群は，特定の果物（キウィ，メロン，モモ，パイナップル，リンゴなど）や野菜の摂取により口唇や口腔内にかゆみなどを生じ，患者は成人に多いとされている．
- アレルギー患者へは，患者および家族への詳細な聞き取り調査が必要となるので，あらかじめ主治医と管理栄養士の間で，どの程度のアレルギーなのか，患者および患者家族（保護者）も含めインフォームドコンセントを得ておく必要がある．
- 生物（なまもの）は摂取できないが，加熱すれば食べること

表1 食物アレルギー食事調査兼確認書　　　　滋賀医科大学附属病院栄養治療部

制限食品	分　類	備　考
卵	生卵のみ禁止	生卵, 温泉卵のみ禁止
	卵料理禁止	除去できる卵, つなぎは可
	卵完全除去	微量な使用も不可
牛乳	牛乳（飲料）のみ禁止	
	乳製品禁止・バター可	つなぎは可
	乳製品完全除去	微量な使用も不可
大豆	大豆製品禁止・つなぎ可	微量な大豆使用は可（大豆油や醤油, 味噌なども含めてつなぎは可）
	大豆完全除去	
小麦	小麦禁止・つなぎ可	つなぎ使用は可（つなぎとは, 天ぷら・パン粉・餃子皮など）
	小麦完全除去	
鶏肉	鶏肉禁・少量可	少量とは20g程度
	鶏肉禁止	鶏肉そのもの禁止, エキスは可
	鶏肉完全除去	鶏肉, エキスなども含めて完全除去
豚肉	豚肉禁・少量可	少量とは20g程度
	豚肉禁止	豚肉そのもの禁止, エキスは可
	豚肉完全除去	豚肉, エキスなども含めて完全除去
牛肉	牛肉禁・少量可	少量とは20g程度
	牛肉禁止	牛肉そのもの禁止, エキスは可
	牛肉完全除去	牛肉, エキスなども含めて完全除去
さば	さば禁止	さばそのもの除去
	さば完全除去	ふりかけ・出汁など含めて完全除去
さわら	さわら禁止	
ぶり・はまち	ぶり・はまち禁止	
さんま	さんま禁止	
まぐろ	まぐろ禁止	マグロ・ツナ禁止, 糸カツオはまぐろが原材料なので禁止
あじ	あじ禁止	
うなぎ・穴子	うなぎ・穴子禁止	

制限食品	分類	備考
にしん	にしん禁止	にしんそばのにしん
いわし	いわし禁止	田作りなども含め
	いわし完全除去	エキスも含めて完全除去
かつお	かつお禁止	かつおみそ,かつお節なども含む(まながつお含む)
	かつお完全除去	エキスも含めて完全除去
さけ	さけ禁止	
カニ	カニ禁止	カニ身のみ
	カニ完全除去	カニ,エキスなどもふくめて完全除去
えび	えび禁止	えびそのもののみ
	えび完全除去	えび,エキスなどもふくめて完全除去
貝類	貝類禁止	あさり,はまぐり,あわび,かき
	貝類完全除去	エキスも含めて完全除去
かき	カキ禁止	かきそのもの禁止
	カキ完全除去	エキスも含めて完全除去
いか	いか禁止	
たこ	たこ禁止	
そば	そば禁止	そば,そば加工品,そばを茹でた汁も含めて禁止
ピーナツ	ピーナツ禁止	ピーナツ,ピーナツバターなど除去
	ピーナツ完全除去	ふりかけ,お菓子など含め完全除去
果物	オレンジ禁止	
	キウイ禁止	
	桃禁止	
	りんご禁止	
ごま	ごま禁止	
その他		
アレルギーと診断された理由	病院: 病院 スクリーニング検査等の有無(有 ・ 無) 自己診断(理由:経験的・家族歴・その他)診断時期 歳 ヵ月頃	
備考	発症時期: 症状: 摂取分量:	
食事調査票確認	年 月 日 患者様氏名サイン: 担当管理栄養士サイン: 主治医サイン:	

ができる場合や，さばアレルギーなのか，青魚アレルギーなのか，患者の食事の選択の幅を狭めないためにも，入院時のアレルギー調査が必要である（表1）.
- 一部の例外を除き，アレルギーを加味した治療食を摂取することが可能である.

10　調整乳について（離乳食含む）

- 乳児期（生後1年間）における乳児の成長の速度はヒトの一生の間で最も速く，身長はおおよそ1.5倍に，体重は約3倍に増える.
- 病院では，乳児に対し粉乳を調整してミルクを調整（調整乳）する（表1）.
- ここでいう調整乳とは，乳幼児期に人工栄養品として用いるもので，種類としては育児用粉乳，治療乳，特殊ミルクの3つに分けられる.
- 育児用粉乳は乳児用の粉ミルクのことで，昭和25年から調整粉乳としてスタートし，母乳に近づくよう努力が重ねられてきた．母乳に近いといっても，感染に対する免疫性など，どうしても母乳に及ばない面がある.
- 治療乳としては，下痢や乳糖分解酵素の不足した状態に大豆からつくった調整粉末大豆乳や乳糖を除いた無乳糖粉乳，低出生体重児用ミルク，心不全治療用に低ナトリウムミルク，ミルクアレルギー用に乳蛋白質を消化した特殊粉乳などがある.
- 特殊ミルクは，新生児に代謝異常症の検査が行われており，これで発見された先天性代謝異常症の治療に必要なミルクが用意されている.
- 乳児のエネルギー所要量は生後6ヵ月までが体重kgあたり110〜120kcal/day，6ヵ月以降が100kcal/dayとなっており，6ヵ月以降は離乳食が開始され，その割合も増す（表2）.

一般　育児用ミルクの種類
- ソフトカード　『ほほえみ』　（明治乳業）
- ドライミルク　『はぐくみ』　（森永乳業）
- ネオミルク　　『すこやか』　（雪印乳業）
- レーベンス　　『はいはい』　（和光堂）
- 母乳バランスミルク　　　　　（アイクレオ）

表1　調整乳の栄養成分（調乳時100mL当り）

	ほほえみ	はぐくみ	すこやか	はいはい	s-26baby
	（明治乳業）	（森永乳業）	（雪印乳業）	（和光堂）	（ワイス）
エネルギー(kcal)	70	66.7	67.5	67.5	66.5
蛋白質(g)	1.64	1.64	1.69	1.61	1.52
脂肪(g)	3.5	3.51	3.61	3.6	3.56
炭水化物(g)	8.16	7.2	7.05	7.16	7.1

表2　離乳食の進め方の目安

区　分		離乳初期	離乳中期	離乳後期	離乳完了期
月齢(ヵ月)		5〜6	7〜8	9〜11	12〜15
回数	離乳食（回）	1→2	2	3	3
	母乳・育児用ミルク（回）	4→3	3	2	※
調理形態		ドロドロ状	舌でつぶせる	歯ぐきでつぶせる	歯ぐきで噛める
一回当たり量	□ 穀類(g)	つぶしがゆ 30→40	全がゆ 50→80	全がゆ(90→100)→軟飯80	軟飯90→ご飯80
	□ 卵(個) または豆腐(g) または乳製品(g) または魚(g) または肉(g)	卵黄2/3以下 25 55 5→10 —	卵黄→全卵 1→1/2 40→50 85→100 13→15 10→15	全卵 1/2 50 100 15 18	全卵 1/2→2/3 50→55 100→120 15→18 18→20
	□ 野菜・果物(g)	15→20	25	30→40	40→50
	調理用油脂類・さとう	各0→1	各2→2.5	各3	各4

※牛乳やミルクを1日300〜400mL

11 特殊ミルクについて

- 先天的に栄養素の代謝異常がある乳児には,特別な粉ミルクがあるが,市販はされていない.
- 厚生労働省は,新生児にガラクトース血症,フェニルケトン尿症,ホモシスチン尿症など7つの疾病のマス・スクリーニング検査を行い,病気の早期発見に努めている.
- 病気が発見されると,治療は食事療法が中心となるので,専門医の指導のもとに,症状に応じた特殊ミルクを利用する.
- 特殊ミルクの一覧表を巻末に掲げた.
- 下記に問い合わせるとミルクを送付してもらえるので,そのミルクで調整乳を作製する.

【発行元/問い合わせ先】

〒106-8580 東京都港区南麻布5-6-8

(社福) 恩賜財団母子愛育会 総合母子保健センター 特殊ミルク事務局

TEL.03-3473-8333 FAX.03-3473-1165

http://www.aiiku.or.jp/aiiku/syuppan/milk.htm

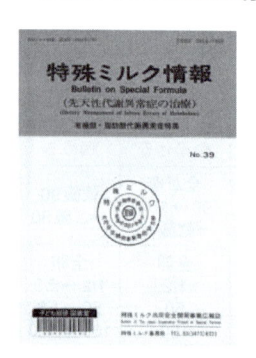

12 保険上加算のとれないその他の食種

- 治療食のうち,特別加算食の対象となる食事および加算がとれない食事は下記の表の通りである.
- 保険上加算がとれなくても,患者にとって重要な意味のある食事内容であることには変わりなく,加算できる病名がついた場合には,速やかに疾病名を入れ,特別食の食事箋を発行することで加算食として取り扱われる.

	食　種	疾患名等
非加算	嚥下訓練食	嚥下障害
特別食	エネルギーコントロール食	耐糖能異常・高血圧,軽度肥満症

13 病院で使われる栄養補助食品・医療用特殊食品

- 栄養補助食品・医療用特殊食品の一覧表を巻末に掲げた.

A 栄養補助食品とは

- 毎日の食事だけでは十分に取ることのできない栄養素を補うための食品のことをいう.
- 人間が本来,持ちあわせている自治癒力を高め,免疫力を向上させ,病気の予防,病気からの回復を手助けすることを目的とする食品のことで,栄養補助食品は,3つに分類される.
  ① ビタミン(A, B_1, B_2, B_6, B_{12}, C, D, E, 他)
  ② ミネラル・微量元素(カルシウム,鉄,亜鉛,他)
  ③ 他の食品(キチンキトサン,プロポリス,アガリクス)
- 患者の病態により,病院の食事だけでは摂取不十分な栄養素を配慮したサプリメントをつける場合がある.

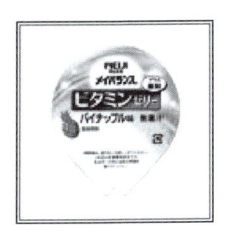

B 医療用特殊食品（特別用途食品）とは

- 高血圧症や腎臓疾患の患者のためにナトリウムを低減させたり，蛋白質の制限を必要とする腎臓疾患の患者のために蛋白質を低減させた食品および乳児用，妊産婦用，高齢者用など特別の用途に適するという表示を厚生労働大臣が許可した食品をいう．

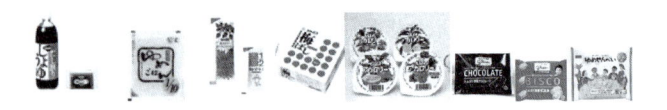

14 オーダーの仕方・食事指示箋の書き方

- 食事オーダーは医師の発行する食事箋によって，食事が調整される．
- 患者の病態に応じ，どれだけのエネルギー，蛋白質，脂肪などを含むか，など食事基準を決めるものである．
- あらかじめ，食種ごとにエネルギーや蛋白質が決められている約束食事箋があり（前述），それに基づいてオーダーすることが一般的である．
- 特別食の食事箋は，いつから，何のために，誰が，誰に，どんな食事を提供するのか，明記する必要がある．
- 例えば，主治医A氏が患者Bさんに対し，平成19年の4月15日の朝食より，血糖のコントロールをするために，1,600kcalの糖尿病食D食をオーダーするということを明記する必要がある．画面にて，オーダーする場合も同じである．
- 食事の提供までのプロセスは，医師による食事のオーダーにより，献立が立案され，材料が発注され，調理提供される．
- 通常は，多くの食種に対応できるように，あらかじめ献立を作成してあるが，特殊な献立が必要な場合にしばらく時間が必要な場合がある．
- 病院によって，食事締め切り時間が設定されているので，注意が必要である．

表1 食事締め切り時間(例)

特別食	
朝食から変更したい場合	前日の16時まで
昼食から変更したい場合	前日の17時まで
夕食から変更したい場合	当日の11時まで
一般食	
朝食から変更したい場合	当日の7時まで
昼食から変更したい場合	当日の10時まで
夕食から変更したい場合	当日の11時まで

(食事提供時間:朝食8時,昼食12時,夕食18時)

〔岩川裕美,幣憲一郎〕

MEMO

第10章
栄養指導とは

1 栄養指導の基本

A 栄養指導とは？

- 栄養指導とは，対象者に栄養や食生活に関する知識や技術を習得させ，行動変容を促すことにより，栄養状態の改善を図り，疾病の予防や健康増進，さらには疾病の治療，再発予防に役立たせようとするツールである．
- 栄養指導の目標は，個人が長年築いてきた食生活に対して気づきの観点から，行動変容を促し，食事管理が自主的に継続性をもって行えることにあるので簡単ではなく，種々の方法が駆使される．
- 1回の栄養指導では，行動変容を起こすまでには至らない場合が多い．
- 短期的な目標をたて，繰り返し検討を行い，最終目標を達成させるまで意欲を持ち続けられるようにサポートを行うためには，継続的な指導が必須となる．

B 栄養指導の依頼のタイミングは？

- 多くの医師は，入院中の栄養指導の依頼は，一般的に退院間近に依頼するものだと考えている傾向にある．
- 行動変容を促すため，継続的な指導が必要となるため，診療報酬上，入院中の栄養指導料は，2回まで加算算定が可能となっており，入院直後と退院前の最低2回は有効に活用すべきである．

C 栄養指導の目的

- 入院直後の栄養指導は，患者の状態把握と患者に提供される食事についての説明を早い段階で行い，行動変容に関連する動機付けを入院の初期段階で行うことを目的とする（食事療法が治療の一環であることを患者に認識させることが重要である）．
- 退院前の栄養指導は，管理栄養士が患者の食事療法に対する

理解度や意欲などを確認し，また，退院後の食事について不安に思っていることなどを相談する機会を作ることにより，退院後も継続できる食事の調整を行うことを目的としている．
- 以上の内容を踏まえて，栄養指導の依頼は<u>入院直後</u>と<u>退院間近</u>の2回は必須であることを理解頂きたい．
- 外来の栄養指導は，退院直後は食事療法に対する意欲も高いが，退院から時間が経つと食事療法に対する意欲は，徐々に低下してくることが多い．そこで食事療法を継続させるのに有効な方法として，外来栄養食事指導がある．

> **MEMO 3回以上の栄養指導**
> 栄養指導料の加算算定上は入院中2回が限度とされている．患者の要望に応じて2回以上の栄養指導も実施されているが非加算対応となる．

- 栄養指導は一般的には次のようなプロセスで展開される．

| 興味 → 知識 → 疾患の理解 → 意欲 → 実践 → 継続 |

- 栄養指導では，実践意欲を高め，自主性を身につけることが大切であるため，医療者側からの強制があってはならない

D 栄養指導の一般的な原則

- 栄養指導を行うには，まず対象の実態を知る必要があるため，依頼箋には十分な情報の記載が医師に求められる．
- 実態の把握は，栄養指導を行う際のデータベースとなるため必須となるが，この段階が入院直後の栄養指導に連携されれば，患者に対して食事療法の動機付けの役割も担える．
- 依頼時には，栄養管理上の問題点を明確に記載し，改善の必要度の高いものから目標を設定する．設定する際，最終目標と短期目標を分けて考え，指導目標に対する計画案を記載する（plan）．
- 計画に基づき，管理栄養士により対象者が実践しやすい方法で指導が行われ，理解度や目標の達成度などが検討されるため，

報告事項を十分に確認・把握しておくことが重要である (do).
- 指導後は管理栄養士と共同で作成された計画が対象者に合っていたか，また計画通りに進んだか，用いた方法は対象者にとって適切であったか否かについて評価を行う (check・Act).
- 評価は新たな問題点を把握し，次回の指導計画をたてる貴重な資料となる (図1).

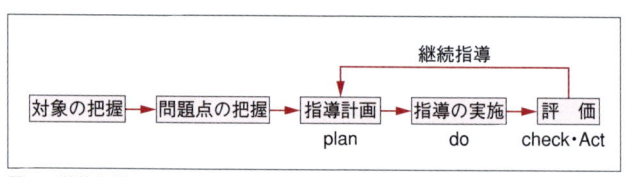

図1　栄養指導の原則 (PDCAサイクル)

2　栄養食事指導の対象疾患は？

- 以下が加算の対象となる (表1).

> 腎臓病食，肝臓病食，糖尿病食，胃潰瘍食，貧血食，膵臓食，脂質異常症食，痛風食，先天性代謝異常食，治療乳，検査食，無菌食，心臓疾患および妊娠高血圧症候群等の患者に対する減塩食，十二指腸潰瘍の患者に対する潰瘍食，侵襲の大きな消化管手術後の患者に対する潰瘍食，クローン病および潰瘍性大腸炎などにより腸管機能が低下している患者に対する低残渣食，高度肥満症の患者に対する治療食，高血圧症の患者に対する減塩食，小児食物アレルギー食

- 上記以外の疾患に対しても，医師より栄養指導の依頼があれば，加算の対象外ではあるが，栄養指導を行うことができる.

MEMO 算定対象の現在と未来

・上記の対象疾患以外の疾患であっても，医師からの依頼が多くなり，栄養指導の有効性が認められれば，将来的に栄養食事指導料の算定対象疾患となる可能性があるとも考えられる．
・小児食物アレルギー食は，平成18年度診療報酬改定により，栄養食事指導料を算定できることになった．
・現在，嚥下困難食など算定対象外ではあるが，栄養食事指導の依頼は増加してきている．

表1　加算対象表

食種名	適応症および食種	
	加算	非加算
胃・腸疾患食	胃・十二指腸潰瘍，クローン病および，潰瘍性大腸炎などの低残渣食	胃癌，そのほか癌関係，便秘症，そのほか大腸疾患
肝・胆疾患食	急性・慢性肝炎，肝硬変，ウイルソン病，閉塞性黄疸（胆石症・胆嚢炎によるもの含む）	肝癌など
膵臓疾患食	急性・慢性膵炎	膵癌など
心臓疾患食	心臓疾患（食塩7g/日以下）	その他の心疾患
高血圧症食	高血圧症，その他の高血圧疾患	
腎臓疾患食	急性・慢性腎炎，急性・慢性腎不全，ネフローゼ症候群	
貧血症食	血中ヘモグロビン濃度10g/dL以下で鉄欠乏に由来するとき	白血病，血友病，紫斑病，悪性腫瘍など
糖尿病食	糖尿病	
肥満症食	高度肥満症（肥満度＋40％以上またはBMI≧30kg/m^{2}以上）	肥満症
脂質異常症食	脂質異常症（総コレステロール値220mg/dL以上，または中性脂肪値150mg/dL以上）	その他の脂質異常症
痛風食	痛風	高尿酸血症

食種名	適応症および食種	
	加算	非加算
先天性代謝異常	フェニールケトン尿症，ホモシスチン尿症，ヒスチジン血症，ガラクトース血症，楓糖尿症	その他の代謝異常疾患
妊娠高血圧症候群食	妊娠高血圧症候群（食塩7g/日以下）	その他の妊娠高血圧症候群
治療乳	乳児栄養障害症（直接調整する酸乳，バター穀粉乳など）	
術後食	侵襲の大きな消化管手術後（食道・胃・腸など）	各種疾患の術後食
検査食	潜血食，大腸X線検査，内視鏡検査食	各種検査食（ヨード制限，ミネラル定量テスト，レニンテスト，乾燥食，その他）
無菌食	無菌治療室管理加算を算定している場合	白血病，免疫不全症，再生不良性貧血症，無顆粒球症など
小児食物アレルギー食	小児とは9歳までをいう	9歳以上

MEMO 入院時食事療養費の特別食加算との違い
・高血圧症の患者に対する減塩食の栄養食事指導は，入院時食事療養費の特別食加算の場合と異なり加算対象となる．
・高度肥満症の患者に対する栄養食事指導は，入院時食事療養の特別食加算の場合と肥満度などの数値が異なる．入院時食事療養費の特別食加算の場合，肥満度が＋70％以上またはBMI（kg/m^2）が35以上となる．

3 個別指導とは？集団指導とは？

- 栄養指導には，個人に対して行う個別栄養食事指導と集団に対して行う集団栄養食事指導とがある．
- 個別に行う栄養食事指導では，外来患者に対して行う外来栄養食事指導と入院患者に対して行う入院栄養食事指導がある．

A 個別栄養指導とは？

- 個別の栄養指導では，医師からの指導依頼に基づき，管理栄養士は患者の病気の種類や程度を把握し，食習慣や食物摂取状況，生活環境や心理状態などを明確にして，問題点を絞り，指導計画を立案する．
- 個別の栄養指導は，患者が求める内容を含めた指導や患者の理解力レベルに合わせた指導を，患者の反応を個々に見ながら適切に行うので，患者に満足感を与えやすく指導効果が期待できる．

B 集団指導とは？

集団栄養食事指導（集団栄養食事指導料・・・80点）

- 集団指導では，各疾患の食事療法についての必要性や食事療法の個別に対応しなければならない部分以外の基本部分の指導を行うものである．
- 集団指導では，個人指導ではみられない集団心理にはたらきかけができ，また多人数であるので効率的に指導を行うことができる．
- 食事療法を開始した初期の患者などは，食事療法の必要性や基本を学ぶことができるよい機会なので，医師は積極的に指導依頼を出し，患者を参加させることが望まれる．

＜医療保険制度＞

- 厚生労働大臣が定める特別食を医師が必要とする者に対し，管理栄養士が医師の指示に基づき複数の患者を対象に指導を行った場合，患者1人につき月1回に限り算定する．
- 入院中の患者と入院外の患者とが混在して指導が行われた場合であっても算定できる．
- 1回の指導における患者の人数は15人以下を標準とする．
- 1回の指導時間は40分を超えるものとする．

- それぞれの算定要件を満たしていれば，**集団栄養食事指導と外来栄養食事指導または入院栄養食事指導料を同一日に併せて算定することができる**．

C 外来栄養食事指導とは？

外来栄養食事指導（外来栄養食事指導料・・・130点）

- 外来患者は長年続けてきた食生活，社会や家庭環境によって大きな影響を受けることになるので，管理栄養士は医師の指導依頼に基づき，個人の生活実態にあった指導計画をたてる．
- 外来での栄養指導効果は出現までに時間がかかる．そのため無理のない計画により指導を進めていく．医師は指導効果が現れるまで，患者が継続して栄養食事指導を受けられるように，指導依頼を出すことが必須である．
- また，栄養食事指導において，目標は長期目標と短期目標を設定し，患者自身が達成感を感じられるようにし，意欲が低下しないように，医師と管理栄養士は連携してサポートを行うことが必要である．
- 外来では，医師の診察日に合わせて栄養食事指導を行うことにより，管理栄養士もチームとして患者をみることができ，患者も食事療法が治療の一部であることを認識できる．

＜医療保険制度＞

- 入院中の患者以外の患者であって，別に厚生労働大臣が定める特別食を医師が必要と認めたものに対して管理栄養士が行う．
- 管理栄養士が医師の食事箋に基づき，患者ごとにその生活条件，嗜好を勘案し，食品構成に基づく食事計画案または少なくとも具体的な献立を示した食事指導箋を交付する．
- おおむね15分以上指導した場合に算定する．
- 医師は診療録に管理栄養士への指示事項を記載し，管理栄養士は患者ごとに栄養指導記録を作成し，指導を行った献立または

食事計画の例について，総カロリー，栄養素別の計算および指導内容の要点を明記する．
- 管理栄養士への指示事項は当該患者ごとに適切なものとするが，少なくとも熱量，熱量構成，蛋白質量，脂質量，脂質構成（不飽和脂肪酸/飽和脂肪酸比）について具体的な指示を含まなければならない．

初回の指導を行った月にあっては1ヵ月に2回を限度とし，その他の月にあっては1ヵ月に1回を限度として算定する．

D 入院栄養食事指導とは？

> 入院栄養食事指導（入院栄養食事指導料・・・130点）

- 入院栄養食事指導では，入院時に提供される食事が指導媒体となるため，指導効果が得られやすい．
- 患者には提供される食事が治療の一部を担っていることを理解させる必要がある．また治療状況，身体状況や検査データによって，これからの食事療法に対する動機付けが行いやすい．
- 入院栄養食事指導は，先にも述べたが，診療報酬上入院中に2回まで算定することができる．入院直後，退院間近と栄養食事指導を2回行うことは必須である．
- 入院中の栄養食事指導を入院直後に行うことにより，管理栄養士は患者の状態把握ができ，食事療法に対する理解度や意欲などを確認することができる．
- 患者にとっては，入院中に提供される食事について早い段階で説明を受けることができるので，食事療法の必要性や重要性を認識することができる．
- 2回目となる退院間近の栄養指導では，退院後の食事療法について不安に思っていることを管理栄養士に相談することにより，不安を取り除くことができ，退院後の食事療法の継続につながる．

＜医療保険制度＞

- 入院中の患者であって，別に厚生労働大臣が定める特別食を医師が必要と認めた者に対して管理栄養士が行う．
- 管理栄養士が医師の指示箋に基づき，患者ごとに，その生活条件，嗜好を勘案し，食品構成に基づく食事計画案または少なくとも数日間の具体的な献立を示した栄養食事指導箋または食事計画案を交付する．
- おおむね15分以上指導した場合に，入院中2回を限度として算定する．ただし1週間に1回を限度とする．

注意！ 退院時指導料との算定時の注意点

退院日は医師や看護師が行う退院時指導料が算定されるため，退院日に栄養指導を行うと入院栄養指導料の算定ができなくなる場合があるので，重複することのないように注意願いたい．

(幣憲一郎)

MEMO

第11章

薬局と栄養管理

1 薬剤師の栄養管理における役割

●リスクマネジメントと薬剤師

❖処方内容鑑査
- 静脈栄養剤および経腸栄養剤は，処方箋によってオーダーされる．
- 薬剤師は，処方された内容が適切かどうかをチェックする義務があり，疑義が生じれば処方医に紹介しなければならない（薬剤師法24条）．
- 注射薬の配合変化が予測される場合には，回避方法を医師に助言する．

> **MEMO オーダーと指示の違い**
> 内服薬・外用薬処方箋には1日分投与量，注射剤処方箋には1回分投与量が記載される．処方箋に記載されている内容は，薬剤のオーダーと投与方法の指示である．薬剤のオーダーは，薬局の薬剤師に対してであるが，投与方法の指示は患者へ直接あるいは病棟看護師もしくは病棟薬剤師を通して患者に対してである．

❖高カロリー輸液（TPN：Total parenteral nutrition）の無菌調製
- 無菌製剤の調製環境が製剤の細菌汚染に影響するので，注射剤の混合業務において，無菌性を保証するために日本病院薬剤師会では，TPN輸液の調製に関するガイドライン（日病薬ガイドライン）を作成した．

（鍋島俊隆，杉浦伸一，東海林徹他：日本病院薬剤会雑誌40(8)：1029-1037，2004）

- 日病薬ガイドラインでは，注射薬の調製業務は薬剤師の管理下に置かれるべきで，少なくともTPNの調製業務は，薬剤師が実施すべきであると提言している．
- 日病薬ガイドラインでは，患者への投与形態に基づいて無菌製剤を3群に分類した．汚染リスク1は投与形態による潜在リスクが最も低く，通常の無菌操作にあたる．汚染リスク2は汚

表1 投与リスクによる分類

汚染リスク1	1. 室温に置いて保存され，調製後28時間以内にすべて投与される． 2. 冷蔵庫7日未満保存され，24時間以内にすべて投与される． 3. 市販されている無菌の医薬品を，無菌バッグ内に滅菌された連結管などを用いて閉鎖系で注入し調製した製剤． 4. 0.2 μmに相当するフィルターを通して投与されるTPN製剤．
汚染リスク2	1. 冷蔵庫保存期間が7日を超える製剤，あるいは室温で保存され，調製後28時間を超えて投与される製剤． 2. 0.2 μmに相当するフィルターを通さず投与されるTPN製剤．
汚染リスク3	注射剤製剤

染の危険度がより高い場合である．汚染リスク3は混合ではなく，むしろ製剤過程にあたる（表1）．

- 脂肪乳剤の混合時には，細菌汚染の危険度がより高く，0.2 μmのフィルターを使用できないので，TPN, PPN（Peripheral parenteral nutrition：末梢静脈栄養法）のいかんにかかわらず，薬剤師によって汚染リスク2の環境下で混合されるべきである．
- 輸液ライン由来の細菌汚染，刺入部の衛生管理，輸液に適したラインの選択および輸液フィルターの重要性を啓蒙する．

❖ 輸液製剤の添加剤に目を向ける

- 輸液製剤には安定化のために酸や亜硫酸塩が添加されている．
- 添加されている酸の種類には，塩酸，酢酸，乳酸，リン酸などであり，生体には無害な量である．
- 酸の添加は，輸液に配合されているブドウ糖の滅菌時の加熱による分解，および配合されているリン酸塩とカルシウム塩とによるリン酸カルシウムの沈殿を防ぐためである．
- ブドウ糖含量が多いTPN製剤にはより多くの量の酸が添加されている（表2）．
- 酸のうち無機酸である塩酸を添加されている製剤の投与でクロール性アシドーシスが起きた報告がある．

表2 輸液製剤のpHと滴定酸度

末梢電解質輸液製剤	pH	滴定酸度 (mEq/L)
生理食塩液	5.1	0.05
ラクテック	6.74	0.04
ラクテックG	6.6	0.05
ラクテックD	4.9	2.5
ソリタT3号	5.07	0.9
フィジオゾール3号	4.7	1.82
フィジオ35	5.0	16.43
ソリタックスH	5.9	6.57

TPN輸液製剤	pH	滴定酸度 (mEq/L)
ハイカリック1号	4.58	30.4
ハイカリックRF	4.44	4.7
トリパレン1号	4.59	21.4
リハビックK1号	5.07	10.6
アリメール1号	4.45	28.9
アミノトリパ1号	5.58	22.8
ピーエヌツイン1号	4.98	31.2
ユニカリック-L	4.44	43.3

PPN輸液製剤	pH	滴定酸度 (mEq/L)
アミカリック	5.02	19.76
マックアミン	6.8	7.34
アミノフリード	6.6	7.8

(寺島秀夫,三浦修,畠山征子他:JJPEN 20:359-368, 1998)
- 酸-塩基平衡に異常のある患者あるいは高齢者に滴定酸度の高いTPN輸液製剤の投与を避ける.

MEMO 滴定酸度とは

滴定酸度とは,輸液剤に含まれている酸を示す指標である.滴定酸度は,輸液剤に0.1N NaOHを滴定してpH7.4までに要する量(mEq/L)として求める.滴定酸度は,pHより酸-塩基平衡に影響を及ぼす因子として重要である.

- 亜硫酸塩は還元作用を有し,注射薬の成分の酸素による分解を防止するために添加されている.
- 亜硫酸塩は,ビタミンB_1あるいはメシル酸塩薬剤(メシル酸ガベキサート,メシル酸ナファモスタットなど)の加水分解を促進して,これらの薬効を著しく減弱させる.

❖経管栄養療法施行患者への薬剤の投与

- 従来，経管栄養療法施行患者にはどうしても錠剤，カプセル剤を粉砕して投与せざるをえない場合がある．
- 粉砕手間の煩わしさ，粉砕後うまく懸濁せずに，あるいは不十分な粉砕でチューブの閉塞などの問題がある．
- 粉砕することで光分解を受けやすくなる，あるいは湿潤する薬剤がある．
- 粉砕による問題を解決する方法として，倉田式簡易懸濁法が有用である．

MEMO 倉田式簡易懸濁法

　錠剤やカプセル剤を粉砕せずに約55℃の温湯に崩壊懸濁させる方法である．この方法は，倉田なおみ氏（昭和大学薬学部教育推進センター准教授）が開発した方法で，現在850品目が簡易懸濁法で投与可能であることが確かめられている．
（藤島一郎監修，倉田なおみ著：内服薬経管投与ハンドブック第2版，じほう，2006）

❖輸液フィルターの有用性を考える

- 0.2μm輸液フィルターは，ほとんどの細菌をトラップすることができるが，カテーテル関連血流感染（CRBSI）を完全に防御する保証はない．
- 0.2μm輸液フィルターは，むしろ輸液ラインなどのデバイス由来の微小異物，ガラス片あるいは配合変化で生じた沈殿物を除去する効果がある．また，空気塞栓を予防する効果がある．
- 抗生物質のような凍結乾燥製剤から微小な不溶性物質が検出されている．それらは0.2μm輸液フィルターにより完全に除去される．

(K. Kuramoto, T. Shoji, Y. Nakagawa：YAKUGAKUZASSHI 126 (4)：289-295, 2006)

- 輸液フィルターは，交換回数が増えれば輸液ライン組立て時の汚染による感染の機会を増やすことになるので，あらかじめ輸液ラインに組み込まれた一体型として使用すべきである．

●薬剤管理指導業務の中で栄養管理を進める

❖薬剤管理指導業務とは
- 昭和63年に入院調剤技術基本料としてスタートし，平成18年7月現在で5,098施設が取り組んでいる．現在ではチーム医療を担う病院薬剤師の標準的な業務となっている．
- 入院患者への医薬品の適正使用推進が大きな目的である．服薬コンプライアンスのチェックはもちろんのこと，薬の副作用，相互作用を未然に防止する業務で，病棟ごとに担当薬剤師が配置されている．
- 輸液，注射薬の適正使用を管理することも業務に含まれる．

❖病棟担当薬剤師とNST
- 輸液および経腸栄養剤はともに薬剤であるので，薬剤師が薬剤管理指導業務の一環として管理するべきである．
- 病棟担当薬剤師はチーム医療の一員として活躍している．
- ワルファリン服用中の患者への納豆やビタミンK含有経腸栄養食品は薬剤の効果に影響を与えるなど薬剤と食品との相互作用が問題になるケースが多い．
- 栄養状態が悪いと疾病が長期化し，治療薬が漫然と投与されることにつながる．
- NSTにおける薬剤師の役割を薬剤管理指導業務の一環としてとらえ，病棟担当薬剤師に，輸液・経腸栄養剤の適正使用あるいは薬剤と食事，薬剤と食品との相互作用のチェックを依頼する．

2 薬剤部で扱う栄養管理に関わる資材

●クリーンベンチ

❖クリーンベンチとは
- TPNの無菌調製は，最初クリーンルームでの環境下で行うことが推奨された．
- 現在では，クリーンベンチ内でのTPNの無菌調製でも無菌

が保証されるようになった.
- クリーンベンチは, HEPA (High efficiency particulate air filter) フィルターを通した空気を作業台に通すことで, 無菌状態を確保する装置である.
- クリーンベンチの作業環境下では, HEPAフィルターを通した空気が作業者に向けて吹き出されるので, 抗がん剤のような細胞毒性のある薬剤の無菌調製には向かない.

> **MEMO** HEPAフィルター
> 0.3μm以上の粒子を99.97%以上除去する能力を有するフィルターで, このフィルターを通した空気が提供される環境下では, ほぼ無菌的となる.

3 薬剤と栄養

● 薬の吸収と栄養素の吸収は同じメカニズムで腸管から

❖ 異物として代謝, 排泄される薬剤に食事が影響を与える

- 薬剤が腸管から吸収されるときに, 腸上皮細胞の薬物代謝酵素チトクロームP450のサブタイプCYP3A4によって代謝される.
- また, 吸収された薬剤は, P-糖蛋白質によって再び腸管に排出される.
- CYP3A4およびP-糖蛋白質に影響を及ぼす食物は, 薬剤の吸収に影響を及ぼす (図1).
- グレープフルーツジュース中のフラノクマリン類は, 消化管CYP3A4と消化管P-糖蛋白質を阻害して多くの薬剤の消化管吸収を増加させる.
- グレープフルーツジュースと薬の相互作用によって吸収が増加する薬剤は多く, 主な例として, ニフェジピン, フェロジピンなどのカルシウム拮抗剤, シンバスタチン, プラバスタチンなどのHMG-CoA還元酵素阻害剤, シクロスポリン, イトラコナゾールなどが知られている.

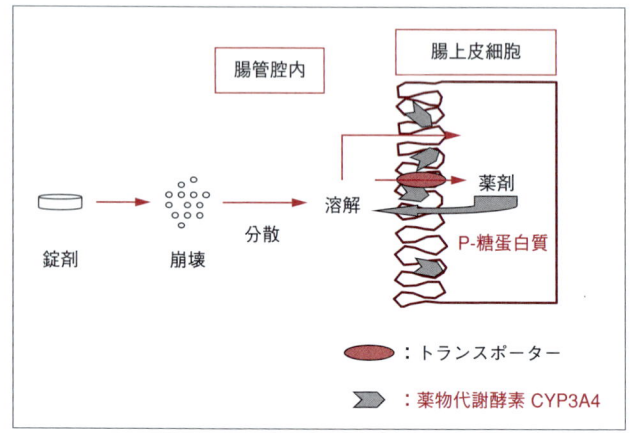

図1 薬剤の吸収に関わるCYP3A4およびP-糖蛋白質

●経腸栄養剤と薬剤の相互作用

❖経腸栄養剤と薬剤との相互作用はさまざまである
- ワルファリンと納豆は，相互作用を引き起こすことが知られているが，ビタミンKを含有している経腸栄養剤とも相互作用を引き起こし，ワルファリンの作用を減弱する．
- 脂溶性薬剤は，胆汁酸とミセルを形成して吸収されるので，経腸栄養剤と同時に服用すると吸収が増加する．

❖食事の時間が薬の吸収に影響を与える
- 経腸栄養を摂取している場合には，薬剤の投与時期を考慮する必要がある．表3に食事の影響を受ける主な薬剤とその理由を一覧にした．
- 多くの薬剤は食後に服用するが，食事の影響を受け吸収が減弱する薬剤は，食前あるいは食直前に服用することになる（表4）.
- 食直後に服用の指示がある薬剤は，胃腸障害を引き起こすことが報告されている薬剤である．このような薬剤は経腸栄養剤と同時に服用させる．
- 粉砕を要する薬剤は倉田式簡易懸濁法を用いて服薬させる．

表3 食事の影響を受ける主な薬剤

薬剤名	理由
アルギン酸ナトリウム [逆流性食道炎・消化性潰瘍治療剤]	消化管粘膜に直接接触して、潰瘍の症状、自覚症状を改善するため、食後では粘膜に接触しづらいため効果不十分になると考えられる.
塩酸トリエンチン [ウイルソン病治療剤]	他剤や食物（軽食等）により本剤の吸収が妨げられ、作用が減弱するおそれがある.
D-ペニシラミン [抗リウマチ・ウイルソン病治療・金属解毒剤]	金属との結合による不活性化を抑え、吸収を高めるため、他の薬剤、食物、牛乳を摂取した場合少なくとも1時間前後に服用としている.
リファンピシン [リファンピシン製剤]	食後、食直後により薬物吸収の抑制が考えられる.
硫酸鉄 [徐放性鉄剤]	食物（チーズ、卵、アイスクリーム、ミルク、紅茶、全粒パン、穀類）による吸収阻害があるため.
塩酸テトラサイクリン [テトラサイクリン系抗生物質製剤]	カルシウム、マグネシウム、アルミニウムまたは鉄剤と相互作用を有する. 消化管内で難溶性のキレートを形成して、本剤の吸収を阻害する. 本剤の吸収が低下し、効果が減弱されるおそれがある. 両剤の服用間隔を2～4時間とすること.
リセドロン酸ナトリウム水和物 [骨粗鬆症治療剤]	水以外の飲料（Ca、Mg等の含量の特に高いミネラルウォーターを含む）や食物あるいは他の薬剤と同時に服用すると、本剤の吸収を妨げることがあるので、起床後、最初の飲食前に服用し、かつ服用後少なくとも30分は水以外の飲食を避ける.
エチドロン酸二ナトリウム [骨代謝改善剤]	本剤はカルシウム等と錯体を作ること、また動物実験で非絶食投与により、吸収が著しく低下することが確認されている. 吸収をよくするため、服薬前後2時間は食物の摂取を避ける.
ジダノシン [抗ウイルス化学療法剤]	胃酸により分解するため、食事の影響により吸収率が低下するので、必ず食間に投与すること.

表4　食直前に服用する薬剤

薬剤名	理由
アカルボース・ボグリボース [α-グルコシダーゼ阻害剤]	小腸粘膜微絨毛膜に存在するグルコアミラーゼ、スクラーゼ、マルターゼを用量依存的に阻害するほか、膵液および唾液のα-アミラーゼを阻害し、食後の著しい血糖上昇を抑制する。
塩酸セベラマー [高リン血症治療剤]	塩酸セベラマーはポリカチオンポリマーであり、消化管内でリンと結合して糞中リン排泄を促進することにより、消化管からのリン吸収を抑制し血中リン濃度を低下させる。
ナテグリニド [速効型インスリン分泌刺激剤]	臨床薬理試験により、食前0分、10分、30分および食直後のうち、食直後投与では吸収速度の低下がみられたが、食前投与群では速やかな血漿中濃度の上昇に伴い、食後血糖上昇の抑制が確認された。 なお、食前30分投与では、食事開始まえに軽度な血糖降下がみられたため、毎食前10分以内（食直前）と設定した。
ミチグリニドカルシウム水和物 [速効性インスリン分泌促進剤]	臨床薬理試験により、食後投与で本剤の吸収が遅延することがわかっている。また、食前30分投与では食前15分に血中インスリン値が上昇し食開始時の血糖が低下することが報告されているため、「毎食直前（5分以内）」と設定した。

❖健康食品と薬との相互作用

- ハーブの種類であるセントジョーンズワートは、CYP3A4およびP-糖蛋白質を誘導して薬剤の吸収を減弱する。シクロスポリンやジゴキシンは、セントジョーンズワートによって薬効が減弱する。
- 健康食品と薬との相互作用は、まだ十分には解明されていないので、薬剤師に意見を聞いて欲しい。

（東海林徹）

第12章
在宅栄養療法とは

1 在宅栄養療法の前提条件

- 原疾患の治療を入院して行う必要がなく,病態が安定していて,在宅栄養療法によって患者のQOLの維持,向上が図れると判断されること.
- 医療担当者の在宅栄養に対する指導能力が満たされており,院外を含む管理体制が整備されていること(在宅栄養療法におけるチーム医療体制が整っていること).
- 患者・家族が在宅栄養療法を理解し,必要性を認識して希望し,家庭での栄養剤の調整・注入管理が可能であること.

2 在宅栄養療法の方法

- 在宅栄養療法には,在宅静脈栄養法(Home parenteral nutrition:HPN)で中心静脈栄養(Total parenteral nutrition:TPN)を用いる在宅中心静脈栄養法,経腸栄養を用いる在宅経腸栄養療法(Home enteral nutrition:HEN),在宅成分栄養法(Home elemental enteral nutrition)がある.

A 在宅中心静脈栄養法(Home TPN)

- Home TPNは原疾患を入院加療する必要のないことを除いて,TPN適応と同じである.

❖Home TPN適応の基本原則

> HENが困難な場合に用いられる.

- HENに比べて以下の点で問題がある.
  ① 実施が煩雑で,カテーテル関連血流感染症や高血糖など注入管理や代謝に関連した危険な合併症の発生
  ② 消化管粘膜の萎縮による消化管バリア機能や免疫能の低下をきたす

③費用が高価である

❖Home TPNの適応

- 進行・末期癌
- 短腸症候群
- 炎症性腸疾患（クローン病，潰瘍性大腸炎）
- 慢性偽性腸閉塞症

などTPN以外に栄養投与の方法がない疾患・病態に用いられる．

❖Home TPNでの中心静脈カテーテル

- 体外式カテーテル：通常のCVカテーテル以外に，長期留置用としてとHickman-Broviacカテーテルがある．カテーテルを皮下に長く這わせ，皮下に固定用のDacronカフがついている．
- 皮下埋め込み式ポート・カテーテル（Subcutaneous implanted port：SIP）（図1）：CVカテーテルと体外から穿刺するポートからなる．穿刺にはポート専用のHüberヒューバー針を用いる．間欠的投与用のカテーテルで，抜針により輸液ラインからの解放と入浴が可能となる．

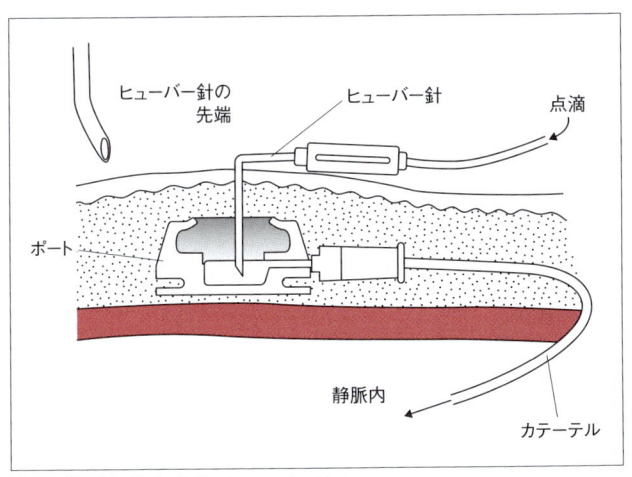

図1 皮下埋め込み式ポート・カテーテル

❖投与方法
- 24時間持続投与か間欠的投与（ライフスタイルに合わせる）
- 注入ポンプ使用を原則とする

B 在宅経腸栄養療法（HEN）

- 経腸栄養法は，静脈栄養法に比べ，管理が簡便かつ安全であり，重篤な合併症も少ない．また静脈栄養でのBacterial translocationや免疫能の低下も回避でき，経腸栄養法の選択が推奨される．

> **MEMO　Bacterial translocationとは**
> バリアである腸粘膜を通過して腸内の細菌や毒素が血液・リンパ液内に侵入すること．

❖HEN適応の基本原則

- 消化管が安全に利用できる
- 食事が十分摂取できない

❖HENの適応

- 摂食・嚥下障害：脳血管障害，神経筋疾患などによる嚥下障害症例
- 炎症性腸疾患（クローンCrohn病），短腸症候群（SBS）症例
- 食事が十分摂取できない消化器手術後症例（食道癌・胃癌などの術後）

❖主な経管栄養ルート
- 経鼻胃管
- 胃瘻（作製方法：PEG，外科手術）
- 空腸瘻（作製方法：外科手術，PEJ，Direct PEJ，Jett PEGなど）
- 食道瘻（作製方法：PTEG）

（丸山道生）

第 13 章
病態別の栄養管理

1 周術期

●周術期栄養管理へのアプローチ

❖周術期とは
- 手術の術前・術中・術後のことをいう．したがって，周術期で栄養療法が必要なのは，術前および術後となる．

❖周術期栄養管理を行ううえでまず考えるべきこと
- アセスメントに基づいて，手術適応の決定，術式の選択，そして，その手術に向けての栄養管理計画を立案する［☞ p33「第4章 栄養管理の実際」参照］．
- 手術を受ける患者は，栄養学的なリスクを有していることを念頭において，手術の「緊急度」と患者の手術に耐えうる力「耐術能」を見極めるアセスメントが必要である［☞ p13「第2章 栄養アセスメントの実際」参照］．
- 手術を受けた患者は「身を削ってエネルギーを生み出す」（異化亢進）ことを忘れないようにしなければならない（図1）．

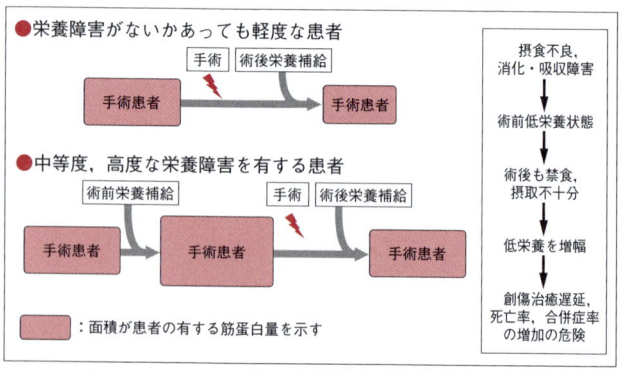

図1 周術期の筋蛋白量と周術期の栄養管理の意義

❖EBM（Evidence-based medicine）に基づいた周術期栄養管理のポイント
- 中等度ないし高度の栄養不良と判定された患者に対する術前

栄養療法は，術後合併症を減少させ得る．
- 術前中心静脈栄養は，軽度の栄養不良患者に施行しても意義は少なく，かえって感染性合併症を増やす可能性がある．
- 消化器手術患者に中心静脈栄養をルーチンで使用することは望ましくない．
- 腸管の使用が可能であるならば術後早期からの経腸栄養の施行を考慮すべきである．

(von Meyebfeldt M et al : Clin Nutr 11 : 180-186, 1992, Klein S et al : JPEN 21 : 133-156, 1997, Ashley C et al : Nutr Rev 58 : 282-289, 2000, Heyland DK et al : JAMA 286 : 944-953, 2001などを参照)

A 術前栄養管理の実際

❖栄養障害の有無を判断する簡単な指標

- 1ヵ月で5％，6ヵ月で10％の体重減少がある患者は要注意！（イチゴ，武藤さんと覚える！） このような患者は高度の栄養障害があると考える（図2）．
- 術前1週間以上の経口摂取不良（とくに健常時の1/2以下）などがある場合も積極的な栄養療法が必要である．

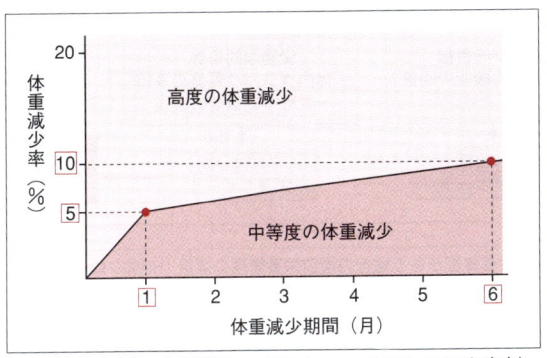

図2 体重減少率の評価グラフ（Blackburn, JPEN, 1977を改変）

❖周術期に有用なNI（Nutritional index）

- 小野寺らのPNI（予後推定栄養指標Prognostic nutritional index）がよく知られている．

> PNI＝10×Alb＋0.005×TLC

PNI：≧45＝good，45〜40＝intermediate，≦40＝poor（切除・吻合禁忌！！）

（Alb＝血清アルブミン値（g/dL） TLC＝総リンパ球数（/mm³））

MEMO NI（Nutritional index）とは
複数の栄養指標を組み合わせることによって，より総合的，客観的に栄養状態を表すことを目的とした指数のこと［☞ p350巻末資料参照］．

❖栄養障害の患者に対する術前栄養管理の必要期間

- 生理学的な機能の回復のみを栄養学的な目標と考えれば4〜7日間，さらに体内蛋白質の回復までを目標に含めるとするならば7〜14日間の栄養療法が必要となる（図3）．

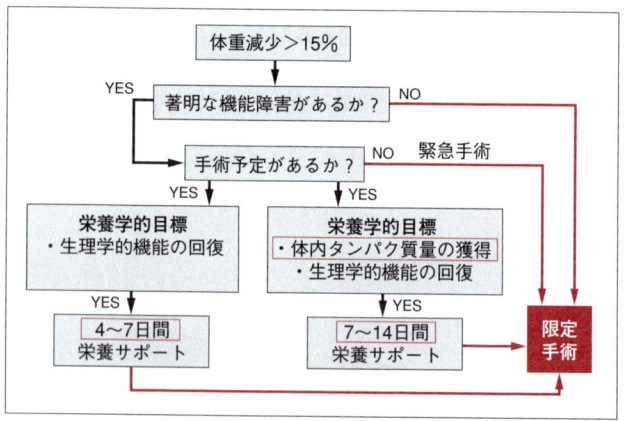

図3 高度の栄養障害がある場合の術前栄養管理の選択（Hillのフローチャート）

❖栄養障害の患者に対する術前栄養量および投与法

- 術前の栄養アセスメントで低栄養状態にあると判定された場合

> 投与エネルギーは，簡易法として，35〜40kcal/kg（標準体重），投与蛋白質量は1.2〜1.5g/kgとする．［☞ p34「第4章 ①栄養

投与量の決定はどのようにするか？」参照]
ビタミン，微量元素も十分に補給する．

- さらに高度の栄養障害がある場合

いきなり上記の維持量を投与するのではなく3〜5日間のならし期間が必要である．

MEMO ならし期間とは
　低栄養状態においては，栄養療法開始導入期は代謝動態（とくに耐糖能）が不安定であり，栄養剤投与に伴う代謝応答を確認する必要がある．そのため，とくに血糖管理を主体に耐糖能をチェックしながら，数日かけて徐々にカロリーアップしていく必要がある．この期間を「ならし期間」という．極度の栄養障害がある場合は，Refeeding syndromeに留意しなければならない．

- 手術後消化管が使えない期間が

2週間以内の場合：末梢静脈栄養法（PPN，Peripheral parenteral nutrition）
2週間以上の場合：中心静脈栄養法（TPN，Total parenteral nutrition）

を選択する［☞ p103「第7章 経静脈栄養輸液の使い方」参照］．

MEMO 消化管以外の手術では
　一般に高齢者以外は，消化管以外の疾患では術前に高度の低栄養状態に陥っていることは少なく，また消化管の術後と異り，術翌日から食事摂取が可能である．むしろ消化管以外の癌疾患などでは，術後の化学療法や放射線療法による副作用としての食欲低下，口腔粘膜障害（口内炎，舌炎など），嘔吐，下痢などが問題となる（☞ p262〜274「第13章 14癌15化学療法中の栄養管理」参照）．

❖ 術前の免疫強化栄養剤の投与
- 周術期の免疫強化栄養剤（IED，Immune-enhancing diet）は，感染性合併症を有意に減少させる．
- 可能なら術前最低5日間投与を行う．

MEMO IEDとは

　グルタミン，アルギニン，タウリン，n-3系脂肪酸，核酸，MCT（中鎖脂肪酸トリグリセリド）などの免疫栄養素（Immune-nutrient）を添加した経腸栄養剤であり，現在新しい栄養剤として注目されている（☞ p89「第5章 経腸栄養剤の使い方」参照）．

B 術後栄養管理の実際

❖胃術後患者の術後栄養管理のポイント

- 胃術後は，胃切除に伴う臓器脱落症状（胃の貯留能や消化機能などの低下・欠落）あるいは消化管再建に伴う諸症状が出現する可能性がある．
- 胃切後症候群には，ダンピング症候群，輸入脚症候群，下痢，逆流性食道炎，貧血，骨代謝異常（ビタミンD，カルシウム），小胃症状，乳糖不耐症などがある．

MEMO ダンピング症候群とは

　ダンピング症候群は，早期ダンピング症候群と後期ダンピング症候群に大別される．

　早期ダンピング症候群は，高浸透圧性（高張）の食事が胃から十二指腸あるいは上部空腸に急速に移行（dump：ドサッと入る）することが引き金となって起こり，食後20〜30分に多彩な症状（動悸，発汗，顔面紅潮，めまい，眠気，呼吸困難，脱力感，頭痛．失神など）で出現する．

　後期ダンピング症候群は，多量の炭水化物が消化吸入され，高血糖となり，これに対して一過性の高インスリン分泌状態が惹起され，食後2〜3時間にみられる低血糖症状である．

❖胃切除後の患者に対する食事の基本

- ダンピング症候群を予防するために，一回摂取量を少なくし，食事に時間をかけ食事回数を多く（5〜6回の分割食（分食））する［☞ p130「第8章 ③特別食とは？」参照］．
- 食事は，炭水化物の少ない（低糖質食），高蛋白質，高脂質とし，食後に30分程度の安静臥床を指導する．
- 術前に予測されるこれらのことを十分に患者および家族に説明を行う．

チーム医療

　これらを看護師に指導し，管理栄養士には栄養指導をお願いする．また，どんな術式でどのような合併症のリスク，将来的に予測される欠乏症があるかを的確に管理栄養士へ連絡し，退院に向けた指導をお願いする［☞ p158「第10章 ①栄養食事指導の対象疾患は？」参照］．

MEMO 胃切除後の下痢はなぜ起きるか？

　胃切除後には，迷走神経腹腔枝が切断されることも多く，空腸粘膜萎縮による吸収障害などにもより下痢をきたす場合がある．

MEMO 侵襲が高度な食道癌手術，膵頭十二指腸切除などでの留意点

　中心静脈栄養が長期間にならないように留意し，長期経口からの摂取が困難になることが予測される場合は，術中に空腸瘻などの造設を行って，腸管が使えるときはいつでも経腸栄養が可能なように準備する．（→場合によっては，指導医に提案する．受け入れられない場合はここでNSTに介入をお願いしてもよい．）

（保木昌徳）

MEMO

2 クリティカルケア：外傷，敗血症，多臓器障害

●クリティカルケアの栄養サポート

❖クリティカルケアとは
- 生体の内部環境や恒常性あるいは免疫能を障害し，場合によっては，これらを破綻させるような出来事を侵襲という．例えば，大きな手術や，重症熱傷などは生体にとって大きな侵襲となる．これらの重症病態を有する患者に対して行われる治療がクリティカルケアあるいは集中治療（Intensive care）である．

❖クリティカルケアの栄養サポートの共通点
- クリティカルケアの対象となる傷病は，熱傷，外傷，重症膵炎，重症感染症など多彩であり，治療は一様ではない．栄養サポートについては，これらの傷病に共通する基本的な方法論を知ったうえで，各々の病態に即した方策をとる必要がある．
- クリティカルケアの栄養サポートを行ううえで，必要な基本的事項をまず理解しておく．そのうえで，外傷，敗血症，多臓器不全Multiple organ failure（MOF）に応用する実践法を身につける．
- クリティカルケアにおける栄養サポートは，臨床疫学の手法でガイドライン化されている．実践に当たっては，ガイドラインを活用するべきである．

(ASPEN Board of Directors and The Clinical Guidelines Task Force. Guidelines for the Use of Parenteral and Enteral Nutrition in Adult and Pediatric Patients. JPEN 26：1SA-138SA, 2002などを参照)

❖代謝の変動
- エネルギー代謝と蛋白異化の亢進が代謝変動の特徴である．その程度と遷延期間は，一般に侵襲の大きさと相関する（図1）．この代謝変化には，TNF（Tumor-necrosis factor：腫瘍壊死因子）やIL-1 β（Inteleukin-1 β：インターロイキン-1 β）

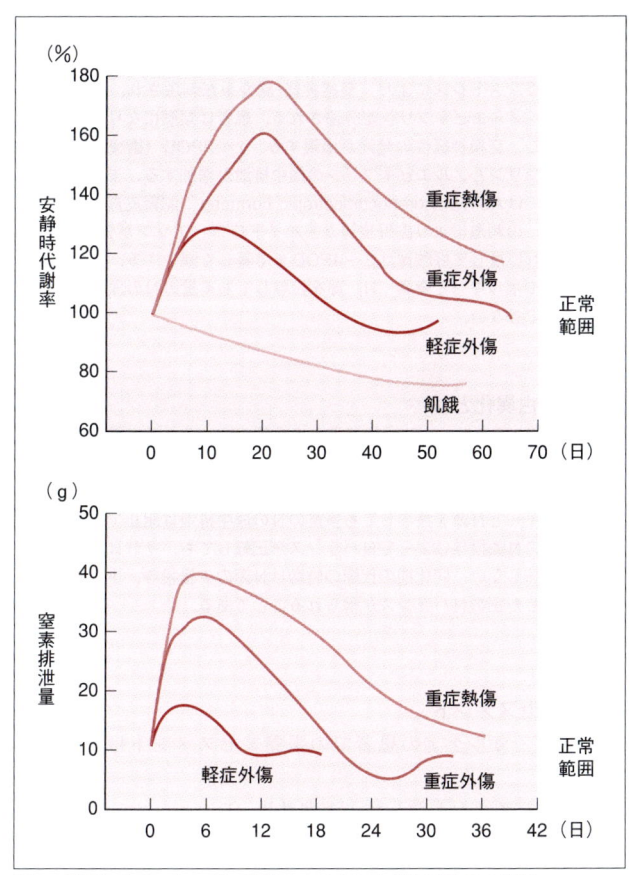

図1 侵襲によるエネルギー代謝の亢進と尿中窒素排泄量の推移
(Kinney JM：Energy deficits in acute illness and injury. In：Morgan AP (Ed)：Proceedings of a Conference on Energy Metabolism and Body Fuel Utilization, Cambridge, Harvard University Press, p.174, 1966より)

などの炎症性サイトカインの関与が大きいとされている．いわゆる侵襲の第1相（Injury phase）の状態である．

MEMO 侵襲の第1相（Injury phase）とは

術後の2〜4日間の時期で，Adrenergic-corticoid phaseともいわれる．ストレスにより，交感神経-副腎系が刺激され，エピネフリン，ノルエピネフリンが分泌される．患者は頻脈になり，血管が収縮し，交換神経性の発汗が出現する．1〜2POD（術後日）はエピネフリンとノルエピネフリンの尿中排泄が増加する．また術後超早期にはACTH（Adrenocorticotropic hormone：副腎皮質刺激ホルモン）の刺激により副腎皮質からハイドロコーチゾンが分泌される．これに反して好酸球は2〜4PODまで著しく減少する．この時期にはエネルギーと窒素（N）源を投与しても多量のNの尿中排泄は阻止できない．

MEMO 蛋白異化とは

第1相では，主に骨格筋蛋白の分解が起こる．その結果生じたNは尿中に排泄される．N30gは蛋白180g，筋肉湿重量1kgに相当する．Nの大部分は尿素として尿中に排泄される．侵襲早期にはエネルギーとN源を投与しても多量のNの尿中排泄は阻止できない．多量のN源投与によってNバランスが正転しても，それは蛋白合成を意味しない．同化期の代謝の特徴はN源の少量投与，少量排泄で持続した正のNバランスが得られることである．

❖栄養アセスメント

- クリティカルケアの患者での栄養アセスメントは重要である．
- 動的アセスメントとしての消費熱量（Energy expenditure：EE）の測定は，投与不足や過剰投与を回避するうえで重要である．
- 動的アセスメントの指標であるRapid turnover protein（RTP）も有用である．C反応性蛋白（C-reactive protein CRP）が高値を示す炎症の持続している患者でも，プレアルブミン（Prealbumin：PA）とレチノール結合蛋白（Retinol binding protein：RBP）はNバランスと正の相関を示すので，RTPのモニタリングはこのような患者の栄養治療の臨床評価に有用である．

（Trujillo EB, Robinson MK, Jacobs DO：Nutritional assessment in the critically ill. Crit Care Nurse 19：67-78,

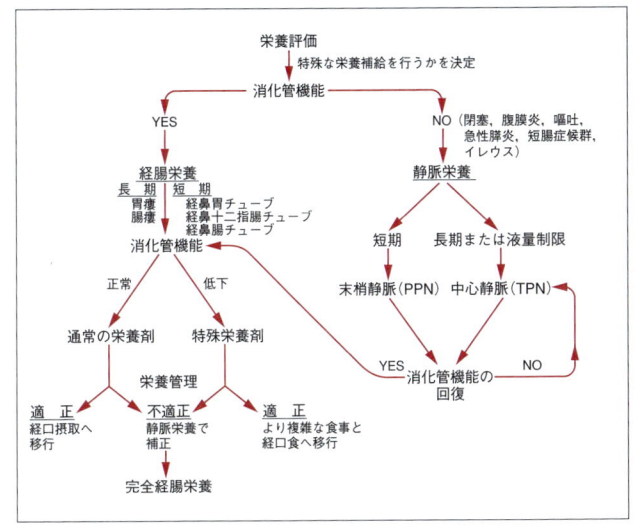

図2 栄養補給ルートに関する臨床的判断のアルゴリズム

1999, /Casati A, Muttini S, Leggieri C et al：Rapid turnover proteins in critically ill ICU patients. Negative acute phase proteins or nutritional indicators? Minerva Anestesiol 64：345-350, 1998を参照）

❖栄養補給ルート
- ASPENガイドラインのアルゴリズム（図2）に従って栄養補給ルートを選択する．

❖経腸栄養（Enteral nutrition：EN）
- クリティカルケアの患者においても第一選択はENである．
- ENがTPNに比べて，腸管のバリア機能の保持，免疫能の維持，肝での急性相蛋白の合成促進，経済性，安全性などの面で優れているという報告は数多くみられる．
- しかし，経腸ルートにこだわるあまり，栄養投与量が目標量に達しない危険のあることも警告されている．重症頭部外傷患者で，ENに対する耐性低下があるという報告がある．

(Ott L, Annis K, Hatton J et al: Postpyloric enteral feeding costs for patients with severe head injury: Blind placement, endoscopy, and PEG/J versus TPN. J Neurotrauma 16: 233-242, 1999を参照)

❖中心静脈栄養 (Total parenteral nutrition : TPN)
- 栄養障害のある患者ではTPNによって明らかに合併症発生率が減少する,と結論付けられるメタアナリシスがある.したがってTPNの重要性,価値が決して失われたわけではない.
- TPNはENのコンプライアンスが不良の場合,必須の栄養補給手段であることはいうまでもない.

❖栄養所要量の算定
- エネルギー所要量の算定方法として代表的なものを示す.

①Longの式
- **必要熱量 (kcal/日) ＝ BEE (Basal energy expenditure)×活動係数×傷害係数**

活動係数	臥床	1.2
	離床	1.3
傷害係数	熱傷	$1.5(20\%) \sim 2.0(50\%) \times$ (BEE)*
	重症敗血症	1.60
	重症外傷	1.35
	外科手術	1.20(中)〜1.50(大)

* 熱傷はDemlingの式を採用
BEE (kcal/日) はHarris-Benedictの式

男性:BEE = 66.5 + 13.75BW(kg) + 5.003H(cm) − 6.775 A(y)
女性:BEE = 655.1 + 9.563BW(kg) + 1.850H(cm) − 4.676 A(y)

から求める.

②マサチューセッツ総合病院 (Massachusetts general hospital : MGH) の方法
- まずREE (kcal/日) を計算する
    REE = BEE×ストレス係数
    ストレス係数　大きい手術,合併症なし　　　　1.0〜1.1
    　　　　　　　中等症の外傷,中等症の腹膜炎　1.25

重症外傷/感染症/臓器不全	1.3〜1.6
熱傷≧体表面積の40%	2.0

- 次に必要熱量を算定する.

　　必要熱量(kcal/日) ≒ REE×活動・発熱因子

　　　　筋肉活動(例:離床,歩行,好戦的なとき,動揺時)は必要量を10〜25%増加する

　　　　発熱は必要量を5〜10%/℃/日増加する.

③EEの実測

EE(消費熱量:kcal/day)は呼気ガス分析による間接熱量測定法で実測することができる.

$$EE = 3.941 \dot{V}O_2 + 1.106 \dot{V}CO_2 - 2.17 N ≒ 3.9 \dot{V}O_2 + 1.1 \dot{V}CO_2 \text{ (Weirの式)}$$

　　$\dot{V}O_2$　　:O_2消費量(L/day)
　　$\dot{V}CO_2$　:CO_2産生量(L/day)
　　N　　:尿中窒素排泄量(g/day)

・蛋白質,アミノ酸量所要量の算定法を示す.

エネルギー代謝亢進の程度	蛋白必要量(g/kg/day)
正常	0.6〜1.0
軽度	1.0〜1.2
中等度	1.2〜1.5
重度	1.5〜2.0
重症熱傷	100(kcal/gN)

❖最近の話題

- 免疫増強効果が期待されるn-3系脂肪酸と抗酸化薬を配合した免疫増強経腸栄養剤(Immune-enhancing diet:IED, p.183参照)の有効性が,急性呼吸窮迫症候群(Acute respiratory distress syndrome:ARDS)の患者と周術期の患者で認められている.
- インテンシブインスリン療法の有効性が注目されている.

> **MEMO インテンシブインスリン療法とは**
> Van den Berghe らのクリティカルケア患者を対象にした原法では，インスリンを持続静注しながら血糖値を 80〜110mg/dL に維持する．無作為化比較試験（Randomized controlled trial：RCT）において，インテンシブインスリン療法は血糖値を 180〜200mg/dL に維持する従来法に比べて，死亡率，SICU 在室期間，人工呼吸器装着期間，合併症発現頻度などを低減させる．インテンシブインスリン療法施行中は低血糖に注意しなければならない．
> (Van den Berghe G, Wouters P, Weekers F et al：Intensive insulin therapy in critically ill patients. N Engl J Med 345：1359-1367, 2001 参照)

A 外傷の栄養サポート

❖病態の特徴
- 一般に，外傷そのものが代謝に及ぼす影響はそれほど大きいものではない（図1）．
- ショック，組織の挫滅，虚血再灌流を伴う外傷，あるいは敗血症や臓器障害を合併すると代謝変動は遷延し，かつ重症化する．具体的には耐糖能の低下や脂肪の利用障害が現れ，蛋白異化の抑制が難しくなる．侵襲の第1相（Injury phase）の状態が長引くことになる．

❖栄養サポートの留意点
- 外傷は若年層に多く，受傷前に普通の社会生活を送っていることから，一般に栄養状態は良好である．
- Injury phase が長引く患者や高齢者では，短期間に栄養障害（Protein-energy malnutrition：PEM）が進行するため，栄養アセスメントは重要である．
- 身体計測は参考にならないことが多い．
- 栄養補給ルートの選択は，前項で述べた ASPEN ガイドラインのアルゴリズム（図2）の原則に従えばよい．
- 腹部外傷では，小腸に解剖学的な損傷がなくても機能が不全状態になり，TPN や PPN が用いられることがある．Abdominal compartment syndrome（ACS）はそのよい例である．
- 疾病とは異なり，外傷患者の多くは受傷前の栄養状態に大き

な問題はない．受傷後1週間程度で経口栄養またはENを開始できるという見通しが立ち，かつ栄養状態のよい患者では，TPNを行う必要はない．このような場合にはPPNのよい適応になる．

- 前項に示した原則通りにエネルギー量と蛋白質，アミノ酸量を算定する．
- TPN，ENとも，臓器不全などの合併症がないかぎり，組成は標準的なものでよい．

❖ 腹部外傷の栄養サポート

- 十二指腸や大腸損傷のために後腹膜膿瘍や腹膜炎を合併した場合はTPNが適用される．また，上腸間膜動静脈損傷に伴い小腸大量切除を余儀なくされた患者は，しばしば終生TPNを必要とする．胃，および小腸損傷の多くは直接経口摂取が可能になる．重症肝損傷に対し最近ではダメージコントロール手術が広く行われている．術後もショックやアシドーシス，低体温が遷延することもあり，この時期は栄養投与による代謝負荷を慎まなければならない．また，肝障害の強い時期には脂肪投与は控えた方がよい．

❖ 腹部以外の外傷の栄養サポート

- H_2ブロッカーやPPIの開発により，多量の出血を伴うストレス潰瘍の合併頻度は激減した．したがって，大多数の患者ではENの投与が可能である．しかしENに対する患者のコンプライアンスは必ずしも良好ではないため，TPNを併用する必要がある．遷延性意識障害などで長期にEN投与を必要とする患者では，経鼻胃管による肺炎や副鼻腔炎などの合併症を防止するために，内視鏡下胃瘻造設術（Percutaneous endoscopic gastrostomy：PEG）を行う．

B 敗血症の栄養サポート

❖ 栄養代謝の特徴

- 敗血症患者では一般にエネルギー代謝と蛋白異化が亢進する．

- 敗血症患者は基礎にPEMを伴うことが多い．PEMは免疫能を低下させ，敗血症の悪化を招く．
- 重症敗血症では臓器障害に進展することがある．
- 栄養サポートの目的は，PEMの増悪と臓器障害への進行を少しでも抑制することである．
- 重症例では栄養基質の利用が阻害される．敗血症性ショック合併時には栄養投与を控える．

> **MEMO 敗血症性ショック**
> 敗血症性ショックは，血管の緊張性低下を主病態とするショックである．サイトカインの作用により血管内皮から放出された一酸化窒素（Nitric oxide：NO）やプロスタグランジンを介して血管が拡張する．またサイトカインの作用により血管透過性が亢進するため，血漿成分の血管外への移行とこれに伴う循環血液量の減少が起こる．敗血症性ショックは，主にグラム陰性桿菌感染症に合併するが，その他の細菌や真菌，まれにはウイルス感染症にも続発する．重症例では，しばしば多臓器不全に移行する．死亡率は30％以上といわれている．

❖栄養サポートの留意点
- 栄養アセスメントは重要である．クリティカルケアの栄養サポートの原則通りに行う．
- 栄養補給ルートの選択は，ASPENガイドラインのアルゴリズム（図2）の原則に従う．ENによるバクテリアルトランスロケーション（Bacterial translocation：BT）防止効果が期待されている．
- 選択的消化管浄化（Selective digestive decontamination：SDD）の有効性を支持する強い根拠は得られていない．
- インテンシブインスリン療法は注目されている．
- クリティカルケアの栄養サポートの項に示した原則通りに，エネルギー量と蛋白質，アミノ酸量を算定する．
- TPN，ENとも，組成は臓器不全がないかぎり標準的なものでよい．IEDやグルタミン，あるいは分岐鎖アミノ酸（Branched-chain amino acid：BCAA）の有益性を示す強い論拠はない．
- 重症例では脂肪乳剤の投与を控える．

MEMO バクテリアルトランスロケーションとは

腸管の健常性が傷害されることによって腸管内の細菌やエンドトキシンが生体内に侵入する現象をBTという．腸管健常性を傷害する原因には，絶食に伴う腸管粘膜の廃用性萎縮および腸管内細菌の増殖，ショックなどの侵襲に伴う腸管粘膜の循環不全が考えられる．敗血症はBTの原因にも結果にもなる．

MEMO SDDとは

複数の非吸収性の抗菌薬や抗真菌薬を経口的に投与して，全消化管の病原菌を減少させる治療法である．クリティカルケアの患者を対象に行われるもので，VAP（Ventilator-associated pneumonia：人工呼吸器関連肺炎）やBTの防止を目的とする．

C 多臓器障害の栄養サポート

❖栄養代謝の特徴
- 蛋白異化の亢進と高度のPEMがみられる．
- 栄養基質の利用能は肝の予備能に規定されることが多い．

MEMO 多臓器障害とは

臓器機能のサポート療法なしには生体の恒常性維持が困難な複数の臓器機能障害症候群を意味する．多くは，侵襲や感染などを契機に肝，腎，心，肺などの臓器が同時に機能不全に陥る．

❖栄養サポートの留意点
- 個々の臓器障害における栄養法についてはガイドライン化されているが，多臓器障害に対しては理想的な栄養法が確立されていない．
- ある臓器の障害に有益な栄養法が，他の臓器の障害にとって不利益になることがある．投与できる栄養素の量と質は，障害臓器の組み合わせによって許容の低い方に制限される．
- 個々の臓器障害時の栄養サポートの基本を理解する必要がある．

(ASPEN Board of Directors and The Clinical Guidelines Task Force. Guidelines for the Use of Parenteral and Enteral Nutrition in Adult and Pediatric Patients. JPEN 26：1SA-

138SA, 2002参照)

❖ 肝障害時の栄養サポート
- 肝性脳症の急性期には蛋白質投与を制限する．
- 肝障害時に，蛋白質の制限を長期的に行うべきではない．
- ビタミンA，D，E，K，亜鉛の欠乏に注意する．
- BCAAは薬物療法に反応しない慢性肝性脳症にのみ有効である．

❖ 腎障害時の栄養サポート
- 急性腎障害では必須，非必須アミノ酸のバランスのとれた蛋白源を投与する．
- 異化亢進のある急性腎障害では，1.5～1.8g/kg/日の蛋白質が必要である．
- 透析中の患者では水溶性ビタミンの補充が大切である．
- 持続血液濾過（Continuous hemofiltration：CHF）施行中は1.0g/kg/日以上の蛋白質摂取を必要とする．

❖ 肺障害時の栄養サポート
- CO_2貯留の患者では，エネルギー投与は要求量を超えないようにする．
- 呼吸商の低い，脂肪量の多い特殊組成をルーチンに使用する必要はない．
- IEDは水分制限のないARDS患者に有効と思われる．

（長谷部正晴）

3 熱傷

A 熱傷の病態生理

- 重症熱傷では，受傷後48時間は著しい体液の変動が起こり，しばしばショックがみられる．この体液の変動に対してダイナミックな輸液療法（Fluid resuscitation）が行われ，受傷72時間前後に，患者は利尿期を迎える．
- Ⅲ度広範囲熱傷患者では，その後しばらくの間は度々植皮手術が行われる．この時期には，創感染などに伴う敗血症が合併しやすい．
- 熱傷そのものと，これに続くショック，手術，敗血症はどれも患者にとって大きな侵襲になる．このように，熱傷患者は病期により幾つもの侵襲にさらされなくてはならない．
- この間，患者の体内に蓄えられているエネルギー源や蛋白質はどんどん失われていく．この状態に対して，栄養が適切に供給され，そして効果的に利用されなければ，患者は蛋白異化，免疫能の低下，敗血症，臓器不全，という一連の悪循環から抜け出せなくなる．

> **MEMO　熱傷の重症度判定**
> 熱傷患者に適切な輸液療法や栄養サポートを行ううえで，重症度判定は重要である．重症度に関係する因子は，熱傷面積，熱傷深度，受傷部位―とくに気道熱傷の有無，年齢などである．熱傷面積（％）の算定には簡便な「9の法則」がよく用いられる．熱傷深達度は，Ⅰ度（表皮のみ），浅達性Ⅱ度（真皮浅層にとどまる），深達性Ⅱ度（真皮深層に及ぶ），Ⅲ度（真皮全層以上）の4段階に分類される．Burn index（＝1/2・Ⅱ度熱傷面積（％）＋Ⅲ度熱傷面積（％））が25以上は重症とされる．

B 病期による栄養サポートの基本

以下に各病期における代謝変化の特徴と，栄養サポートの基本を示す．

❖ 受傷48時間以内
- 受傷後間もなく毛細血管の透過性が著しく亢進する．その結果，血漿成分，とくに細胞外液が血管外に漏出するため循環血液量が減少する．これに対して十分量の細胞外液補充液が補われないと，患者はしばしばショックに陥ってしまう．この状態は受傷後24時間から48時間程度続く．この時期には循環血液量を維持するための輸液療法が最も重要な治療となる．
- その後，エネルギー代謝の亢進と体蛋白の異化が始まる．したがってなるべく早期から栄養投与を開始することが好ましい．しかし，重症例ではショックからの離脱に苦労することもあり，この時期に栄養投与を始められないことの方が多い．

> **MEMO 熱傷の輸液療法**
> 熱傷ショックを治療するための輸液であることから，Fluid resuscitationといわれる．乳酸（酢酸，重炭酸）リンゲル液を用いるParkland（Baxter）の式（最初の24時間の輸液量＝4.0 mL×体重（kg）×熱傷面積（%），受傷8時間に1/2を，続く16時間に1/2を投与する．コロイドは24時間以降に使用する）は広く用いられている．

❖ 利尿期
- 受傷後3日目頃から，血管から間質に漏出した細胞外液が血管内に戻り出し，尿として体外へ排出される．この時期から，エネルギー代謝の亢進と体蛋白の異化が始まる．栄養投与もこの時期から開始されることが多い．
- この場合，中心静脈栄養（Total parenteral nutrition：TPN）がしばしば行われる．腸管の浮腫が残存しているため，経腸栄養（Enteral nutrition：EN）を効果的に行うことが難しいこと，利尿期には水分量の調節が重要であること，などがその理由である．

❖ 利尿期後
- 熱傷患者ではこの時期になると，エネルギー代謝の亢進と異化がピークに達する．
- 生体に不利益をもたらす体蛋白異化を抑制するためには，患者に十分な外因性のエネルギー基質と蛋白源を補給しなくては

ならない．
- 高カロリー，高蛋白栄養が熱傷の栄養サポートの原則であるが，後述するようにとりわけ多量の蛋白質投与が推奨されている．

C 栄養サポートの実際

❖栄養アセスメント
- 前述のように熱傷患者では，熱傷という大きな侵襲に加えて幾つもの侵襲が波状的に生じる．そのため，患者は短期間に栄養障害（Protein-energy malnutrition：PEM）に陥る．栄養アセスメントはほかの病態と同様に重要である．
- 身体計測は多くの場合不可能であるが，体重測定は特殊スケールを用いて労を惜しまず行う．
- 動的アセスメントの一つである消費熱量（Energy expenditure：EE）の測定は，投与不足や過剰投与を回避するうえで重要である．動的アセスメントの指標であるRTP（Rapid turnover protein）も有用である．

❖栄養補給ルート
- クリティカルケアに準じてASPENガイドラインのアルゴリズムに従う（p.189参照）．

❖栄養必要量の算定
- エネルギー投与量の算定方法はクリティカルケアの項に示した．
- 重症例で栄養素が有効に利用されない症例では，投与量の過不足を避けるためにEEを実測することが望ましい．
- 蛋白源の必要量は投与熱量との比で決められることが多い．
- エネルギー代謝の亢進と蛋白異化の亢進が続く時期には，蛋白質の必要量も増加している．
- 重症例ではkcal/N比が100（kcal/g）程度になるまで高蛋白，高アミノ酸栄養を行うことが好ましい．
- 高蛋白，高アミノ酸栄養は創傷治癒が相当進むまで続ける必要がある．

❖手術と投与スケジュールの変更
- 広範囲のⅢ度熱傷では，植皮手術が何度も行われることがある．その度に栄養投与は中断される．術後はなるべく早期に維持量に達するよう心がける．

(長谷部正晴)

4 肝炎・肝硬変・肝不全

●肝炎・肝硬変・肝不全の栄養管理へのアプローチ

❖肝炎・肝硬変・肝不全とは？

[肝炎]
- 肝炎は持続期間6ヵ月を区切りとして，急性肝炎，慢性肝炎に分類される．
- わが国における主な原因は，肝炎ウイルス（A型，B型，C型），アルコール，自己免疫などであり，近年メタボリック・シンドロームとの関連（非アルコール性脂肪性肝炎Nonalcoholic steatohepatitis：NASH）も注目されている．
- 慢性肝炎には，炎症と瘢痕形成（線維化）それぞれについてステージ分類があり（表1）[1]，F4が肝硬変と定義される．

[肝不全]
- 肝不全とは，高度の肝機能障害に基づいてさまざまな徴候を呈する症候群をいう．主な肝機能と徴候との対応を表2に示す．
- 肝不全の病態は，①肝細胞量の絶対的減少と②門脈血流が肝をバイパスする現象（門脈−体循環シャント）からなり，①の代表疾患は劇症肝炎（急性肝炎の1％，難病），②のそれは特発性門脈圧亢進症（難病，まれ）である．
- ただし，肝不全をきたす頻度が最も高い原因疾患は肝硬変で，

表1　慢性肝炎のステージ分類（新犬山分類）（文献1）より引用）

慢性肝炎：6ヵ月以上の肝機能検査値の異常とウイルス感染が持続している病態
組織所見：門脈域；リンパ球を主体とした細胞浸潤と線維化 　　　　　小葉内；種々の程度の肝細胞の変性と壊死
組織分類：線維化と壊死・炎症所見を反映させ，線維化（ステージ）と活動性（グレード）の各階段に分け表記

線維化(Fibrosis)の程度：ステージ	活動化(Activity)の程度：グレード
F_0：線維化なし	A_0：壊死・炎症所見なし
F_1：門脈域の線維性拡大	A_1：軽度の壊死・炎症所見
F_2：線維性架橋形成	A_2：中等度の壊死・炎症所見
F_3：小葉のひずみを伴う線維性架橋形成	A_3：高度の壊死・炎症所見
F_4：肝硬変	

表2 主な肝機能の分類と,対応する肝不全徴候

肝機能	対応する物質	機能障害時の病態	肝不全徴候
合成能	アルブミン 凝固因子	低アルブミン血症 凝固異常	浮腫・腹水 出血斑
代謝(解毒)能	アンモニア ビリルビン	高アンモニア血症 高ビリルビン血症	肝性脳症 黄疸
貯蔵能	グリコーゲン	グルコース取込障害 グルコース放出障害	食後の過血糖 空腹時の低血糖

年間7〜13％の割合で肝不全を発症する[2]．

❖肝炎・肝硬変・肝不全の栄養管理を行ううえでまず考えるべきこと

- 栄養管理の対象となる主な疾患は，肝硬変と肝不全であり，栄養アセスメントにより蛋白，エネルギー栄養状態を評価する．
- 蛋白栄養状態の指標には，血清アルブミン濃度（3.5g/dL以下が低栄養）と上腕筋周囲長（5パーセンタイル以下）を，エネルギー栄養状態の指標には体重減少（3kg以上），BMI（18.5以下が低栄養，なお25以上は肥満）と上腕三頭筋部皮下脂肪厚（5パーセンタイル以下）を用いる．
- 上腕筋周囲長や上腕三頭筋部皮下脂肪厚など身体計測の性，年齢別基準値については文献3を参照のこと．

❖EBM（Evidence-based medicine）に基づいた肝炎・肝硬変・肝不全の栄養管理のポイント

- 肝硬変・肝不全については分岐鎖アミノ酸顆粒（わが国ではリーバクト顆粒が該当），肝不全用経腸栄養製剤（アミノレバンEN，ヘパンED）が長期予後を改善するとのエビデンスがあり（図1）[4〜7]，欧州とわが国で推奨されている[8, 9]．
- また肝不全用経腸栄養製剤（アミノレバンEN）が，肝硬変患者のエネルギー代謝を中期的に改善するとのエビデンスがある[10]．

A 肝炎栄養管理の実際

- 急性肝炎急性期，慢性肝炎急性増悪時には，食事摂取量が約

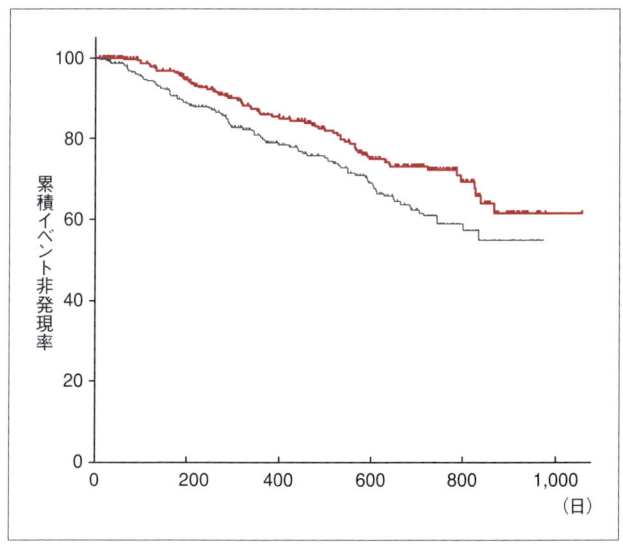

図1 肝硬変患者の無症状生存率に対する分岐鎖アミノ酸顆粒経口補充療法の効果
太線：分岐鎖アミノ酸顆粒経口補充療法群，細線：対照群
推定ハザード比 0.67，ログランク検定 p＝0.0147
（文献6）より改変）

2割低下する．栄養補給は，5％ブドウ糖液を中心に末梢静脈栄養を行うが，通常この時期は短期間であり，積極的な栄養管理は不要の場合が多い．急性期，回復期とも胆汁酸分泌が低下しているので，消化のよい食品の給与に努める（管理栄養士と相談のこと）．

- 慢性肝炎の安定期には栄養管理は不要である．なおNASHや肥満（BMI 25kg/m^{2}以上）を合併した慢性肝炎ではⅡ型糖尿病に準じた指導を行う（p248参照）．
- 劇症肝炎は，多臓器不全に準じ（p186参照），中心静脈栄養を行う．

B 肝硬変栄養管理の実際

- 前述のとおり栄養アセスメントを行い，蛋白・エネルギー低

表3 肝硬変患者の栄養アセスメントと栄養療法−サマリー

栄養アセスメント	栄養療法
体重減少 　3kg以上 TSF 　5パーセンタイル以下	エネルギー補給
血清Alb値 　3.5g/dL以下 AMC 　5パーセンタイル以下	BCAA補給

表4 肝硬変栄養管理のガイドライン（日本病態栄養学会，2003年）（文献8）より引用）

1. エネルギー必要量
   栄養所要量（生活活動強度別）*を目安にする
   耐糖能異常のある場合
   　　　25〜30kcal/kg**/日
2. 蛋白質必要量
   蛋白不耐症がない場合***
   　　　1.0〜1.5g/kg/日
   蛋白不耐症がある場合
   　　　低蛋白食（0.5〜0.7g/kg/日）＋肝不全用経腸栄養剤
3. 脂質必要量
   エネルギー比　20〜25％
4. 食塩
   腹水，浮腫（既往歴も含む）がある場合
   　　　5〜7g/日
5. 分割食（4〜6回/日）あるいは夜食（約200kcal相当****）

*第六次改定　日本人の栄養所要量（厚生労働省，2000）
**kg：標準体重kg
***低アルブミン3.5g/dL以下，フィッシャー比1.8以下，BTR3.0以下の場合には分岐鎖アミノ酸顆粒製剤を投与することがある．
****肥満例では，夜食を給与する場合には，1日の食事総量を変化させないか減量する必要がある．また，やせ例では，夜食も含めて1日の食事総量の増加を検討する．夜食などはバランス食であることが望ましい．

栄養状態と診断される場合には，表3に従い栄養をサポートする．

・分岐鎖アミノ酸（Branched-chain amino acid：BCAA）補給にはリーバクト顆粒，エネルギー補給あるいは蛋白・エネルギー両者の補給にはアミノレバンEN，ヘパンEDを用いる．

・具体的には「肝硬変栄養管理のガイドライン（日本病態栄養学会，2003年）」（表4）に準拠する．

C 肝不全栄養管理の実際

- 肝硬変を基礎疾患とする肝不全について,代表的な症候である肝性脳症をモデルとした治療のフローと栄養管理の位置付けを図2に示す[11].
- 肝不全を脱却できた場合には(p203「B 肝硬変栄養管理の実際」)に従う.
- 急性肝不全は劇症肝炎が典型で前述(p202「A 肝炎栄養管理の実際」)のとおりである.この場合,BCAA輸液が禁忌であることに留意する.

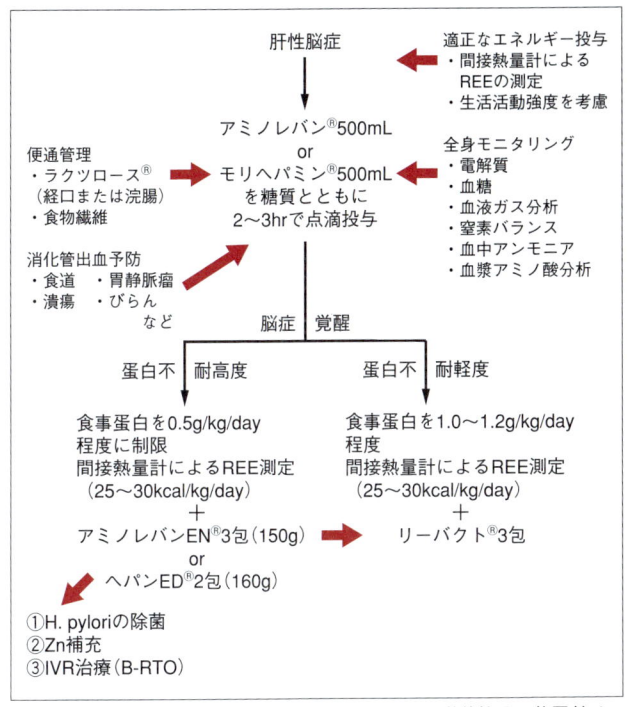

```
                            肝性脳症            適正なエネルギー投与
                              ↓              ・間接熱量計による
                                                REEの測定
便通管理                                        ・生活活動強度を考慮
・ラクツロース®        アミノレバン®500mL
  (経口または浣腸)           or              全身モニタリング
・食物繊維           モリヘパミン®500mL         ・電解質
                    を糖質とともに             ・血糖
消化管出血予防        2~3hrで点滴投与         ・血液ガス分析
・食道・胃静脈瘤                                ・窒素バランス
・潰瘍 ・びらん                                 ・血中アンモニア
         など                                  ・血漿アミノ酸分析
                         脳症 | 覚醒

       蛋白不耐高度           蛋白不耐軽度

   食事蛋白を0.5g/kg/day    食事蛋白を1.0~1.2g/kg/day
   程度に制限              程度
   間接熱量計によるREE測定  間接熱量計によるREE測定
   (25~30kcal/kg/day)     (25~30kcal/kg/day)
         +                      +
   アミノレバンEN®3包(150g) → リーバクト®3包
         or
   ヘパンED®2包(160g)

①H. pyloriの除菌
②Zn補充
③IVR治療(B-RTO)
```

図2 肝性脳症をモデルとした肝不全治療のフローと栄養管理の位置付け
(文献11)より引用)

文献

1) 市田文弘 他:慢性肝炎の肝組織診断基準-新犬山分類.犬山シンポジウム記録刊行会編,中外医学社,東京,p.183-188, 1996.
2) 森脇久隆:肝不全.杉本恒明他編,内科学,第8版,朝倉書店,東京,p.1086-1089, 2003.
3) 日本栄養アセスメント研究会身体計測基準値検討委員会:日本人の新身体計測基準値 JARD 2001. 栄養評価と治療 19(suppl):2002.
4) Marchesini G, Bianchi G, Merli M et al:Nutritional supplementation with branched-chain amino acids in advanced cirrhosis:a double blind randomized trial. Gastroenterology 124:1792-1801, 2003.
5) Poon RTP, Yu WC, Fan ST et al:Long-term oral branched chain amino acids in patients undergoing chemoembolization for hepatocellular carcinoma:a randomized trial. Aliment Pharmacol Ther 19:779-788, 2004.
6) Muto Y, Sato S, Moriwaki H et al:Effects of oral branched-chain amino acid granules on event-free survival in patients with liver cirrhosis. Clin Gastroenterol Hepatol 3:705-713, 2005.
7) Muto Y, Sato S, Moriwaki H et al:Overweight and obesity increase the risk for liver cancer in patients with liver cirrhosis and long-term oral supplementation with branched-chain amino acid granules inhibits liver carcinogenesis in heavier patients with liver cirrhosis. Hepatol Res 35:204-214, 2006.
8) 渡辺明治,森脇久隆,加藤章信 他:Consensus I 治療食と栄養教育1.肝硬変.日本病態栄養学会誌 5:83, 2002.
9) Plauth M, Cabre E:ESPEN guidelines on enteral nutrition: Liver diseases. Clin Nutr 25:285-294, 2006.
10) Nakaya Y, Okita K, Suzuki K et al:A late evening snack including branched-chain amino-acid-enriched nutrients, but not ordinary food, improves the nutritional state of patients with liver cirrhosis. Nutrition (in press)
11) 白木 亮,森脇久隆:肝硬変.綜合臨牀 56:1173-1179, 2007.

(森脇久隆,白木 亮)

5 急性腎不全

A 急性腎不全へのアプローチ

❖急性腎不全の病態
- 腎臓は，糸球体で1日150Lの血漿を濾過し，必要な水・電解質を尿細管で再吸収することにより，老廃物を除去し，体液の恒常性を保っている．
- 急性腎不全とは，この腎機能が何らかの原因により急激に低下し，体液の恒常性が維持できなくなった状態．
- 臨床的には，急激に進行する高窒素血症，電解質異常，代謝性アシドーシス，体液貯留を呈し，尿毒症症状（全身倦怠感・食欲低下など）が出現してくる．
- 急性腎不全の死亡率は約50％（産科関連約15％，感染症関連約30％，外傷/大手術関連60％）．生存者の約50％に無症候性腎障害が残存，約5％は維持透析へ移行．

❖急性腎不全の原因
- 腎前性腎不全：循環血漿量の減少・心拍出量低下など腎血流量の低下に伴う．心不全以外の腎前性腎不全に対しては，適切な補液による体液量の補正が有効である．
- 腎実質性腎不全：腎実質そのものの障害．治療は，その原因により異なり，腎障害の程度や合併症，他の疾患の存在によっては，透析療法が必要となることもある．
- 腎後性腎不全：尿路系の閉塞．腎後性腎不全に対しては，尿路の閉塞解除を行うことで，早期の腎機能の回復が期待できる．

❖急性腎不全における代謝異常
- 急性腎不全では，エネルギー代謝や蛋白・アミノ酸代謝，糖代謝に異常をきたし，尿毒症症状に伴う経口摂取不良となれば，低栄養はさらに進行する．
- 急性腎不全の原因がショックや敗血症，横紋筋融解症などである場合には，消費熱量が増大し，高度な異化亢進状態に陥り，体蛋白の崩壊を起こす．体蛋白の崩壊により血清のカリウム，

リン，尿素窒素濃度は上昇し，さらに代謝性アシドーシスは進行する．
- 腎臓で合成されるアミノ酸（アルギニン，シスチン，チロシン，セリン）の体内貯蔵は減少する．

B 急性腎不全における栄養管理の実際

❖ 保存的療法期の食事療法
- 急性腎不全の発症期，乏尿期は，異化亢進状態にあるため，体蛋白崩壊を防ぐため，十分な熱量の補給35～50kcal/kg/日が必要である．
- 必要熱量は，基礎疾患に依存し，炭水化物および脂質を中心として補給する．窒素性の老廃物の産生を抑えるため，0.6g/kg/日程度の低蛋白とする．塩分・Kは，厳しく制限し，水の出納を計算して補給する．

❖ 透析療法時の食事療法
- 乏尿期が持続すると，体液過剰や尿毒症物質の貯留がみられ，これを是正するため透析療法を施行する．
- 蛋白摂取量は，異化亢進による体蛋白の崩壊に加え，透析で除去される分を考慮し，1.0～1.2g/kg程度とし，カロリーは十分に補給する．塩分・カリウムについては，病状に応じて投与量を決定する．また水溶性ビタミンは，透析によって除去されるため，適切な補給が必要となる．

❖ 利尿期の食事療法
- 利尿期に入り，大量の利尿がつくと生体内のナトリウム・カリウム・水分が不足することがあるので適宜補給する．熱量・蛋白質は，病態に応じ，徐々に普通食とする．

6 慢性腎不全（透析中を含む）

A 慢性腎不全へのアプローチ

❖ 慢性腎不全の病態
- 慢性腎不全とは，進行性の腎機能障害により数ヵ月から数年間にわたって，持続的かつ不可逆的に腎機能が低下し，体液の恒常性が保てなくなった状態をいう．
- 臨床的には，糸球体濾過値 Glomerular filtration rate（GFR）が 60（mL/分）以下となった状態を慢性腎不全として扱うことが多い．

❖ 慢性腎不全における代謝異常
- 慢性腎不全では，糖代謝・蛋白アミノ酸代謝異常などをきたす．
- 尿毒症物質の蓄積やアシドーシスなどにより，細胞のインスリン感受性が低下すると糖の利用障害を起こし，摂食低下の影響も加わりカロリー不足となり，体蛋白の崩壊が起こり，異化亢進状態となる．
- 分岐鎖アミノ酸は，他のアミノ酸に比しエネルギー効率がよいため，血中の必須アミノ酸，とくに分岐鎖アミノ酸の欠乏と非必須アミノ酸の過剰状態を呈する．

B 慢性腎不全における食事療法の実際

- 慢性腎不全の保存期における食事療法は，腎機能低下の進行速度を抑制し，透析導入の遅延を図る目的で行われる．
- 多量の蛋白質を摂取すると，窒素代謝産物が尿毒素として体内に蓄積される．
- わが国においては，蛋白制限を主体とした慢性腎不全における食事療法のガイドラインが発表されている（表1）．

表1 慢性腎不全の病期分類と栄養管理

慢性腎疾患 (K/DOQIガイドライン)	Stage 1 腎障害	Stage 2 軽度腎機能低下	Stage 3 中等度腎機能低下	Stage 4 高度腎機能低下	Stage 5 腎不全(透析・移植)
GFR (mL/min)	>90 蛋白尿/血尿	60〜89	30〜59	15〜29	<15
病期 (日本腎臓学会)		第1期 腎予備能の低下	第2期 軽度腎不全	第3期 中等度腎不全	第4期 末期腎不全(尿毒症期)
GFR (mL/min)		50〜80	30〜50	10〜30	10以下
血清Cr (mg/dL)		1.2〜2.0	2.0〜3.5	3.5〜8.0	8.0以上
臨床症状		無症状	夜間多尿・高血圧 軽度貧血	易疲労感・貧血・浮腫 アシドーシス 電解質異常	尿毒症症状・肺水腫 倦怠感・脱力感・乏尿 高度の電解質異常
治療方針		食事療法(軽度)	食事療法・降圧薬	食事療法・利尿剤 重曹・EPO・ビタミンD	食事療法・透析療法 腎移植
食事療法 エネルギー	35kcal/kg/日(ただし年齢や運動によって適正なエネルギー量は28〜40の範囲で調節可)				
蛋白		0.6〜0.7g/kg/日 (尿蛋白1g以下なら 0.9g/日前後で開始も可)		0.6〜0.7g/kg/日	
水	とくに制限なし ネフローゼ症候群の場合は尿量+不感蒸泄			尿量+不感蒸泄	
塩分	制限なし		7g/日以下(浮腫・高血圧・心不全あるときは5g/日以下)		
カリウム	制限なし			Kが5.5mEq/L以上のときは1.5g/日程度	
リン	制限なし			尿中P排泄量が500mg/日以上のときは800mg/日以下	

GFR:糸球体濾過量、EPO:エリスロポエチン、Cr:血清クレアチニン。
(日本腎臓学会:腎疾患患者の生活指導・食事指導に関するガイドラインおよびNational Kidney Foundation:K/DOQI clinical practice guidelines より改変)

❖ 熱量

- 慢性腎不全患者では，蛋白制限による蛋白異化を防ぐために，30～35kcal/kgの十分なカロリーが必要である．
- 下記に述べる蛋白質制限のため，エネルギー源は主に炭水化物と脂質からなる．
- 炭水化物：脂質：蛋白で6：3：1の割合が妥当と考えられ，脂肪酸の構成比は，飽和：一価不飽和：多価不飽和＝3：4：3が望ましい．
- 高齢者腎不全患者の場合には，28～30kcal/kg程度でもよいと考えられる．
- 糖尿病性腎不全患者は，糖尿病食の習慣からエネルギー摂取が少なく，エネルギー不足となることがあるので，注意が必要である．

❖ 蛋白質

- 腎不全の食事療法は蛋白制限が基本となる．
- 糸球体濾過率が70mL/分以下となった時点で，蛋白摂取量を0.6g/kgとする．
- 蛋白の2/3は高生物価の食品（卵・魚・肉）とし，腎不全が高度で蛋白制限を強化する場合には，体内の蛋白代謝に必要なアミノ酸が不足するため，必須アミノ酸製剤の併用が必要となる．蛋白制限はリン制限にもつながる．
- 血液透析施行によりアミノ酸やアルブミンが体内から除去される．蛋白摂取量は，異化亢進による体蛋白の崩壊に加え，透析で除去される分を考慮し1.0～1.2g/kg程度とする．

❖ 塩分・水分

- 腎機能障害が軽度な時期は，尿濃縮力の低下により多尿をきたすため，必要以上の水分・塩分制限は脱水を助長するため避ける．
- さらに腎機能が低下すると，体液貯留を認める．塩分摂取により口渇を生じ，飲水量が多くなり，体液貯留・高血圧を惹起するため，通常食塩摂取量は7g/日とする．
- 浮腫・高血圧・心不全等がみられるときは，5g/日以下に厳しく制限する．

- 水分量は尿量に応じて、水分バランスを維持するように飲水量を決める。基本的には、経口水分量を尿量＋不感蒸泄分とすることが多く、浮腫・高血圧の程度により増減する。

❖ カリウム
- 尿中へのカリウム排泄量が低下し、高カリウム血症を呈する。
- 蛋白制限はカリウム制限にもつながるため、蛋白制限食がきちんとなされていれば、カリウム制限を追加する必要性は低い。
- 高カリウム血症（5.5mEq/L以上）を認めたときには、1日1.5g程度のカリウム制限が必要となる。

❖ リン
- リンは、その70％が尿中に排泄されるため、腎機能の低下に伴い高リン血症を認める。
- 高リン血症は、二次性副甲状腺機能亢進症や異所性石灰化を惹起するので、リンの摂取量を800mg/日以下にとどめる。蛋白質を制限することにより、リンも制限されるが、乳製品などを控える注意が必要である。

（大城戸一郎、山本裕康、細谷龍男）

MEMO

7 慢性呼吸不全，慢性閉塞性肺疾患(COPD)

●慢性呼吸不全，慢性閉塞性肺疾患（COPD）の栄養管理へのアプローチ

❖呼吸不全とはどんな病気か？

- 呼吸不全（Respiratory failure）とは，呼吸機能障害のため室内気呼吸時の動脈血酸素分圧（PaO_2）が60mmHg（Torr）以下となる状態．慢性呼吸不全とは呼吸不全の状態が1ヵ月間持続するものと定義されている．
- 呼吸不全は動脈血二酸化炭素分圧（$PaCO_2$）が45mmHg（Torr）以下のⅠ型呼吸不全と45mmHg（Torr）を超えるⅡ型呼吸不全に分類される．
- 病態から分類すると，ガス交換障害と換気障害に分類される（図1）．
- 呼吸不全をきたす疾患は呼吸器疾患，神経・筋疾患および肺循環障害に分類される（表1）．

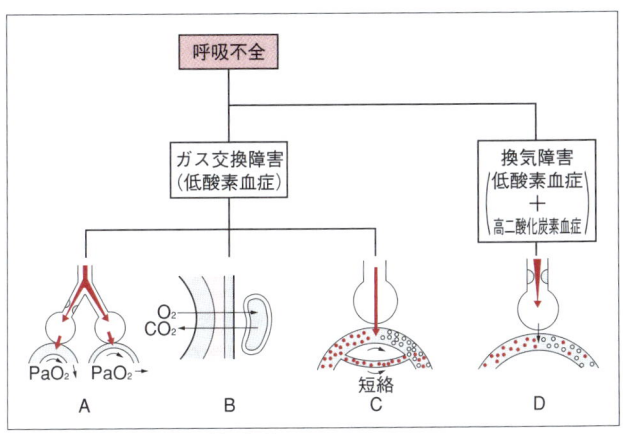

図1 呼吸不全の分類と病態生理
A：換気血流不均等（$\dot{V}a/\dot{Q}$不均等）　　B：拡散障害　C：右→左シャント
D：肺胞低換気
（呼吸器学会・呼吸管理学会編：酸素療法ガイドライン，2006より）

表1 呼吸不全を呈する疾患

1. 呼吸器疾患 　1）気道系疾患：喘息，慢性閉塞性肺疾患（COPD），無気肺，気道異物など 　2）肺実質系疾患：肺炎，肺出血，誤嚥，刺激ガスの吸入，間質性肺炎，急性呼吸促迫症候群（ARDS）など 　3）血管系障害：血管炎，肺塞栓など 　4）胸膜・胸郭系障害：気胸，胸水・胸膜炎，動揺胸郭，胸郭形成術後，側彎・後彎症など
2. 神経・筋疾患 　重症筋無力症，Guillain-Barré症候群，筋萎縮性側索硬化症（ALS）など
3. 肺循環障害 　血栓塞栓症，心原性肺水腫，非心原性肺水腫，原発性肺高血圧症など

❖慢性閉塞性肺疾患（COPD）とはどんな病気か？

- 慢性閉塞性肺疾患（Chronic obstructive pulmonary disease：COPD）は，最新のWHOのガイドラインであるGlobal Initiative for Chronic Obstructive Lung Disease Updated 2006（GOLD）では，有毒な粒子やガスの吸入によって生じる肺の異常な炎症反応に基づく，進行性の気流制限を呈する疾患．予防および治療が可能な疾患であり，全身性の要素が個々の患者の重症度に影響する全身性疾患で，呼吸器系の特徴は気流制限であり，さまざまな程度の可逆性を呈するとされている．

- 旧来の定義では，肺気腫症，慢性気管支炎と呼ばれていた疾患であり，高齢の男性に多い疾患で，患者の中にはそれらの疾患名で記憶している患者も多い．肺気腫症は気腫優位型COPDと称され，慢性気管支炎は気道病変優位型COPDと称されている．

- 最も重要な危険因子はタバコで，喫煙者の5人に1人の割合で発症する．受動喫煙や大気汚染も原因となる．

❖COPDでの栄養障害の頻度

- わが国のCOPDの疾患としての頻度は，全体としては男性の13.1%，女性の4.4%に認められ，全体としては8.5%とされる．年齢とともに，有病率は上昇し，70代では17.4%に認められる．

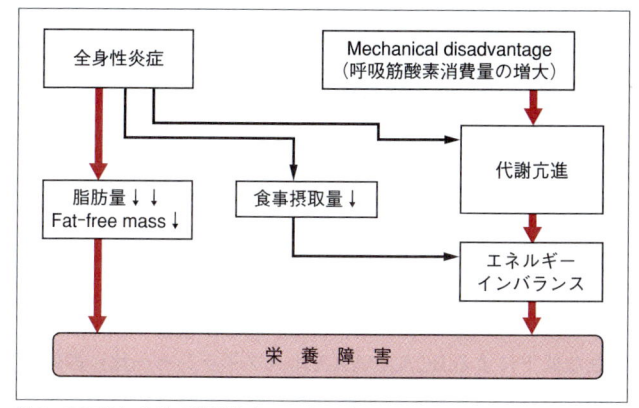

図2 COPDにおける栄養障害のメカニズム

- 栄養障害については,わが国の調査で気腫優位型COPDの約70％に％標準体重(％ ideal body weight:％IBW)が90％未満の軽度体重減少が認められ,約40％に％IBWの80％未満の中等度以上の体重減少が認められる.
- GOLDでは,栄養障害が呼吸機能とは独立した予後因子であることがエビデンスAとされている.

❖COPDでの栄養障害の機序

- 安静時消費熱量(Resting energy expenditure:REE)は健常対照と比較すると実測値,予測値に対する比率(％REE)ともに有意に増大しており,高率に代謝亢進を認める.また体重減少COPDのREEは,体重正常COPDのREEよりも増大している.よって体重減少の一因として,代謝亢進がある.
- REEを増大させる主因は,閉塞性換気障害や肺過膨張などMechanical disadvantageに起因する呼吸筋酸素消費量の増大と考えられている.また全身性炎症反応による代謝亢進も体重減少に働くと考えられ,肺過膨張は横隔膜を押し下げ,腹部臓器を圧迫して,食欲の低下にもつながると考えられる(図2).

A 栄養アセスメント

- 安定期COPD患者では年を一致させた健常者と比較して，%IBW，BMI（Body mass index）の低下があり，身体計測上，上腕三頭筋部皮脂厚（Triceps skin fold thickness：TSF）や上腕筋周囲長（Mid-upper arm muscle circumference：AMC）の低下が認められる．
- 内臓蛋白の指標である，血清アルブミン値に有意差は認めず，Rapid turn over protein（RTP）は患者群で低下していた．血清分岐鎖アミノ酸（Branched chain amino acid：BCAA）の有意な低下によるBCAA/AAA比（フィッシャー比）の低下が認められた．よって安定期COPDの栄養障害の指標としては，血清アルブミンよりもRTPやBCAA/AAAが鋭敏な指標である（※AAA：Aromatic amino acid）．

MEMO RTP
- トランスフェリン（Transferrin）：血清鉄のキャリアー蛋白質で半減期は7〜10日．正常値は240〜280mg/dL．
- プレアルブミン（Prealbumin）：内因性サイロキシンの一部と結合してサイロキシン結合プレアルブミンとも言われている．血中半減期は1.9日．正常値は10〜40mg/dL．
- レチノール結合蛋白質（Retinol binding protein）：肝臓で合成されレチノールと結合して初めて血中に放出される．血中半減期は0.4〜0.7日．正常値は男性36.0〜56.0 μg/mL，女性26.7〜57.9 μg/mL．

- 呼吸器学会のガイドラインでは，行うべき栄養アセスメントをランクづけして記載している（表2）．身長，体重の測定および診察時に，食事を作る人は誰か，食事準備で呼吸困難にならないか，嗜好について，食事時間は規則的か，食事による症状の変化などを問診することは必須である．
- 行うことが望ましい項目に，栄養士による3日間以上の食事調査がある．これにより摂取熱量を推定でき，3大栄養素の全熱量に対する比率を推定できる．必要熱量の確定にREE測定を行うことは望ましい．間接カロリメトリーにより，正確に安静時消費熱量を測定できる．できない場合はHarris-Benedict

表2 推奨される栄養評価項目

必須の評価項目
体重（％IBW，BMI），食習慣，食事摂取時の臨床症状の有無

行うことが望ましい評価項目
食事調査（栄養摂取量の解析），安静時エネルギー消費量（REE），％上腕囲（％AC），％上腕三頭筋部皮下脂肪厚（％TSF），％上腕筋周囲長（％AMC：AMC＝AC－π×TSF），血清アルブミン

可能であれば行う評価項目
体成分分析（LBM，FMなど），RTP測定，血漿アミノ酸分析（BCAA/AAA），握力，呼吸筋力，免疫能

(日本呼吸器学会：COPD診断と治療のためのガイドライン第2版，2004)

注1) ％IBW判定
- 110％＞％IBW≧90 ：正常体重
- 90％＞％IBW≧80 ：軽度体重低下
- 80％＞％IBW≧70 ：中等度体重低下
- 70％＞％IBW ：高度体重低下

注2) BMI判定
- BMI≧30 ：肥満
- 30＞BMI≧25 ：体重過多
- 25＞BMI≧18.5 ：標準体重
- 18.5＞BMI ：低体重

表3 Harris-Benedictの式と目標摂取エネルギー

Harris-Benedictの式

男性BEE：66.47＋13.75W＋5.00H－6.76A
女性BEE：655.1＋9.56W＋1.85H－1.67A

W：体重 [kg]，H：身長 [m]，A：年齢 [yr]

目標摂取エネルギー

REE×1.5以上
BEE×1.7以上

の式（表3）から基礎消費熱量（Basal energy expenditure：BEE）を計算する．目標摂取熱量はREEの1.5倍，BEEの1.7倍以上を目標とする．

B COPDに対する栄養治療

- 安定期COPD患者では，基本的に経口摂取ができれば，食事による栄養指導を行う．必要量が確保できれば，それを継続し，3～6ヵ月で再度評価する．
- 食事で十分量のカロリー摂取が不可能な場合は工夫が必要になる．栄養指導を行い適切な栄養摂取のために表4の内容を指導する．
- 食事で不十分な場合は，栄養剤を使用する．栄養剤では，炭水化物主体の栄養補給と脂質主体の栄養補給があるが，脂質主体の栄養補給は呼吸商が低下し，炭酸ガス産生が少なく，換気系の負荷が少ないとされ，高二酸化炭素血症を伴うII型呼吸不全には有利とされるが，消化管の負荷は強い（下痢などをしやすくなる）．

MEMO 呼吸商（Respiratory quotient；RQ）
呼吸商（Respiratory quotient；RQ）は，単位消費酸素あたりの二酸化炭素産生量のことで，栄養の基質によりその比率が変わる．炭水化物であると，1.0であり，蛋白質0.8，脂質0.7で，酸素消費の量に対して，二酸化炭素産生の少ない栄養素が脂質になる．

表4 栄養指導のポイント

1. COPD患者の消費熱量に見合ったカロリーの摂取 REE×1.5またはBEE×1.7以上の食事摂取．
2. 腹部膨満を訴えやすい患者では分食を勧める 分食を勧め，少量ずつ何度かに分けて食事をとる．また腹部膨満の出やすい炭酸飲料や，腸内でガスを産出する食事，飲料は避ける．
3. 患者自身が食事の準備をする場合は手間のかからない食事を考慮する 労作で呼吸困難をきたしやすいCOPD患者では，食事準備で呼吸困難になることを避けるため簡単に調理できる食事を工夫する．
4. 食事前には十分休息をとる これも労作時呼吸困難の対策である．
5. Vitamin類はサプリメントなどを利用して十分摂取する 野菜を大量に摂取することも困難であり，サプリメントなどを利用して少量で十分量が摂取できるように指導する．

表5 代表的栄養剤

	エレンタール	ラコール	エンシュアリキッド	プルモケア	テルミール
1mLあたりのエネルギー	粉末	1kcal	1kcal	1.5kcal	1.6kcal
エネルギー比率					
蛋白質	17.6	18	14.1	16.6	14.4
脂質	1.5	20	31.7	55.2	34.2
炭水化物	84.4	62	54.2	28.2	52
特徴	完全消化態栄養剤	n-3脂肪酸強化		脂質強化高濃度	高濃度

- n-3脂肪酸強化栄養剤では，炎症性サイトカインの産生が抑制されることで，栄養状態の改善と気道炎症マーカーの減少が認められる．
- 日本静脈経腸栄養学会のガイドラインでは，COPD患者の栄養に関して，炭水化物の過剰投与を避け，脂質の比率を高くすることを，推奨している（表5）．

チーム医療

呼吸不全の医療では，とかく気管支拡張薬の使用や酸素療法に傾倒しがちであり，全身管理の栄養治療が見落とされやすい．看護師，栄養士と協力してチームを組んで個々の患者に取り組むことが大切である．

文献
1) 日本呼吸器学会，日本呼吸管理学会編：酸素療法ガイドライン．メディカルレビュー社，2006．
2) National Heart, Lung, and Blood Institute, National Institutes for Health. NHLBI/WHO Workshop Report. Global Initiative for Chronic Obstructive Lung Disease Updated 2006.
3) 日本呼吸器学会COPDガイドライン第2版作成委員会：COPD

(慢性閉塞性肺疾患）診断と治療のためのガイドライン第2版，日本呼吸器学会，2004.
4) 佐々木雅也編：NSTのための経腸栄養実践テクニック，照林社，2007.
5) 日本静脈経腸栄養学会編：静脈経腸栄養ガイドライン，南江堂，2006.

〈福岡篤彦，吉川雅則，木村　弘〉

MEMO

8 クローン病（Crohn disease）

●クローン病の栄養管理へのアプローチ

❖ クローン病はどんな病気か？
- 消化管に潰瘍やびらんを認める慢性の炎症性腸疾患であり，若年者に好発する．病因は特定されていない．
- 全消化管に病変を生じるが，多くは小腸型，小腸大腸型，大腸型に分類される．まれには，直腸型，胃・十二指腸型，特殊型などもみられる．
- 消化管に縦走潰瘍や敷石像（Cobble stone appearance），狭窄などが非連続性（Skip lesion）にみられるのが特徴で，腸-腸瘻や腸-膀胱瘻などの内瘻，腸管皮膚瘻などの外瘻を認めることもある．

❖ クローン病でみられる症状は？
- 腹痛，下痢，発熱，全身倦怠感などがみられる．
- 下血をきたすことは比較的まれである．
- 難治性痔瘻やSkin tag，肛門周囲膿瘍などの肛門病変も高率に合併する．
- 結節性紅斑や壊疽性膿皮症などの皮膚病変，虹彩炎などの眼病変，仙腸関節炎などの骨病変など，腸管外合併症もきたす．

❖ クローン病の栄養障害の特徴は？
①腹痛や下痢による摂食量の減少
②下痢，発熱などによる異化亢進
③腸病変による蛋白漏出や消化吸収障害
　→　これらが併存してPEM（Protein energy malnutrition）の状態となる．

❖ クローン病の治療の基本は？
- 活動期クローン病では，ペンタサ®やステロイド剤，免疫抑制剤などの薬物療法と，成分栄養療法（Elemental diet：ED療法）や中心静脈栄養法（Total parenteral nutrition：TPN）など

の栄養療法を併用する．
- 病勢が重篤な場合や難治性の外瘻を認める場合，栄養療法不応例などでは，レミケード®も適応となる．

参照 ☞ 厚労省難治性炎症性腸管障害調査に関する調査研究班によるクローン病治療指針改訂案（図1）

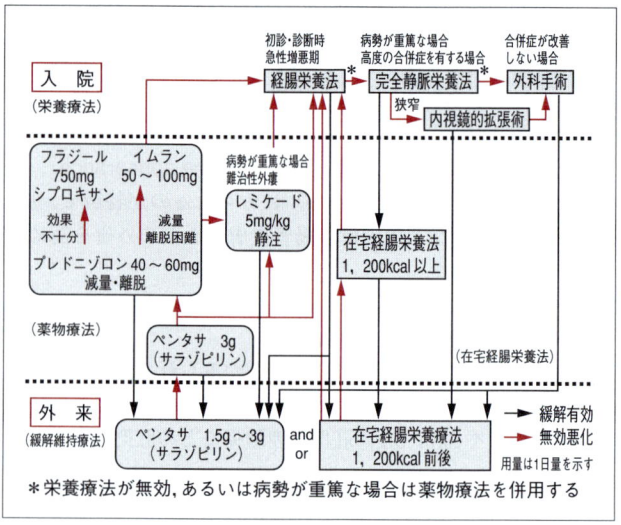

図1 クローン病治療指針 改訂案
（厚労省難治性炎症性腸管障害に関する調査研究班）

A 活動期クローン病の栄養管理の実際

❖ 活動期クローン病の栄養必要量

栄養必要量
- 炎症反応が軽度の場合には30〜35kcal/kg/日，高度の場合には35〜40kcal/kg/日が推奨されるが，栄養アセスメントをしながら徐々に増量する．
- 異化亢進や蛋白漏出などによる喪失を考慮し，蛋白投与量は1.5〜2.0g/kg/日とする．

- 投与エネルギーの算出には間接熱量測定が有用である．
- Harris-Benedict式から基礎消費熱量（Basal energy expenditure：BEE）を求め，活動係数にストレス係数を乗じて算出する場合，ストレス係数は1.1～1.3とする．
- 著しい低栄養では，急速に高カロリーを投与すると過剰栄養によるRefeeding syndromeや脂肪肝のリスクがある．

> **MEMO 活動期クローン病への高カロリーの栄養補給**
> 活動期クローン病では，ほとんどの症例で，間接熱量測定による安静時消費熱量（Resting energy expenditure：REE）はBEEを下回る．このことから，クローン病の栄養障害例では代謝レベルは低下しており，徐々に投与カロリーを増量することが望ましい．

❖ 活動期クローン病の栄養補給法
① 中心静脈栄養法（Total parenteral nutrition：TPN）が選択される場合
［適応］
- イレウス，膿瘍や瘻孔など，高度な合併症を有する場合には，TPNの適応となる．
- 消化管出血をきたした場合や激しい下痢を認める場合も経腸栄養（Enteral nutrition：EN）は困難であり，TPNの適応である．

［実際の注意点］
- TPNを行う場合には，総熱量の10～30％は脂肪乳剤で補充する．
- 非蛋白カロリー/窒素比は150～200kcal/gとし，総熱量の11～15％をアミノ酸で補充する．
- 総合ビタミン剤と微量元素製剤は必ず用いる．
- 長期のTPNでは，セレン欠乏症に注意する．

② ENが選択される場合
［適応］
- TPNからENに移行する場合．
- 最初からENが選択される場合
- 急性増悪期では，成分栄養法が第一選択となる．

［実際の注意点］

- 大腸病変のみの場合には，エレンタールやエンテルードなどの消化態栄養剤や，ラコールなどの半消化態栄養剤を用いてもよい．
- 成分栄養剤（Elemental diet：ED）は脂肪含有量が少ないので，脂肪乳剤は必ず併用する．
- 成分栄養療法により緩解となれば，低脂肪の食事から開始する．病勢の悪化がなければ，徐々に食事量を増加する（図2）．

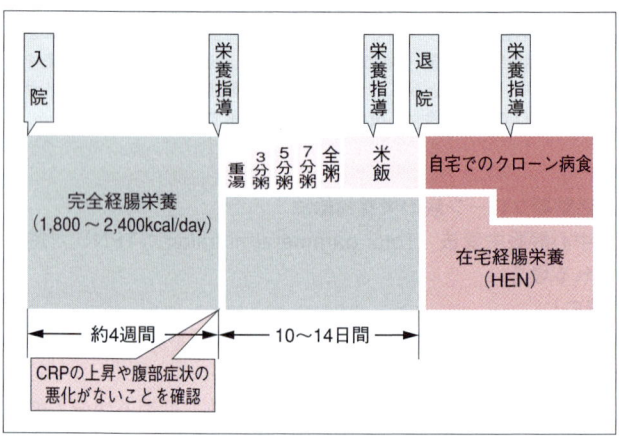

図2 クローン病の栄養管理
（滋賀医科大学消化器内科・栄養治療部）

MEMO 成分栄養法の問題点
①必須脂肪酸欠乏，②微量元素欠乏（亜鉛，セレン），③アミノ酸バランスの異常，④食物繊維の欠如→小腸粘膜の萎縮．

MEMO クローン病における成分栄養療法
活動期クローン病では，成分栄養療法は第一選択の治療法（Primary therapy）として位置づけられている．EDの窒素源はアミノ酸であり，蛋白質を含まないことから，食事抗原（アレルゲン）が除去されていることが，腸粘膜の免疫異常を是正するものと考えられている．また，EDにn-6系多価不飽和脂肪酸を添加した臨床試験の結果から，EDがきわめて低脂肪であることも効果発現に寄与していることが明らかとなった（Bamba T, Shimoyama T, Sasaki M et al：Eur J Gastroenterol Hapatol 15：151-157, 2003）．

B 緩解期クローン病の栄養管理の実際

❖ 緩解期クローン病の栄養必要量と栄養補給法
- 1日1,200kcal/日以上（理想体重あたり25～30kcal/日以上）の在宅成分栄養法（Home elemental enteral nutrition：HEEN）により，優れた緩解維持効果が期待できる．
- 一定期間，緩解が維持できれば，徐々に経口摂取の量を増やし，経腸栄養剤の投与量を減らす（スライド方式と呼ばれる）．
- 1日の脂肪量は10～20gから開始し，徐々に30gまで増量する．その際，n-3系多価不飽和脂肪酸を強化するとよい（n-3系多価不飽和脂肪酸には抗炎症効果が期待される）．
- 腸管に狭窄を認める場合には，不溶性食物繊維は制限する．

❖ 緩解期クローン病の食事指導のポイント
- HEENと食事を併用する場合には，低脂肪食を原則とする．当初は脂肪10～20g/日から開始し，緩解が維持できれば，徐々に30g/日まで増加する．
- n-3系多価不飽和脂肪酸を含む魚類は十分に摂取し，n-3/n-6比は0.5程度を目標とする．
- 腸管に狭窄を認める場合には，不溶性食物繊維の摂取を控えめにするが，水溶性食物繊維は制限する必要はない．むしろ，プレバイオティクス（Prebiotics）として腸内環境を是正し，短鎖脂肪酸を産生する効果が期待できる．
- 抗原除去食（Elimination diet）に従い，個々に病勢を悪化させるような食品の摂取は控えるように指導する．
- 鉄分のほか，亜鉛やセレンなどの微量元素も十分に摂取する．

9 潰瘍性大腸炎 (Ulcerative colitis)

●潰瘍性大腸炎の栄養管理へのアプローチ

❖潰瘍性大腸炎はどんな病気か？
- 大腸の粘膜および粘膜下層をおかし，潰瘍やびらんを形成する慢性の炎症性腸疾患である．病因は特定されていない．
- 罹患範囲により，直腸炎型，左側結腸炎型，全結腸炎型に分類される．
- 臨床経過により，初回発作型，再燃緩解型，慢性持続型，急性激症型に分類される．

❖潰瘍性大腸炎でみられる症状は？
- 多くの場合，下痢，血便または粘血便が持続する．
- 腹痛は下腹部に認めることが多いが，軽症や直腸炎型では認めないこともある．
- 発熱，貧血，頻脈などの全身症状は，重症度分類の項目にも含まれている．
- 腸管外合併症として，結節性紅斑や壊疽性膿皮症などの皮膚病変，虹彩炎などの眼病変，仙腸関節炎などの骨病変などを生じることがある．

❖潰瘍性大腸炎の栄養障害の特徴は？
① 腹痛や下痢による摂食量の減少
② 下痢，発熱などによる異化亢進
③ 腸病変による出血や蛋白漏出
　→ これらの症状が持続するとPEMの状態となる．

参照 ☞ 厚生科学研究費補助金特定疾患対策研究事業難治性炎症性腸管障害調査研究班による潰瘍性大腸炎重症度分類（表1）

表1　潰瘍性大腸炎の重症度分類（案）

	重症	中等症	軽症
1 下痢	6回以上		4回以上
2 粘血便	（＋＋＋）	重症と	（－）〜（＋）
3 発熱	37.5℃以上	軽症の	（－）
4 頻脈	90/分以上	中間	（－）
5 貧血	Hb 10g/dL以下		（－）
6 赤沈	30mm/h以上		正常

重症とは，1および2のほかに，全身症状である3または4のいずれかを満たし，かつ6項目のうち4項目以上を満たすものとする．軽症は6項目すべてを満たすものとする．
上記の重症と軽症の中間にあたるものを中等症とする．
重症のなかでもとくに症状が激しく重篤なものを激症とし，発症の経過により，急性激症型と再燃激症型にわける．
激症の診断基準は下記の5項目すべてを満たすものとする．
1) 重症基準を満たしている．
2) 15回/日以上の血性下痢が続いている．
3) 38℃以上の持続する高熱がある．
4) 10,000/mm^{3}以上の白血球増多がある．
5) 強い腹痛がある．
軽症の3，4，5の（－）とは，37.5℃以上の発熱がない．90/分以上の頻脈がない．Hb 10g/dL以下の貧血がない．という意味である．

❖潰瘍性大腸炎の治療の基本は？

- ペンタサ®やサラゾピリン®などの5-アミノサリチル酸製剤，ステロイド剤，免疫抑制剤などによる薬物療法が本症の治療の基本である．

- 激症，重症例など，経口摂取が不能な場合には，TPNを行う．

- 重症度分類の重症例では，プレドニゾロン強力静注療法が基本的な治療である．

- 重症例や難治例では，白血球除去療法やシクロスポリン持続静注療法も行われる．

参照　☞　厚労省難治性炎症性腸管障害に関する調査研究班による潰瘍性大腸炎治療指針（案）（図1）

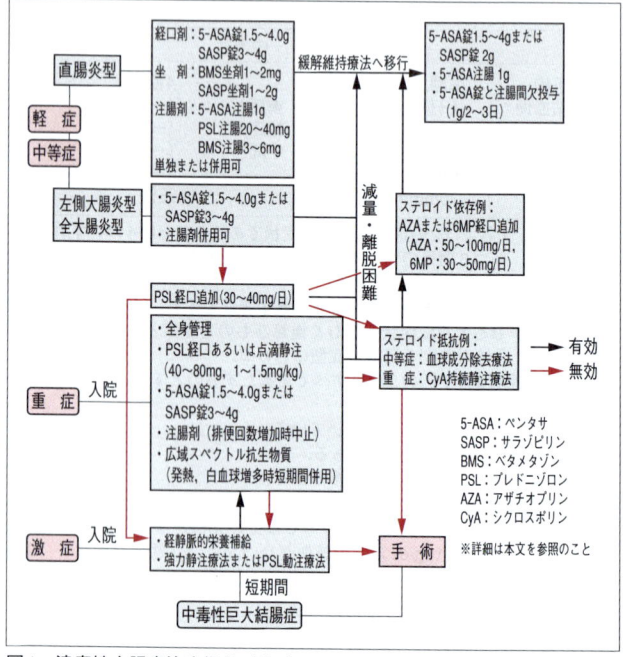

図1 潰瘍性大腸炎治療指針 改訂案

MEMO プレドニゾロン強力静注療法

方法　①経口摂取を禁じて，TPNを行う．
　　　②水溶性プレドニン®40～80mg（成人では1.0～1.5mg/kg/day）を3～4回分注する．
　　　③ペンタサ®またはサラゾピリン®のアミノサリチル酸製剤の内服投与．
　　　④広域スペクトル抗生物質を投与する．
　　　⑤必要に応じて電解質補正，血漿蛋白製剤，輸血などを行う．

効果判定
　　治療開始から7～10日までに判定する．
　　①臨床症状の改善度
　　　1）血便，発熱，腹痛の消失
　　　2）便回数，便性状の変化
　　②臨床検査成績の改善度

A 潰瘍性大腸炎の栄養管理の実際

❖ 活動性潰瘍性大腸炎の栄養必要量と栄養補給法

- 激症,重症例では,TPNを行う.
- 投与熱量の算出には,間接熱量測定が有用である.
- Harris-Benedict式およびLongの方法を用いて投与熱量を算出する場合には,重症度,とくに下痢や血便の回数,発熱の程度により,ストレス係数を1.1〜1.3に設定する.
- 頻回の下痢,下血による電解質異常や貧血の改善を図る.
- 低アルブミン血症に対しては,アルブミン製剤も用いて,中毒性巨大結腸症(Toxic megacolon)の予防に努める.

MEMO 潰瘍性大腸炎のENについて

①TPNからのweaningや,軽症や中等症例に対して,腸管安静(Bowel resting),補助療法としてENが行われる.
②クローン病と異なり,緩解導入療法としての意義はない.
③頻回の下痢,下血がみられる場合には,ENは行うべきでない.
④EDのような高浸透圧の製剤は下痢を助長することがあり,投与には注意を要する.

❖ 緩解期潰瘍性大腸炎の栄養管理はどうするか?

- 栄養のバランスに注意するが,特別な食事制限は必要としない.
- 乳製品など,個々に病状を悪化させる食品については摂取を控えるようにする.
- n-3系多価不飽和脂肪酸や水溶性食物繊維は十分に摂取する.
- 補食として経腸栄養剤を用いてもよい.

〈佐々木雅也〉

10 短腸症候群

●短腸症候群の栄養管理へのアプローチ

❖ 短腸症候群（Short bowel syndrome：SBS）の定義
- 腸管の大量切除と残存腸管の機能障害のために，小腸からの吸収が低下し，水分，電解質，3大栄養素，微量元素，ビタミンなどの必要量が満たされない状態（ASPENガイドライン，2002）．
- 一般的によく用いられるSBSの残存小腸の目安は→小児：75cm以下，成人：150cm以下
- 最近は，SBSは残存小腸の長さではなく，吸収能の喪失によって定義される（ESPENガイドライン，2006）．

> **MEMO 残存小腸とは**
> 小腸は，十二指腸，空腸，回腸からなる（ちなみに大腸は，盲腸，結腸，直腸からなる）．しかし短腸症候群における残存小腸の長さでは，通常，トライツ靱帯より回盲弁（Bauhin valve バウヒン弁）までの小腸の長さで計測される．正常の長さは新生児で2〜3m，成人で5〜6m．

❖ 短腸症候群の原因
- 小児：中腸軸捻転，壊死性腸炎，多発腸閉鎖，腸管機能異常症など．
- 成人：上腸間膜動脈血栓（塞栓）症，クローン病，放射線腸炎，外傷，絞扼性イレウスなど．

❖ 予後に影響を与える因子
- 残存小腸の長さと回盲弁の有無が最も影響が大きい．
- 年齢，残存結腸の有無の影響も大きい．
- TPN離脱の限界（あくまでも目安，個人差が大きい）
  - 小児： 回盲弁（−）ならば残存小腸20〜30cm
  - 　　　 回盲弁（＋）ならば残存小腸10〜20cm
  - 成人： 回盲弁（−）結腸残存（−）ならば115cm

　　　　回盲弁（−）結腸残存（＋）ならば60cm
　　　　回盲弁（＋）結腸残存（＋）ならば35cm
- 年齢が幼若なほど腸管のアダプテーションが期待できる．

MEMO 腸管のアダプテーション（Adaptation, 適応）とは
　腸管切除後48時間以内に起こり，約1年続く腸管の消化吸収能の増加．形態的変化として絨毛高，陰窩深の増加．腸管の拡張腸管の延長（とくに新生児）．機能的変化として栄養素の輸送能の増加などがある．腸管が栄養素の消化のために働けば働くほど，促進される（Functional workload hypothesis）．

❖特定の切除部位が与える影響（図1，2）
①近位小腸の切除：Fe^{2+}と水溶性ビタミンの吸収障害による欠乏症状．
②終末回腸の切除（または小腸瘻）：ビタミンB_{12}（欠乏症は悪性貧血）と胆汁酸の吸収（腸肝循環）低下．胆汁酸の吸収低下

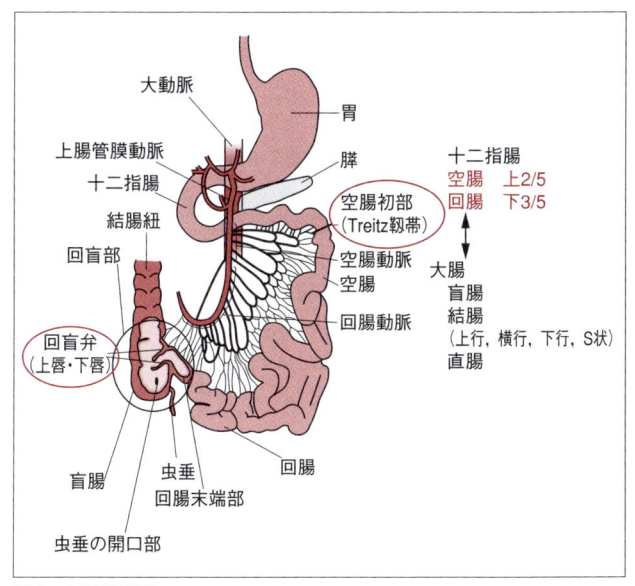

図1　小腸の範囲

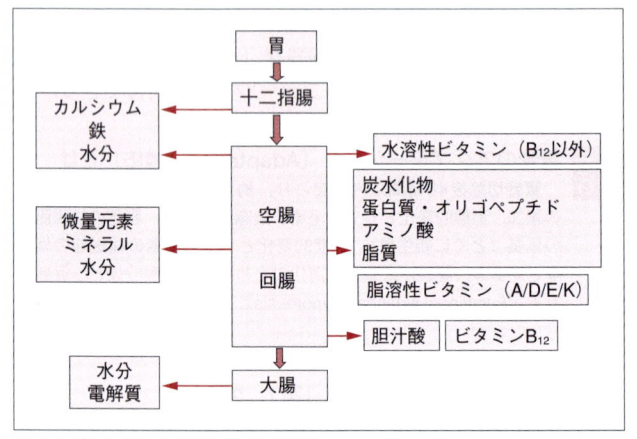

図2 腸管における栄養素吸収の概略

→胆汁性下痢，胆石形成→脂質・脂溶性ビタミンの吸収低下．
③結腸の切除（または小腸瘻）：水分，NaClの吸収低下．

A 短腸症候群の栄養管理の実際

❖短腸症候群の病期（小山）
- 第Ⅰ期（1ヵ月）：中心静脈栄養 Total parenteral nutrition (TPN) が主体
    1) 麻痺性イレウス期：術直後～7日
    2) Intestinal hurry（水様性下痢）期
- 第Ⅱ期（数ヵ月～12ヵ月）代償（adaptation）期：TPN→経腸栄養 Enteral nutrition (EN) へ移行
- 第Ⅲ期（Ⅱ期以降）：EN，またはTPN + EN

 （※ここで使用した経腸栄養とは，通常食の経口摂取をも含む）

❖短腸症候群の栄養管理法の要点
- 水分，投与熱量，蛋白量，栄養素のエネルギーバランスと微量栄養素（微量元素，ビタミン）に配慮した過不足のない投与を行う．ただしENでは，吸収率が低下していることに気をつ

ける．
- 常に静脈栄養（Parenteral nutrition：PN）からENへの移行を意識し，ENは可能な限り早期から開始する．
- 起こりうる合併症を意識して予防，検査を行う．
- TPNでの注意点

　①カテーテル感染を予防：厳密な無菌操作（Closed systemの堅持），長期留置用中心静脈カテーテルの使用．

　②カテーテル血栓の発生を予防：細径カテーテルを使用，下大静脈系への留置は避ける．

> **MEMO 長期留置用中心静脈カテーテルとは**
> Hickman-Broviacカテーテル：途中にダクロンカフ（Dacron cuff）がついており，この部分を皮下に埋め込むことで皮下に固着し，事故抜去や感染を防ぐ．挿入には慣れが必要．
> 皮下埋め込み式ポート（Subcutaneous implanted port：SIP）：カテーテルに皮下埋め込み式のリザーバーを接続したもの．専用の針（Hüber針）が必要だが，輸液を中断すれば入浴や水泳等も可能なため，成人の在宅中心静脈栄養患者では多く使用されている．化学療法などで使用することも多いため，その手技はかなり一般的となった．

❖ENの注意点
①吸収障害への対策
- 脂肪制限：脂肪制限食，エレンタール®の使用←炭水化物よりも脂肪の方が浸透圧負荷にならずよいという意見もある．
- 半消化態・消化態・成分栄養剤の使用←消化態・成分栄養剤は経口摂取は困難．
- 経腸栄養ポンプの使用（持続投与）←当然ながら経管栄養が必要．胃瘻も考慮．
- MCT（Medium chain triglyceride：中鎖脂肪酸トリグリセリド）の使用：マクトンオイル，栄養剤としてはハーモニック®，ツインライン®など．

②アダプテーション促進
- 通常食，食物繊維（不溶性）を含むものがよい．
- 炭水化物よりも脂肪の方がアダプテーションを刺激する←MCTは刺激効果が弱い．

※①と②は相反するところがある．通常は，TPNに併用する形

で水分より開始し，食事の頻回少量摂食（5〜6回/日程度）に半消化態経腸栄養剤を加える形で，TPNからの離脱を目指し，困難なようであれば，栄養剤の経管投与も考慮するのが現実的．

B 短腸症候群の合併症

- 数ヵ月以上のTPNを必要とするような短腸症候群の患者の管理は，専門家へゆだねる方が安全である．

❖長期TPNの合併症
- カテーテル敗血症（カテーテル関連血流感染，Catheter related blood stream infection：CRBSI）．
- カテーテル血栓症
- 肝機能障害・胆道異常（胆石）．
- 他に骨障害，微量元素欠乏症（亜鉛，銅，セレン※など），脂溶性ビタミン欠乏（ビタミンA，D），必須脂肪酸欠乏症．
※セレンだけが欠乏症で死亡する微量元素である．

❖腸管が短いための合併症
- 胃潰瘍（高ガストリン血症），胆汁酸性下痢，D-乳酸アシドーシス，シュウ酸腎結石．

C 小腸移植の適応

- TPNから離脱できず以下の状態にある患者は小腸移植の適応である．
  ①血栓症などのために中心静脈カテーテルの維持が困難
  ②重篤なカテーテル留置に伴う敗血症を頻回に繰り返す
  ③血清ビリルビン値高値持続と肝臓障害が進行しつつある
- 静脈血栓症による中心静脈アクセスルートの枯渇が最も切実な問題となる．

（山内　健）

11 膵炎

●急性膵炎の栄養サポート

A 病態生理

- 膵消化酵素による膵組織および周辺組織の自己消化と炎症が主病態である．原因は胆石，アルコールが多いが，特発性の場合もある．
- 重症例では後腹膜腔や腹腔内に多量の水分貯留が起こり，消化管機能が低下することが多い．"重症膵炎は Abdominal burn" といわれる所以である．
- 重症膵炎は通常クリティカルケアの対象となる．すなわち，呼吸，循環サポート，輸液療法，臓器障害の予防と治療が行われる．

B 栄養サポートの実際

- 詳細は，米国経静脈経腸栄養学会（ASPEN）のガイドラインを参照（ASPEN Board of Directors and The Clinical Guidelines Task Force. Guidelines for the Use of Parenteral and Enteral Nutrition in Adult and Pediatric Patients. JPEN 26: 1SA-138SA, 2002）

❖栄養計画
- 軽症ないし中等症の患者の全てが栄養サポートの対象になるわけではない．
- 5～7日間にわたって経口的に十分なエネルギーが摂取できない場合に，PEM（Protein-energy malnutrition）の予防と治療を目的に栄養サポートを行う．

❖栄養アセスメント
- 患者の多くに栄養学的リスクがあるため，急性膵炎患者の栄養アセスメントは重要である．

- 重症膵炎の場合はクリティカルケアの項に準じる（p.186参照）．

❖ 栄養補給ルート
- 原則としてASPENガイドラインのアルゴリズムに従う（p.189参照）．
- 重症膵炎でも経腸栄養Enteral nutrition（EN）が中心静脈栄養Total parenteral nutrition（TPN）より望ましい．ENはTPNに比べて感染合併率を低下させ，消化管の健常性とバリア機能，免疫能をより保持し得る．
- ENによる膵への刺激の程度は，留置された栄養チューブの先端の位置と，投与される経腸栄養剤の組成に左右される．経腸栄養剤が遠位に投与されるほど，膵への刺激は弱くなる．
- 成分栄養剤も吸収効率がよいと考えられる．
- ENを行うことにより，経口食への移行が容易になる．
- ENが不可能な患者にTPNを投与する．

> **MEMO** **成分栄養剤（Elemental diet：ED）**
> 窒素源として結晶アミノ酸が使用されている経腸栄養剤で，その成分は化学的にほぼ明らかにされている．このうち，脂肪含量が少ない製剤が膵炎患者にも適用される．

❖ 栄養必要量と組成
- エネルギー所要量の算定方法はクリティカルケアの項に示した．
- 静注用脂肪乳剤は血清トリグリセリド値が400mg/dL以下の場合に安全に投与できる．2週間以上の無脂肪栄養は，必須脂肪酸欠乏症を生じる危険性があるため進められない．
- 免疫増強経腸栄養剤（Immune-enhancing diet：IED）が有効であるというエビデンスは得られていない．

●慢性膵炎の栄養サポート

A 病態生理

- 膵組織の線維化,壊死が起こり,膵内外分泌機能の障害をきたす病態である.
- 進行例では,内分泌障害により糖尿病を合併することが多く,インスリン治療を必要とすることもまれではない.
- 外分泌障害により消化吸収障害が生じる.まず,脂肪の消化が障害される.脂肪便がみられ,脂肪と脂溶性ビタミンの吸収障害が起こる.次に,蛋白質の消化吸収が阻害され,PEMに至ることが多い.

B 栄養治療

❖ 食事療法

- 慢性膵炎の進行,急性増悪をできるかぎり予防する食生活,生活習慣を指導する.
- 飲酒,過食,過労を避ける.高脂肪食は摂取しない.
- 5〜7日間にわたる経口摂取不能が予測される場合のみ,特別な栄養サポートが必要になる(急性膵炎参照).
- 耐糖能障害を合併する場合は,糖尿病に準じた栄養療法を行う.

❖ 薬物療法

- 消化吸収障害に対し,リパーゼを含む消化酵素薬を十分投与する.
- 制酸薬を投与し,胃酸による消化酵素の失活化を防ぐ.
- 増悪時には,鎮痙薬や蛋白分解酵素阻害薬が用いられる.
- 耐糖能障害を合併する場合は,糖尿病に準じた薬物療法を行う.

(長谷部正晴)

12 心不全

●心不全の栄養管理へのアプローチ

❖心不全の定義と分類
● 心不全は,心臓のポンプ機能が低下し,末梢主要臓器の酸素需要量に見合うだけの血液量を絶対的に,また相対的に拍出できない状態であり,肺または体静脈系にうっ血をきたし,生活機能に障害を生じた病態と定義される臨床症候群である.
● 心不全は,うっ血や浮腫の有無だけに基づいて定義されるべきではなく,急性か慢性か,左心不全か右心不全か,収縮不全か拡張不全か,臓器灌流障害があるかないかなど,さまざまな特性を含めたものである.本稿では,慢性心不全を中心にとりあげる.
● 心不全症状は,呼吸困難,動悸,浮腫などが一般的であるが,それらは分子レベル,内分泌レベルおよび生体力学レベルでの複雑な相互作用の結果として生じる.

❖心不全における液性因子
● 心筋収縮力低下や拡張機能障害に起因して生じる交感神経系やレニン・アンジオテンシン系の亢進,血管収縮による後負荷の増加による心筋障害の進展という悪循環サイクルが重要である.
● 強心薬,血管拡張薬,神経体液因子阻害薬が検討された結果,現時点ではACE阻害薬/アンジオテンシン受容体拮抗薬,抗アルドステロン薬,β遮断薬などの神経体液因子阻害薬に予後改善効果が認められる.
● 心不全(心機能低下)に伴って上昇してくる各種神経体液因子を,レニン・アンジオテンシン系や交感神経系などのCardiotoxic factor(体液貯留,血管収縮)とCardioprotective factor(体液排泄,血管拡張)の2つに分けて心不全の進展や病態を考えると,いわゆる代償破綻をきたした重症心不全では両者のバランスは,Cardiotoxic factor > Cardioprotective factorとなる(図1).

```
┌─────────────────────────────────────────────────────────┐
│  心臓血管保護性因子              心臓血管毒性因子          │
│  （Cardioprotective factor）    （Cardiotoxic factor）   │
│  （血管拡張，水，ナトリウム排泄）  （血管収縮，水・ナトリウム貯留）│
│                                                         │
│        ▲                              ▲                 │
│     ナトリウム利尿ペプチド系                              │
│     （ANP，BNP，CNP）                                    │
│     プロスタグランジン                                    │
│     （PGE₂，PGI₂）              交感神経系                │
│     内皮由来弛緩因子            レニン・アンジオテンシン・   │
│     （EDRF，NO）               アルドステロン系           │
│     アドレノメデュリン          アルギニン バゾプレッシン    │
│                               エンドセリン-1             │
└─────────────────────────────────────────────────────────┘
```

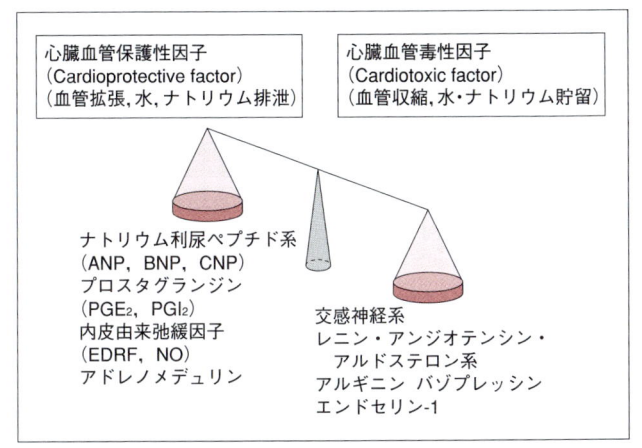

図1 慢性心不全における神経体液因子

- 心房性ナトリウム利尿ペプチド（Atrial natriuretic peptide：ANP）は主に心房由来で循環血液量の指標，脳性ナトリウム利尿ペプチド（Brain natriuretic peptide：BNP）は主に心室由来で心室筋のストレッチ-前負荷（左室拡張末期圧）の指標であるが[1]，腎機能低下により上昇することも考慮する必要がある．
- 推定糸球体濾過（Glomerular filtration rate：GFR）が60mL/分の患者では，BNPの値は左室拡張末期圧が同程度で，心臓からの分泌量が同じでも，腎排泄の低下により約2倍程度上昇することがあるので注意が必要である（図2）[2]．

❖ 一般管理と薬物管理

- 血行動態異常とともに，神経体液性因子（バイオマーカーとも称される）の活性化により水，ナトリウム貯留のコントロールは一般管理と薬物療法に分けることができる．
- 一般管理において重要なことは，患者とその家族，ならびにその他の介護者に対して，慢性心不全の特徴，心不全が増悪した際の症候，薬物治療の目的と意義について十分に理解してもらう必要がある．
- 体重測定を毎日行い，日常生活における塩分・水分制限，活

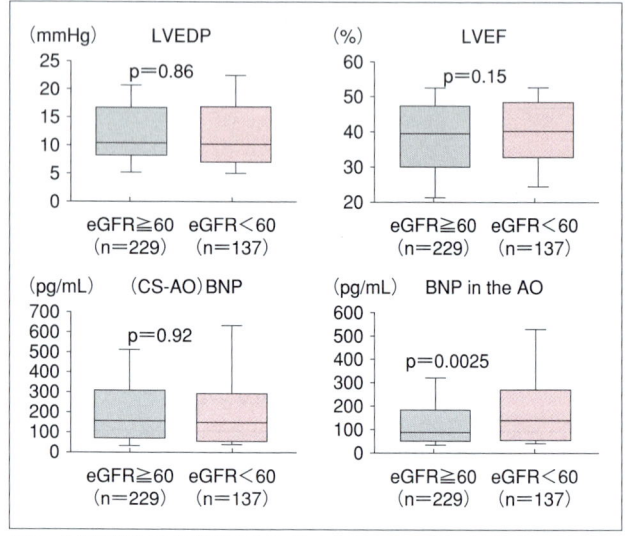

図2 血行動態とBNP濃度の比較-推定GFRによる比較(文献2より改変引用)
CS=冠状静脈洞,AO=大動脈幹,LVEF=左室駆出率,LVEDP=左室拡張末期圧

動制限,禁煙,禁酒の指導をする.
- 薬物管理では,規則的に服薬するといった自己管理の重要性と責任の明確化が望まれる.高血圧を合併していれば,体重測定に加え,家庭血圧測定が望ましい.今後人口の高齢化に伴い心不全患者が増加するのは間違いなく,ますます一般管理と薬物療法を一体化させた医療が医療経済的にも必要となってくる(表1).

A 心不全症状の理解

- まず心不全の病態生理を明確に,わかりやすく説明すること.
- 心不全が再入院や生命予後に関して不良な病態であることを説明する.

- 用語の説明は慎重に行い,心不全とは心臓のポンプとしての

表1 患者教育とカウンセリングの内容

```
一般的内容
  心不全に関する説明
  予測される症状と心不全の悪化を示す症状
  心理的反応
  毎日の体重測定による自己観察
  症状が悪化した場合の行動計画
予後
  将来に対する指示
食事内容に関する指導
  塩分の制限
  水分の制限
  アルコールの制限
  コンプライアンスを維持する戦略
活動度と運動
  仕事と余暇の行動
  運動プログラム
  性行動
  コンプライアンスを維持する戦略
薬物療法
  各薬剤の性質と用量,副作用
  煩雑な投与計画への対処
  コンプライアンスを維持する戦略
  費用の問題
```

予備能力の低下を示すものであることを強調する必要がある.
- 予備能力の低下は,激しい動作を行う能力が落ちることを意味している.
- 多くの患者においては,安静時や日常生活は正常,またはほぼ正常なレベルにある.
- 患者教育にあたり,心不全で予想される症状と,心不全が悪化したときの症状を区別することが重要である.
- 患者は,労作時の呼吸困難の進行や,起座呼吸または発作性夜間呼吸困難の突然の変化は,予想されないことが多いことを理解しておく必要がある.
- 心不全の悪化を示す症状が出た場合には,直ちに医療機関に連絡して,不必要な入院や合併症を避ける指導をすべきである.
- 自己管理の目標の一つに,体液貯留が症状悪化につながることを患者に理解させ,早めに治療を受けさせさせることで入院を回避することができる.
- 心不全入院患者の約60%が過度のナトリウム貯留による容

量負荷が誘因とされる．したがって，患者には，洗面所に体重計をおいて，毎朝（排尿後の朝食前）体重を測定するように指導すべきである．食事内容による指導は，心不全をきたした基礎疾患により異なることがあるが，塩分制限と水分制限については共通である．

B 一般的生活指導

❖ 食塩制限
- 心不全増悪の予防に最も重要なのは患者自身の摂生である．
- とくに，風邪をひかない，飲水制限・塩分制限を守る，疲れすぎないことが，心不全増悪の予防の3大原則とされている．
- 心不全患者において食事指導は非常に重要である．食事指導の中でも最も重要なものは，塩分・水分の摂取制限，中でも塩分制限である．
- 日本人の食塩摂取量は欧米に比べて比較的多く，1日10～15gとされているが，1日10g以下に制限するのが生活習慣病のためにもよいし，心不全においては，さらに厳重な食塩制限が必要と考えられる．
- 現在の食品の表示は塩分量（NaCl）ではなくて，ナトリウム量（Na）について記載されているのがほとんどで，注意が必要である．
- 1つの目安として，軽症心不全で1日6～9g，中等度心不全で5～6g，重症心不全で5g以下に制限する．しかし，一方であまり厳重な塩分制限は，食欲の減退をまねき，コンプライアンスの低下につながる可能性もあるといわれている．
- 塩分・水分の摂取制限は重要であるが，季節変動もあり体重測定とあわせて指導した方がよい．水分制限は，入院患者や重症患者においては1日700～1,000 mLに制限した方がよいが，外来で中等症までの患者においては，食塩制限と体重測定がある程度守られていれば，水分制限はさほど重要ではない．

❖ 嗜好品，食事
(1) アルコール
- 心不全患者においては一般に禁酒を薦めたほうがよい．

- 少量のお酒は，血管拡張作用と精神緊張緩和作用があるので，心不全の病態には良い作用を及ぼす可能性もある．しかし，多量の飲酒は，逆に心筋障害や不整脈を惹起する．
- タバコは禁忌としても，飲酒習慣のある患者には，ビールなら中瓶1本まで，日本酒なら1合を上限として，毎日の飲酒はさけるように指導した方がよい．

(2) タバコ
- 喫煙によるリラックス効果があることは確かであるが，タバコに含まれているニコチンによる血管収縮と心拍上昇作用により，心不全を増悪させる．
- 喫煙によって動脈硬化が促進され，心不全の基礎疾患としての虚血性心疾患の誘因となる．したがって，循環器疾患や心不全の有無にかかわらず，禁煙を指導する方がよい．

(3) 食事
- カロリーのとりすぎ，とくに嗜好品のとりすぎによる肥満や糖尿病，塩分のとりすぎによる高血圧，食事の偏りによる高コレステロール血症などは，すべて心不全を増悪させる．とくに塩分制限が重要な摂生項目である．
- 外食では塩分をとりやすく，例えば，豚骨ラーメン1杯の塩分含有量は約7gであり，心不全患者のほぼ1日量に相当する．減塩食でのもの足りなさは，舌の慣れの問題であるので，香辛料，だしなどの工夫が可能である．
- 禁煙すると，微妙な味に対する感覚が敏感になるので，減塩が苦にならなくなる．
- 一般大衆を対象とする疫学的研究では，肥満は動脈硬化による心臓病のリスクであり，心不全発症のリスクとされる．ところが，興味深いことにいったん心不全を発症すると，心臓悪液質（Cardiac cachexia）でやせた患者の予後が最も悪く，肥満傾向のある患者の予後はむしろよいとされる．

❖ 運動
- 適切な運動により，全身の筋肉の酸素利用効率が改善し，かつ心機能が改善することが報告され，運動療法の有用性も報告

されている.
- 運動強度は，運動負荷試験の呼気ガス分析による好気的代謝閾値（Anaerobic threshold：AT）レベルが最適とされており，ATを超える運動では心不全が増悪しやすくなる.

C 心不全急性増悪要因とその季節変動

- 慢性心不全患者の急性増悪要因の多くは水分・塩分摂取過剰や感染などであるが，季節的変動も認められる（表2，図3）.

表2　慢性心不全の急性増悪要因

● 感染
● 水分・塩分過剰摂取
● 過労
● 内服薬中断
● 新たな不整脈
● 脱水
● 虚血

❖ 水分・塩分摂取過剰
- 急激かつ高度な循環血液量の増加は，左心室拡張末期圧の上昇（BNP上昇）をきたす.とくに，左室肥大性疾患に代表される左室拡張障害心の心不全では，この循環血液量の増加を抑制することが重要である.
- 一般に，外気温の上昇とともに不感蒸散による体水分の喪失が増大し，春および夏の飲水量が増加する.水分・塩分過剰摂取による心不全の増悪は外気温が上昇し始めるが，いまだ発汗量が多くない春に多い傾向にある[2].

❖ 感染
- 感染は，代謝亢進，発熱，頻脈を招来する.代表的な急性心不全増悪の要因の一つである.とくに，肺炎などの呼吸器の感染は直接に低酸素血症をまねき，重要な心不全急性増悪因子である.これは慢性心不全例，とくに弁膜症例では，慢性の肺高血圧を合併する例が多く，それによる器質的な肺微細構造の変化を伴い，とくに冬・早春には感冒から肺炎などをきたしやす

いので，それによる心不全増悪をきたしやすいものと考えられる（図3）[2]．
・インフルエンザワクチンの接種により，高齢者の心不全増悪が減少することが報告されている．感染は摂生不足による可能性はあるが，各急性増悪要因との関連性は乏しいため，環境要素および偶発的な要因が大きいと考えられる．

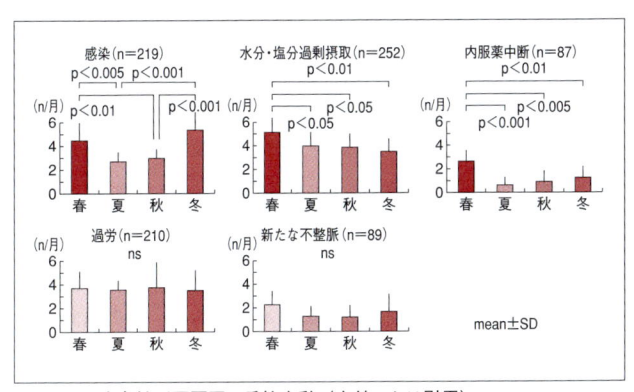

図3 心不全急性増悪要因の季節変動（文献2より引用）

D 入退院を繰り返す患者の管理上の特徴

❖ 入院回数による差異

- 再入院回数ごとの急性増悪要因の推移によると，水分・塩分過剰摂取と過労は，入院を繰り返すごとに有意に減少する．これは，患者の摂生不足に対する教育効果の現れであると理解できる．しかし，4回目以上の入院時には3回目と比べて水分・塩分過剰摂取，過労を多く認め，内服薬中断も増加傾向にある．
- 4回以上入院を繰り返した患者の入院ごとの急性増悪要因は，初回入院時から水分・塩分過剰摂取，過労，内服薬中断という摂生不足を比較的高率に認め，これらは初回入院から再入院を繰り返しても減少しない．すなわち，4回以上再入院を繰り返す患者は摂生不足に対する教育効果が現れていないと考えられる．
- したがって，慢性心不全の急性増悪を繰り返す患者群では，

一般に，入院回数により急性増悪要因に大きな差があるが，入院を繰り返す患者は，摂生不足（水分・塩分過剰摂取，過労，内服薬中断）が重要な要因であり，患者・家族のみならず，栄養管理士，看護師（訪問看護）などのコメディカルを含めた『チーム医療』による，トータルケアが再増悪予防に必須である．

❖基礎心疾患による差異
- 弁膜症例の最も重要な心不全急性増悪要因は感染であり，入院を繰り返すごとに，この傾向はいっそう顕著となるので，弁膜症例の反復入院例には，感染，とくに呼吸器感染に留意するように指導すべきである．
- 陳旧性心筋梗塞例では，初回入院時からの急性増悪要因の推移は，対照群および対象例全体の平均とほぼ同様である．
- 左室肥大性疾患例の最も重要な心不全急性増悪要因は，水分・塩分過剰摂取を代表とする摂生不足であり，この傾向は入院を繰り返しても減少せず，4回以上の入院にはこの傾向はより顕著になる．
- 左室駆出率の良好な左室肥大性疾患例で反復入院する患者には，生活管理を徹底的に指導すべきである．
- 拡張型心筋症例の再入院時には，他の基礎疾患と異なり，摂生不足による心不全急性増悪は少ないので，教育効果は十分に認められる．一方，新たな不整脈による心不全急性増悪が多く，これに対する対策が重要である．

E おわりに

- 患者・家族に，慢性心不全の特徴，心不全が増悪した際の症候，栄養管理-薬物治療の目的と意義について，理解してもらう必要がある．
- 日常生活における塩分-水分，活動制限，禁煙，禁酒の個別指導をする．
- 今後人口の高齢化に伴い心不全患者が増加するのは間違いなく，一般管理と薬物療法を一体化させた「チーム医療」による，トータルケアが医療経済的にも必要となってくる．

文献
1) 蔦本尚慶,斎藤能彦編集:新BNPと日常診療,南江堂,2005.
2) Tsutamoto T et al：Relationship Between Renal Function and Plasma Brain Natriuretic Peptide in Patients with Heart Failure. J Am Coll Cardiol 47：582-586, 2006.
3) 佐々木達哉,柳谷良裕,久保 隆他:急性増悪を繰り返す慢性左心不全患者の増悪要因. J Cardiol 31：215-222, 1998.

(蔦本尚慶,堀江 稔)

MEMO

13 メタボリックシンドローム（肥満，高血圧，糖尿病，脂質異常症，高尿酸血症）

●メタボリックシンドロームとは

❖メタボリックシンドロームの定義
- 内臓脂肪の蓄積と，それを基盤にしたインスリン抵抗性および糖代謝異常，脂質代謝異常，高血圧を複数合併するマルチプルリスクファクター症候群で，動脈硬化になりやすい病態．

❖メタボリックシンドロームの診断基準

『必須項目』	腹腔内脂肪蓄積　ウエスト周囲径　男性≧85cm 　　　　　　　　　　　　　　　　　　女性≧90cm （内臓脂肪面積　男女とも≧100cm^{2}に相当）
	＋
『選択項目』 これらの項目の うち2項目以上	リポ蛋白異常　高トリグリセリド血症　≧150mg/dL 　　　　　　　かつ/または 　　　　　　　低HDLコレステロール血症　＜40mg/dL
	血圧高値　収縮期血圧　≧130mmHg 　　　　　かつ/または 　　　　　拡張期血圧　≧85mmHg
	高血糖　空腹時高血糖　≧110mg/dL

- CTスキャンなどで内臓脂肪量測定を行うことが望ましい．
- ウエスト径は立位，軽呼気時，臍レベルで測定する．
- 脂肪蓄積が著明で臍が下方に偏位している場合は，肋骨下縁と前上腸骨棘の中点の高さで測定する．
- メタボリックシンドロームと診断された場合，糖負荷試験がすすめられるが診断には必須ではない．
- 高トリグリセリド血症，低HDLコレステロール血症，高血圧，糖尿病に対する薬剤治療を受けている場合は，それぞれの項目に含める．

（メタボリックシンドローム診断基準検討委員会：メタボリックシンドロームの定義と診断基準．日本内科学会雑誌 94 (4)：188-203, 2005）

●メタボリックシンドロームに対する栄養管理

- メタボリックシンドロームに特化した栄養管理法はない．
- メタボリックシンドロームはシンドローム（症候群）であり，おのおのの病態に応じた栄養管理を矛盾することなく組み合わせることによって適切な栄養管理法とすることができる．

●各疾患ごとの栄養管理の考え方

❖糖尿病
（1）糖尿病に対する食事療法（いわゆる糖尿病食）について
- 糖尿病では食事療法こそが治療の基本中の基本であり，薬物療法より重要である．
- 設定された適正な摂取エネルギー（食事）量を守りながら，いろいろな食品をバランスよく摂取することが大切である．
- 食べていけない食品は原則としてないが，設定されたエネルギー量の中で必要とするすべての栄養素を摂るようにバランスを工夫する必要があり，結果としてその食品の摂取量が制限される可能性はある．
- 糖尿病食は特別な治療食ではなく，単に量とバランスの取れた食事であるので，家族と一緒に食べることができる．

（2）糖尿病食の設定
- 標準体重と活動量から必要なエネルギーを計算し，適正な1日の摂取エネルギー量を設定する．

1日に必要なエネルギー（kcal）＝標準体重（kg）×標準体重1kg当たりに必要なエネルギー

◇標準体重＝［身長（m）］×［身長（m）］×22

◇活動別・標準体重1kg当たりの1日に必要なエネルギー
　軽労働（デスクワークの多い事務員，技術者，管理職など）
　　　　　　　　　　　　　　　　　　　　　　　25〜30kcal
　中労働（外歩きの多い営業マン，店員，工員など）　30〜35kcal
　重労働（農業・漁業従事者，建設作業員など）　　35〜　kcal

- 摂取エネルギー量を求めたら，それを<u>バランスよく朝・昼・夕の三食に分配</u>し，さらに三大栄養素のバランスを取り，ビタミンやミネラルなどが不足しないよう配慮して献立を決める．
- この計算を容易にする目的で，<u>日本糖尿病学会が作成している食品交換表</u>（「糖尿病食事療法のための食品交換表」：文光堂）が一般的に用いられるが，これは糖尿病の食事療法において最も基本となるものであり，使いこなせるようにしておくことが望ましい．
- 食品交換表では<u>80キロカロリーのエネルギー量を『1単位』</u>として，さまざまな食品の1単位あたりの重量（グラム数）を明示してあり，さらに各食品を栄養上の特性によって下のように大きく<u>6つのグループ</u>に分けている．

◇食品交換表における食品の分類

表1	穀類・芋類・炭水化物の多い野菜・種実	炭水化物を主として供給する食品群
表2	果実類	
表3	肉・魚・卵・大豆製品・チーズ	蛋白質を主として供給する食品群
表4	乳製品	
表5	油脂類・多脂性食品	脂質を主として供給する食品群
表6	野菜・海藻・きのこ類	ビタミン・ミネラルを主として供給する食品群
	調味料	

- 同じグループの中であれば，<u>同じ単位数の食品どうしを取り替えて献立をたてることができる</u>しくみである．
- 食品交換表を上手く使いこなせば，栄養素のバランスを取りながら設定されたエネルギー量の献立を作る助けとなる．
- 以下に，それぞれの摂取エネルギー量における各表の配分例を示す．

◇1日あたりの摂取エネルギーと単位配分の例

摂取エネルギー (kcal→単位)	表1	表2	表3	表4	表5	表6	調味料 (単位)
1,200kcal→15単位	6.0	1.0	4.0	1.4	1.0	1.0	0.6
1,440kcal→18単位	8.0	1.0	4.5	1.4	1.5	1.0	0.6
1,600kcal→20単位	9.0	1.0	5.0	1.4	2.0	1.0	0.6
1,840kcal→23単位	12.0	1.0	5.0	1.4	2.0	1.0	0.6
2,000kcal→25単位	13.0	1.0	6.0	1.4	2.0	1.0	0.6

MEMO 食事療法を行ううえで,エネルギー制限以外に注意する点

　油脂類は過剰にならぬよう注意し,多価不飽和脂肪酸を多く含むものを使用する.
　砂糖などの単純糖質や砂糖を多く含む菓子類・清涼飲料水は極力控える.
　食物繊維を十分に摂取する.
　食事は規則正しく3回に分けて摂取し,外食は極力避ける.
　適量のアルコールは,食事療法が守れ,血糖コントロールを乱さないことを条件に認めてもよい.
　高血圧がある例では,腎症予防のために早期から塩分制限を行う.
　腎症が始まったらその進展を押さえるために,塩分と蛋白質を制限する.

- 食品交換表上で同じ分類の食品を同じエネルギー量(単位数)だけ摂取しても,血糖値に対する影響が違ってくる場合がある.さらに,全く同じ食品でもその摂取方法によって影響は変わってくる.
- 例えば,果物を固形のまま囓るより,ジュースにして飲む方が消化吸収が速く,体内に急速に吸収されるため,インスリンの分泌が追いつかずに極端な高血糖になる可能性がある.
- この場合には,吸収し終えると糖の供給が速やかに途絶えるため,急上昇した血糖値が短時間のうちに急降下する恐れもあり,高血糖と低血糖の両方の可能性を伴うことになる.
- 食事療法による治療が上手くいっているかどうかは,定期的に通院して血液検査で判定していく.

❖脂質異常症

(1) 脂質異常症に対する食事療法について

- 冠動脈の病気など明らかな動脈硬化性の疾患がない場合，脂質異常症の治療は生活習慣の改善と薬物療法が基本となる．
- 生活習慣の改善は，血中の脂質を下げるだけでなく，動脈硬化が進むのを防ぐのが目的であり，動脈硬化を促進するほかの要素（耐糖能異常，肥満，高血圧）なども改善できるよう生活を改善する．
- その主な内容は，①禁煙，②食生活の是正，③適正体重の維持，④運動の増加である．
- 中でもとくに重要なのが食生活の是正（食事療法）で，これは適正体重の維持とも深くかかわってくる．
- 食事療法は，次のように2つの段階をおって進められ，第1段階を行っても血液中の脂質が目標値に達しない場合に，第2段階へと移る．

◇脂質異常症における食事療法の基本

◎第1段階（総摂取エネルギー，栄養素配分およびコレステロール摂取量の適正化）

1) 総摂取エネルギーの適正化
  適正エネルギー摂取量＝標準体重*×25〜30（kcal）
  *標準体重＝[身長 (m)] × [身長 (m)] × 22 (kg/m^2)

2) 栄養素配分の適正化
  - 炭水化物：60％
  - 蛋白質：15〜20％（獣鳥肉より魚肉・大豆蛋白を多くする）
  - 脂肪：20〜25％（獣鳥性脂肪を少なくし，植物性・魚類性脂肪を多くする）
  - コレステロール：1日300mg以下
  - 食物繊維：25g以上
  - アルコール：25g以下（他の合併症を考慮して指導する）
  - その他：ビタミン（C，E，B$_6$，B$_{12}$，葉酸など）やポリ

フェノールの含量が多い野菜・果物などの食品を多く摂る（ただし，果物は単糖類の含量も多いので1日80～100kcal以内が望ましい）．

第1段階で血清脂質が目標値とならない場合は第2段階へ進む．

◎第2段階（病型別食事療法と適正な脂肪酸摂取）

1) 高コレステロール血症（高LDL-コレステロール血症）が持続する場合
   ・脂質制限の強化：脂肪由来エネルギーを総摂取エネルギーの20％以下
   ・コレステロール摂取量の制限：1日200mg以下
   ・飽和脂肪酸/一価不飽和脂肪酸/多価不飽和脂肪酸の摂取比率：3/4/3程度

2) 高トリグリセリド血症が持続する場合
   ・アルコール：禁酒
   ・炭水化物の制限：炭水化物由来カロリーを総摂取カロリーの50％以下
   ・単糖類*：可能なかぎり制限，できれば1日80～100kcal以内の果物を除き調味料のみでの使用とする．
     *単糖類：最も簡単な基本構成単位でできている糖類．果糖，ブドウ糖，ガラクトースなど．

3) 高コレステロール血症と高トリグリセリド血症がともに持続する場合
   1) と2) で示した食事療法を併用する．

4) 高カイロミクロン血症の場合
   ・脂肪の制限：15％以下

（日本動脈硬化学会：動脈硬化性疾患診療ガイドラインより）

・下の表に,脂質異常症の代表的な3つのタイプと,それぞれに適した食事のポイントを記す.

食事のポイント	コレステロールのみ高い	中性脂肪のみ高い	両方とも高い
エネルギー量の制限	○	○	○
コレステロールを多く含む食品の制限	○		○
食物繊維の摂取を増やす	○		○
P/S比を上げる*	○	○	○

*P/S比:血中コレステロールを低下させる作用がある多価不飽和脂肪酸(P)と,増加させる作用がある飽和脂肪酸(S)の摂取比率.

甘い食品(糖分)の制限		○	○
アルコール類の制限(医師の許可)		○	○

MEMO 食事以外に改善すべき生活習慣

タバコ(禁煙).

タバコは,動脈硬化だけでなく,がん,呼吸器疾患などのためにも止めるべき.

運動量を増やす.

これは,動脈硬化性の疾患が潜んでいないかどうかを十分に調べた後に指導され,一人ひとりに適した運動を毎日の生活に取り入れる.

いわゆるスポーツや運動だけでなく,日常生活で身体活動を増やすための工夫がとても重要である.

どんな運動をどのくらいしたら良いのかについては,有酸素運動を中心に,1日30分以上,週3回以上をめざす.

運動療法指針

運動強度*	最大酸素摂取量の約50%
量・頻度	30〜60分/日 週3回以上
種類	速歩,ジョギング,水泳,サイクリングなど

*簡易法による運動強度50%時の心拍数の目安
 心拍数(脈拍/分)=138ー(年齢÷2)

(日本動脈硬化学会:動脈硬化性疾患診療ガイドラインより)

適正体重の維持.
　太りすぎると，内臓に脂肪がたまって血液中の脂質代謝の異常や耐糖能異常などが起こり，動脈硬化を促進するので，適正体重を維持することは脂質異常症の治療，動脈硬化の予防のためにも，重要なポイントの一つである（次項に関連）.

- どうしても生活習慣が改善できない人や，生活習慣を改善しても血中脂質の数字が高いまま下がらないときには，動脈硬化，さらに心筋梗塞や脳梗塞へと進む危険性が高くなるので，薬物療法も行う.
- 家族性高コレステロール血症の場合には，最初から薬物療法を開始する.
- 一般の脂質異常症の場合は，食事療法を3〜6ヵ月くらい続けてもコレステロール値や中性脂肪値が下がらない場合に，薬物療法を開始する.
- 薬物療法を開始するかどうかの判断は，症状やそれまでの治療の実践程度によって医師が行う.
- 生活習慣の改善や食事療法，運動療法等を行うことの効果は，コレステロールの合成や処理のシステムを調節し，正しい状態に戻そうというものであり，薬物療法を開始しても継続する必要がある.

❖ 肥満

(1) 肥満度と肥満

- 肥満度は，一般的に以下のような方法で身長と体重から計算される.

◇ 標準体重の計算

Broca変法　　　標準体重 [kg] ＝（身長 [cm] − 100）× 0.9
（ただし，身長が150cm程度以下の場合は身長 − 100を使用）

BMI法　　　　標準体重 [kg] ＝身長 [m] ×身長 [m] × 22 [kg/m²]
（Body mass index）

◇肥満度

標準体重比
- −20％未満　　　　　痩せ過ぎ
- −20％〜−10％　　　痩せ気味
- −10％〜＋10％　　　適正
- ＋10％〜＋20％　　　肥満気味
- ＋20％超　　　　　　太り過ぎ

MEMO　BMI（Body mass index：体格指数）について

BMI（kg/m²）＝体重（kg）÷身長（m）÷身長（m）．

統計的に，BMIが22.0前後の人が最も病気になりにくく，死亡率も低く，理想的とされる．

これを基準にした標準体重が日本肥満学会から推奨されている（1999）．

判定	やせ (低体重)	ふつう	肥満Ⅰ度	肥満Ⅱ度	肥満Ⅲ度	肥満Ⅳ度
BMI (kg/m²)	18.5未満	18.5以上 25.0未満	25.0以上 30.0未満	30.0以上 35.0未満	35.0以上 40.0未満	40.0以上

- 本当の意味での肥満とは，体の中で脂肪の割合（体脂肪率）が多すぎる状態を指すのであるが，上の方法では正確には判定できない（例えば，スポーツ選手などで筋骨隆々となったために体重が増えている人は肥満と判定されてしまい，逆に見かけは太っていないが，筋肉が少なく脂肪が多い不健康な体質の人が正常とされてしまう）．
- そこで，肥満の正確な判定には体脂肪率を測ることが必要になるが，現在では身体のもつ電気抵抗（インピーダンス）から体脂肪率を簡便に測定する器械（体脂肪率計）が普及しており，家庭でも測定できるようになってきた．

(2) 肥満に対する食事療法について

- 日本肥満学会から，新しい肥満症治療の指針「肥満症治療ガイドライン2006」が出版され，これによると肥満症の食事療法は1,800〜1,000kcal/dayの肥満症治療食と，600kcal/day以下の超低エネルギー食（Very low calorie diet：VLCD）とに分

類されている.

- 肥満症の食事療法を実施するにあたっては，肥満症を①脂肪細胞の質的異常による肥満症（糖尿病，脂質異常症，高血圧，高尿酸血症，脂肪肝，冠動脈疾患，脳梗塞）と，②脂肪組織の量的異常による肥満症（整形外科的疾患，睡眠時無呼吸症候群，月経異常）の2つに分け，①の脂肪細胞の質的異常による肥満症では緩やかな肥満症治療食1,200〜1,800kcal/dayを，②の脂肪組織の量的異常による肥満症では厳しい肥満症治療食1,000〜1,400kcal/dayを用いる.
- メタボリックシンドロームは①の脂肪細胞の質的異常による肥満症となり，1,200〜1,800kcal/dayを基本治療食として用いる.
- 糖尿病治療のための食品交換表などを活用すると便利である.
- 1,000kcal/day未満の食事では，蛋白質，ビタミン，ミネラルが不足するので，これらに配慮して常食形体の日本食化超低エネルギー食あるいはフォーミュラ食を使用する.

MEMO フォーミュラ食とは
蛋白質を主原料に，炭水化物，脂質を最低に抑え，ビタミン，ミネラルを必要十分に含んだ規格食品. 生体の機能を正常に維持しながら，体蛋白の崩壊を最低に抑え，過剰な脂肪を効率よく燃焼させるために調整されている.

- 超低エネルギー食（VLCD）は600kcal/day以下の食事をいい，BMIが30（kg/m^2）以上で健康障害を伴い，迅速かつ大幅な体重減少が必要なときに用いる.
- VLCDは30〜70gの生物価の高い良質の蛋白質と30〜45gの炭水化物を主成分とし，必要量の必須脂肪酸，ビタミン，ミネラル，電解質を加えたもので，VLCDの規格食品としてオプティファースト®，オベキュア®，マイクロダイエット®などが発売されている.
- VLCDの減量効果は大きいが，尿酸値やケトン体などの血液検査や血圧，心電図など，厳重な医療の管理下に実施する必要があり，通常は入院治療で行う.
- 肥満症には,まとめ食い,早食い,間食を好む,夜食を摂るなど,

脂肪蓄積につながる不適切な食習慣をもつ人が多いので，これらを是正して正しい食習慣を確立していくことも重要である．

❖ 高血圧
(1) 高血圧症に対する食事療法について
- 高血圧の発症には遺伝素因と環境要因が関与しており，環境要因は，主として社会の文明化に伴う生活習慣の変化によるものである．
- 減塩・減量・節酒や運動などの生活習慣の修正（非薬物療法）はそれ自体で降圧効果が認められるだけでなく，降圧薬の作用を増強させる効果があり，降圧薬減量の一助となりうる．
- また，高血圧以外の心血管疾患，危険因子（糖尿病，脂質異常症など）の合併を予防するという目的からも，原則としてすべての高血圧患者に対して教育・指導すべきである．

◇生活習慣の修正項目（日本高血圧学会「高血圧治療ガイドライン2004」）

---

①食塩制限6g/日未満
②野菜・果物の積極的摂取＊
　コレステロールや飽和脂肪酸の摂取を控える
③適正体重の維持：BMI（[体重（kg）]÷[身長（m）]÷[身長（m）]）で25（kg/m^2）を超えない
④運動療法：心血管疾患のない高血圧患者が対象で，有酸素運動を毎日30分以上を目標に定期的に行う
⑤アルコール制限：エタノールで男性は20〜30mL/日以下，女性は10〜20mL/日以下
⑥禁煙
生活習慣の複合的な修正はより効果的である
＊ただし，野菜・果物の積極的摂取は，重篤な腎障害を伴うものでは，高カリウム血症をきたす可能性があるので推奨されない．また，果物の積極的摂取は摂取カロリーの増加につながることがあるので，糖尿病患者では推奨されない．

(2) 高血圧症に対する食事療法の注意点

- 現在，食品の栄養表示は食塩でなくナトリウム（Na）（mg/100gあるいはmg/100mL）表示となっている．
- 食塩摂取量（g/日）での食事指導が広く普及していることから，食品の栄養表示は食塩（g/100gあるいはg/100mL）表示としてわかりやすくすべきである．
- Naと食塩相当量の関係は食塩相当量（g）＝Na（mg）× 2.54÷1,000で表される．
- なお，食塩による血圧上昇の程度（食塩感受性）には個人差があり，高血圧家族歴のある者や高齢者などで顕著である．
- 本邦の研究では，食塩感受性高血圧患者の心血管合併症の頻度は高く，これは糸球体内圧の上昇や血圧日内変動の異常などが関与し，これらの異常は減塩で改善する．
- しかし，現在のところ日常診療において食塩感受性を調べるための簡便な検査法はなく，さらに食塩は血圧に無関係に心血管などを障害することが明らかになってきたので，高血圧患者に限らず社会全体で一律に減塩を目指す必要がある．

❖ 高尿酸血症

(1) 高尿酸血症に対する生活指導について

・高尿酸血症・痛風が代表的な生活習慣病であることを認識するなら,生活習慣の是正を目的とした非薬物療法としての生活指導の役割は限りなく大きい.

・高尿酸血症への生活指導は,食事療法,飲酒制限,運動の推奨が中心となる(下表).

◇高尿酸血症の生活指導(日本通風・核酸代謝学会「高尿酸血症・通風の治療ガイドライン」)

①肥満の解消
②食事療法 　摂取エネルギーの適正化 　プリン体の摂取制限 　尿をアルカリ化する食品の摂取 　十分な水分摂取(尿量2,000mL/日以上)
③アルコールの摂取制限 　日本酒1合,ビール500mL,ウイスキーダブル1杯 　禁酒日2日/週以上
④適度な運動 　有酸素運動
⑤ストレスの解消

(2) 高尿酸血症に対する食事療法

・肥満傾向にある高尿酸血症患者に対しては,糖尿病患者に準じた摂取エネルギーの適正化が食事療法の第一の目的として挙げられる.

・食品100g当たりプリン体を200mg以上含むものを高プリン食といい,動物の内臓,魚の干物,乾物など以下の表のようなものがある.

◇プリン体の多い食品と少ない食品（総プリン体表示）

プリン体含有量 （食品100g当たり）	食品名
きわめて多い （＞300mg）	鶏レバー，マイワシ干物，イサキ白子，あんこう肝酒蒸し，カツオブシ，ニボシ，干し椎茸
多い （200〜300mg）	豚レバー，牛レバー，カツオ，マイワシ，大正エビ，マアジ干物，サンマ干物
少ない （50〜100mg）	ウナギ，ワカサギ，豚ロース，豚バラ，牛肩ロース，牛肩バラ，牛タン，マトン，ボンレスハム，プレスハム，ベーコン，ツミレ，ほうれんそう，カリフラワー
きわめて少ない （＜50mg）	コンビーフ，魚肉ソーセージ，かまぼこ，焼竹輪，さつま揚げ，カズノコ，スジコ，ウインナソーセージ，豆腐，牛乳，チーズ，バター，鶏卵，とうもろこし，ジャガイモ，さつまいも，米飯，パン，うどん，そば，果物，キャベツ，トマト，にんじん，大根，白菜，ひじき，わかめ，こんぶ

- 食事療法では，プリン体の過剰摂取制限も行う．
- ただし，入院患者を除けば，厳密な低プリン食を毎日摂ることはまず不可能に近いため，高プリン食を極力控えるという指導が望ましい．
- 1日の摂取量がプリン体として400mgを超えないようにするのが実際的と思われる．
- 高プリン食には，尿の酸性度を高める傾向の強いものが多いが，食事療法ではそうした食品の制限にも力点をおく．

（月山克史）

14 癌（ターミナルケアを含む）

●癌栄養管理へのアプローチ

❖癌患者の栄養管理の特徴
- 癌症例の栄養管理は，周術期，化学療法施行時，および終末期で大きく異なる．

❖癌患者に栄養管理を行ううえで考えるべきこと
- 治療の対象である癌の病期を正しく把握する．
- 栄養スクリーニングを含めた栄養アセスメントの結果を勘案して，必要な症例に栄養療法を施行する．
- 心機能・呼吸機能などの臓器機能を包括的評価した全身状態を考慮し，策定された個々の癌の治療計画に沿って栄養管理計画を立てる．

A 治療方針別栄養療法の概略

(1) 周術期の栄養療法
- 基本的には

> 癌症例の周術期管理は，良性疾患に対する手術に対するものと同じである［☞ p180「第13章 ①周術期」参照］．

- 中等度以上の栄養障害があり，手術を延期することが許容される症例には

> 術前に施行する10〜14日の栄養療法が，術後合併症を減少させるために推奨される．

(2) 癌化学療法施行中の栄養療法［☞ p269「第13章 ⑮癌化学療法中の栄養管理」参照］．
- 根治目的の化学療法，術前補助化学療法（Neoadjuvant chemotherapy），術後補助化学療法，切除不能・再発癌に対する化学療法など，おのおのの化学療法の意義を理解して臨む．

- 化学療法施行患者にルーチンに栄養療法を施行する意義はない.
- 化学療法の消化管毒性のため中心静脈栄養法（Total parenteral nutrition：TPN）による栄養療法の施行を避けられない症例でも，回復の状態をみて常に経口摂取開始のタイミングを伺う.

(3) 進行・再発癌患者に対する栄養療法
- 進行・再発癌患者も，低栄養が原因で生命を脅かされることから回避される権利を有する.
- 余命が1ヵ月前後と推定される終末期（末期癌）症例には，徐々に栄養投与量と輸液量を減ずることが，浮腫や胸・腹水貯留の増悪防止につながる.

MEMO 末期癌とは
　末期癌の定義は明確ではない．化学療法や放射線療法などの積極的な治療にすべて不応性となっても，その症例を直ちに末期癌の範疇に入れることはできない．本項では，緩和医療以外の積極的治療を施行する意義が希薄になる，推定余命1ヵ月以内の症例を「末期癌」とする．

B 癌症例に対する栄養療法の実際（図1）

❖ 癌患者に対する栄養アセスメント
- 消化器手術の既往や消化管の機能を低下・廃絶させる疾患を有する症例には，切除部位もしくは罹患部位を念頭においた栄養アセスメントを行う.
- 上記に該当しない癌症例に対する栄養アセスメントは，一般の症例に施行するものと同じである.

MEMO 臓器切除の既往と栄養素の欠乏 [☞ p269「第13章 15 癌化学療法中の栄養管理」参照]

(1) 予定されている治療の内容を勘案した栄養アセスメント
- 手術を予定している症例に中等度以上の栄養障害を認めた場合には，創傷の治癒を阻害する特定栄養素の欠乏に注意する.

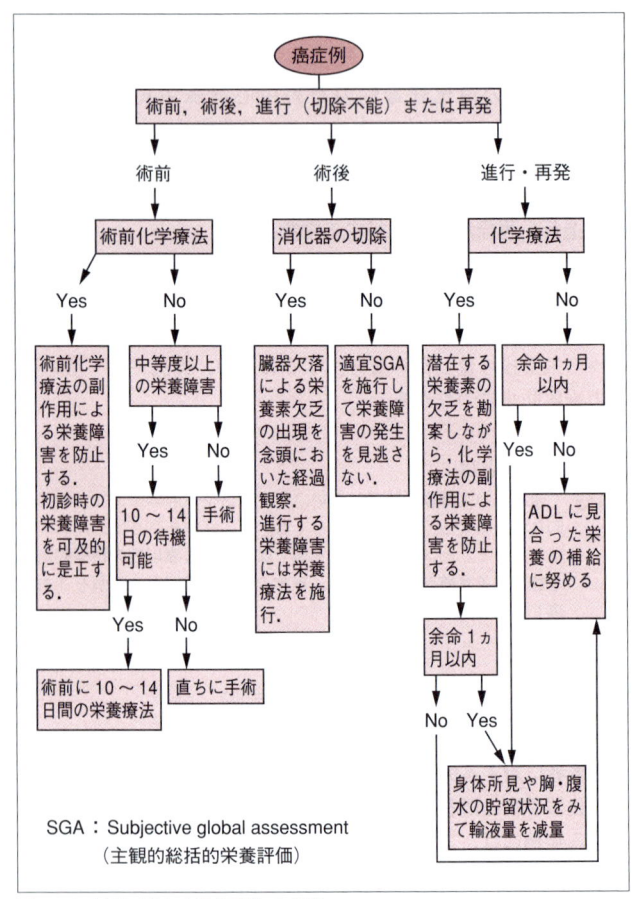

```
                            ┌─癌症例─┐
                    術前，術後，進行（切除不能）または再発
         ┌──────────────┼──────────────┐
        術前            術後          進行・再発
         │              │              │
      術前化学療法    消化器の切除      化学療法
      ┌──┴──┐      ┌──┴──┐       ┌──┴──┐
     Yes   No     Yes   No      Yes   No
```

図1 癌症例に対する栄養療法の実際

- 術前化学療法の副作用による栄養障害を防止する．初診時の栄養障害を可及的に是正する．
- 中等度以上の栄養障害
  - Yes: 10〜14日の待機可能
    - Yes: 術前に10〜14日間の栄養療法
    - No: 直ちに手術
  - No: 手術
- 臓器欠落による栄養欠乏の出現を念頭においた経過観察．進行する栄養障害には栄養療法を施行．
- 適宜SGAを施行して栄養障害の発生を見逃さない．
- 潜在する栄養素の欠乏を勘案しながら，化学療法の副作用による栄養障害を防止する．
  - 余命1ヵ月以内
    - No / Yes → 身体所見や胸・腹水の貯留状況をみて輸液量を減量
- 余命1ヵ月以内
  - Yes / No → ADLに見合った栄養の補給に努める

SGA：Subjective global assessment（主観的総括的栄養評価）

- 化学療法を予定している症例では，化学療法の施行によって重篤な副作用が現れる栄養素の欠乏に注意する．

MEMO 化学療法の施行で重篤な副作用が現れる栄養素の欠乏
→ [☞ p269「第13章 15 癌化学療法中の栄養管理」参照]

❖癌に対する栄養投与量の決定法

(1) 周術期の栄養療法 [☞ p180「第13章 ①周術期」参照]
- 術前化学療法によって栄養状態が悪化しないよう留意する.

(2) 癌化学療法施行中の症例に対する栄養療法 [☞ p269「第13章 ⑮癌化学療法中の栄養管理」参照]

(3) 薬物療法や放射線療法に不応性となった癌患者に対する栄養療法
- 外科的切除, 薬物療法, および放射線療法のいずれの適応がない癌症例でも, 適切な緩和医療と栄養療法で質の高い生存を得ることが可能である.
- 担癌生体の安静時消費熱量 (Resting energy expenditure: REE) は, 肺癌を除いて健常人と有意な差はない.

(Hansell DT et al:Ann Surg 203:240-245, 1986, Fredrix EW et al:Am J Clin Nutr 53:1318-1322, 1991, Reeves MM et al:Nutrition 22:609-615, 2006などを参照)

- 肺癌では安静時消費熱量が増加する.

(Jatoi A et al:Ann Thorac Surg 72:348-351, 2001, Staal-van den Brekel AJ et al:Thorax 52:338-341, 1997などを参照)

- 癌悪液質 (Cancer cahexia) に陥った症例では, 骨格筋量と体脂肪量双方の著明な減少が認められる.
- 癌悪液質に陥った症例でも, 適切な栄養療法で一時的に全身状態が改善し, QOLを改善できる可能性はある.

> **MEMO 癌悪液質 (Cancer cachexia) とは**
> 悪性腫瘍の進行に伴って生体の代謝が乱れ, その恒常性が失われた状態である. 進行性の体重減少を特徴とする症候群. 末期癌症例は, ほとんど例外なく癌悪液質の状態に陥っている.

- 余命が1ヵ月前後と考えられる症例には, 以後の栄養投与量, 輸液量を徐々に減ずることが望ましい.

> **MEMO Palliative prognostic index (PPI)**
> Palliative performance scale (PPS, 表1), 浮腫の有無, 経口摂取量などをスコア化し, その合計点から相当の正確性をもって進行癌症例の余命を推定できるとされている (表2).

表1 Palliative performance scale (PPS)

%	通院または入院状況	活動性病気の程度	介助	経口摂取	意識レベル
100	問題なし	活動性正常 病気は検出されず	不要	正常	正常
90	問題なし	活動性正常 病気の兆候あり	不要	正常	正常
80	問題なし	努力で正常の活動性 病気の兆候あり	不要	正常または減少	正常
70	制限される	正常の仕事、活動は不可能 病気の兆候あり	不要	同上	正常
60	制限される	趣味や家事も不可能 明らかな病気あり	時に介助が必要	同上	正常または錯乱
50	坐位または臥位	どんな作業も不可能 全身的な病気	相当の介助が必要	同上	同上
40	ベッド上のみ拘束	同上	主として介助で生活	同上	正常、錯乱または傾眠
30	同上	同上	すべて介助が必要	減少	同上
20	同上	同上	同上	ごく少量	同上
10	同上	同上	同上	口腔ケアのみ	傾眠または昏睡
0	死亡	—	—	—	—

(Anderson F et al：Palliat Care 12：5-11, 1996 より改変)

表2 Palliative prognostic index (PPI)

```
Palliative performance scale (PPS)
    10～20, 4点    ; 30～50, 2.5点   ; ≧60, 0点
浮腫
    なし, 0点     ; あり, 1点
経口摂取
    著しく減少, 2.5点 ; 減少, 1点    ; 良好, 0点
安静時呼吸困難
    なし, 0点     ; あり, 3.5点
せん妄
    なし, 0点     ; あり, 4点
```

上記の合計：＞6点, 余命3週未満；4～6点, 3～6週；
　　　　　＜4点, 6週以上
PPS：Karnofsky の performance scale を癌患者用に改変したもの
(Morita T et al：Support Care Cancer 7：128-133, 1999 より改変)

(Anderson F et al：Palliat Care 12：5-11, 1996, Morita T et al：Support Care Cancer 7：128-133, 1999などを参照)

- 末期癌症例では，輸液量を減ずることが末梢の浮腫の増悪抑制，腹水・胸水の増加の抑制につながる．
- 末期癌症例に対する過剰な輸液は，血清アルブミン値の低下から膠質浸透圧の低下をもたらす．

(Morita T et al：Ann Oncol 16：640-647, 2005, Morita T et al：J Pain Symptom Manage 31：130-139, 2006などを参照)

- 過剰な輸液は，末期癌症例の喘鳴を増悪させる恐れがある．

(Morita T et al：Palliat Med 14：19-23, 2002, Pereira J et al：Cancer 79：835-842, 1997などを参照)

- 末期癌症例では経腸栄養の施行が困難になることが多く，経腸栄養施行目的の胃瘻造設は控える．

❖癌に対する栄養療法のモニタリング

(1) 周術期の栄養療法のモニタリング［☞ p180参照］
(2) 癌化学療法施行症例に対する栄養療法のモニタリング［☞ p273参照］
(3) 進行・再発癌症例に対する栄養療法のモニタリング

- 癌悪液質に陥る前の症例には，健常人と同様のモニタリングを行う．
- 癌悪液質に陥ったと判断された症例では，輸液量の過剰による症状の有無やその程度に一層留意する．
- 末梢の浮腫の増悪や気道分泌の増加などを認めた場合，輸液量が過剰でないか確認する．

チーム医療

末期癌症例を含む進行・再発癌症例に質の高い生存を提供する緩和医療は，医学的に極めて深い意義をもつ．ここでも，緩和医療専門医と緩和医療専門薬剤師，緩和医療専門看護師に腫瘍内科医，腫瘍外科医，NSTを加えた緩和医療チームが情報を共有し，忌憚のない意見交換を行うことが重要である．

MEMO 癌患者の家族の心情

どのような病期にあっても,癌患者本人と同様に家族の病気への不安は大きい.したがって,家族の心情を十分に斟酌した対応が要求される.末期癌症例ではなおさらで,必要に応じて栄養療法の方針の適切性を十分に説明する.

(大村健二)

MEMO

15 癌化学療法中の栄養管理

●癌化学療法中の栄養管理へのアプローチ

❖癌化学療法を施行する患者に栄養管理を行ううえでまず考えるべきこと

- 初発癌では病悩期間中の経過を，再発癌では診断時から現在までの経過を把握する．
- 手術の既往，とりわけ消化器手術の既往を有する症例では，その術式や術後経過に関する情報を入手する．
- 癌の病期や期待される予後，施行される化学療法の目的（表1）などを理解する．

表1 癌の治療における化学療法の目的別分類

> Ⅰ．単独で悪性疾患を治癒に導くことを目的とする化学療法
>   例；白血病，悪性リンパ腫などに施行する化学療法
> Ⅱ．手術と対等の立場にあり，手術との併用で進行した悪性疾患を治癒に導くことを目的とする化学療法
>   例；進行卵巣癌の術前および/または術後に施行する化学療法
> Ⅲ．手術に先立って切除率や根治度の向上を目的とする化学療法（Neo-adjuvant chemotherapy）
>   例；進行肺癌，進行胃癌などの術前に施行する化学療法
> Ⅳ．根治手術後の再発率低下，および生存率の向上を目的とする化学療法（Adjuvant chemotherapy）
>   例；胃癌，大腸癌，肺癌などの根治術後に施行する化学療法
> Ⅴ．再発癌や切除不能癌のQOL改善や延命を目的とする化学療法

A 癌化学療法中の栄養管理の特殊性

❖癌化学療法の目的，癌化学療法の内容把握の必要性

- 癌化学療法の目的により，支持療法としての栄養療法に求められるものが異なる．

①白血病の根治を目指す化学療法では，中等度以上の消化管毒性が出現しても中心静脈栄養法（Total parenteral nutrition：TPN）などを施行して化学療法の可及的な継続を図る．

②術後補助化学療法で中等度以上の消化管毒性が出現した場

合，病理組織学的所見や年齢などを勘案して化学療法の中止も検討する．
③術前補助化学療法（Neo-adjuvant chemotherapy）中には，化学療法後に施行される手術が安全に行われるよう栄養療法にも配慮する．
・癌化学療法に用いるレジメンについて，出現する頻度の高い副作用を理解しておく．

(1) 進行癌
・進行癌症例では，腫瘍が原因となって進行する栄養障害や微量元素欠乏などを念頭に置く．
  ◇食道癌では低栄養と免疫能の低下をきたしやすい．
  ◇胃癌や大腸癌では，しばしば腫瘍からの出血が原因となって鉄欠乏性貧血をきたす．

(2) 再発癌
・再発癌症例では，手術の既往を勘案したうえで低栄養や微量元素欠乏の有無を正しく把握する（表2）．

表2　消化器癌手術後に認められる摂食・代謝・栄養障害とその原因

手術術式	摂食・代謝・栄養障害	原因
食道切除術	嚥下困難 体重の減少 鉄の吸収障害	逆流性食道炎，吻合部狭窄 1日摂取栄養量の減少 胃酸分泌の低下
胃切除術	経口摂取量の減少 体重の減少 ビタミンB_{12}の吸収障害 鉄の吸収障害 カルシウムの吸収障害	胃容積の減少，胃の喪失 1日摂取栄養量の減少 内因子分泌の低下，欠落 胃酸分泌の低下，欠落 胃酸分泌の低下，欠落
膵臓切除術	消化能の低下 耐糖能の低下	膵外分泌能の低下，欠落 膵内分泌能の廃絶（膵全摘術後）

B 癌化学療法中の栄養管理の実際

❖栄養療法の適応
・癌症例に栄養療法を行う適応は，ほとんどの場合，良性疾患と同様である．

(Klein S et al：Nutr Clin Pract 9：91-100, 1994参照)
- 癌化学療法施行症例にルーチンに栄養療法を施行する意義はない．

(ASPEN Board of Directors and the Clinical Guidelines Task Force：J Parenter Enteral Nutr 26：1SA-138SA, 2002参照)
- 進行・再発癌の癌化学療法中に補助的に施行するPNは有意義である．

(Shang E et al：J Parenter Enteral Nutr 30：222-230, 2006参照)
- 根治手術を予定している進行癌症例に中等度以上の栄養不良を認めた場合，10～14日の栄養療法が有益と考えられる．
- 術前に栄養療法を施行する場合，栄養療法を施行すること自体の危険性と手術を延期することの不利益を勘案しなくてはならない．
- 癌化学療法の消化管毒性によって必要栄養量を経口摂取で補給できなくなった症例は栄養療法の適応を有する．

❖栄養アセスメント
- 癌化学療法を施行する症例には栄養アセスメントを行う．
- 前述した微量栄養素の欠乏を見逃さないよう心がける．

MEMO 癌化学療法の効果と微量栄養素
5-フロロウラシル（5-FU）の主たる作用機序の一つにチミジル酸合成酵素（TS）阻害がある．5-FUがTSを阻害する際には還元型葉酸が必須である．したがって，TS阻害を目的として5-FUを投与する場合，しばしば還元型葉酸製剤が併用される．

MEMO ビタミンB_{12}欠乏症と葉酸
ビタミンB_{12}欠乏症と葉酸欠乏症は，ともに巨赤芽球性貧血や末梢神経障害を呈する．ビタミンB_{12}欠乏の末梢神経障害は血液像の異常に先行することがあり，ビタミンB_{12}を補充せずに葉酸を投与すると不可逆的に悪化する．したがって，癌化学療法に還元型葉酸製剤を用いる場合には，ビタミンB_{12}欠乏を除外する必要がある．

> **チーム医療**
>
> 癌化学療法を効果的かつ安全に施行するためには,多分野にわたる知識が必要である.腫瘍外科医,腫瘍内科医,癌化学療法を専門とする薬剤師,看護師にNSTを加えたチーム医療が威力を発揮する.中等度以上の栄養不良を認める症例のみならず,術後に栄養指導を必要とする症例も,術前からNSTの介入を受けることが望ましい.NSTスタッフと患者の間に早期から信頼関係が構築され,患者の安心感も得られる.

❖ **癌化学療法施行症例に対する栄養投与量の決定法(表3)**
- 癌化学療法施行中であっても,有意な消費エネルギー量の増加は認められない.

表3 目標栄養投与量(三大栄養素)

総投与熱量 　Hariss-Benedictの式とLongの方法で求める 　BEE×活動係数×ストレス係数*または25〜30kcal/kg(体重)/日 　BEE:Basal energy expenditure基礎消費熱量 　(*通常の化学療法1.0,骨髄移植後1.2) 蛋白質投与量 　通常の化学療法1.0g/kg(体重)/日 　骨髄移植後1.2g/kg(体重)/日 脂肪投与量 　総熱量の20〜25%

MEMO 目標栄養投与量に対する考え方
　総エネルギー必要量を正確に算出する方法はない.どのような方法で求めた値でも,それは消費熱量の推定値(目安)であることを忘れない.また,明らかに代謝亢進状態にある症例に投与熱量を上乗せしても,血糖の上昇を招いてむしろ生体に不利益になることすらある.消費量に見合うカロリーの投与は時として困難なのである.栄養投与量を調節しながら,生体を代謝亢進状態から脱却させる治療に傾注する.

- 水分量と電解質は,おのおのの必要量に喪失量を上乗せして投与する.

```
必要水分量(mL/日)=総カロリー投与量(kcal/日)
必要電解質量：
  Na ; 100〜120mEq/日
  Cl ; 100〜120mEq/日
  K  ;  40〜 60mEq/日
```

①消化管内に分泌される液の電解質組成から，それらの喪失量を推計する（表4）．
②嘔吐や下痢で失われた水分は，補充輸液で補うことを原則とする．
③喪失された水分量の把握が困難である場合，腎機能が正常であれば尿の比重が脱水の有無や程度の指標になる．

- カリウム，クロールがともに低値を呈するアルカローシスは，輸液にKClを添加することで改善する．
- 癌化学療法中のビタミン，微量元素投与量は一日所要量と同じに設定する．

表4 消化液の電解質組成と一日分泌量

分泌液	Na (mEq/L)	K (mEq/L)	Cl (mEq/L)	HCO_3 (mEq/L)	分泌量 (mL/日)
唾液	9	26	10	15	1,500
胃液	60	10	85	—	2,500
胆汁	140	5	100	30	500
腸液	140	10	100	25	3,000
膵液	140	5	70	70	700
尿	100	50	100	—	1,200

❖癌化学療法施行症例に対する栄養療法のモニタリング

- 癌化学療法中の栄養管理の目標は，より安全，かつ確実な化学療法の遂行である．
- 患者の愁訴には常に耳を傾ける．
- 高度な低栄養症例では，栄養療法開始時の低リン血症などRefeeding syndromeに注意する．
- 消化管毒性が出現した症例でも，安易に絶食とせずに管理栄養士と相談し，一部であっても経口摂取の継続に努める．
- 激しい嘔吐や下痢が認められる場合には，水・電解質バラン

スや血糖値に十分な注意を払う．
- どのような場合でも，単なる体重の増加を目標としない．

①骨格筋になんら負荷をかけずに体重の増加が得られても，それは体脂肪が増加した結果であると考えられる．

②進行・再発癌症例では，体重の増加が浮腫の悪化や胸水，腹水の増加によるものである可能性がある［☞ p262「第13章 癌」参照］．

- 消化管毒性で経口摂取が不可能になった症例でも，常に経口摂取再開の機会をうかがう．

（大村健二）

MEMO

16 褥瘡

●褥瘡ケアにおける栄養管理

❖褥瘡とは
● 褥瘡は別名「床ずれ」と呼ばれる．一般的には，寝たきり状態が原因となって，局所の皮膚に生ずる圧迫による阻血性の損傷，壊死をいう．深い褥瘡がいったんできると治療に困難を極めることが多く，褥瘡は作らないことが大切である．

❖褥瘡の要因と好発部位
● 褥瘡の発生には，局所の圧力だけでなくさまざまな要因が重なり合っており，治療に当たっては，その要因を分析して適切な対処が必要である（図1）．
● 好発部位は仙骨部，肩甲骨，腸骨，大転子部，踵部などである．

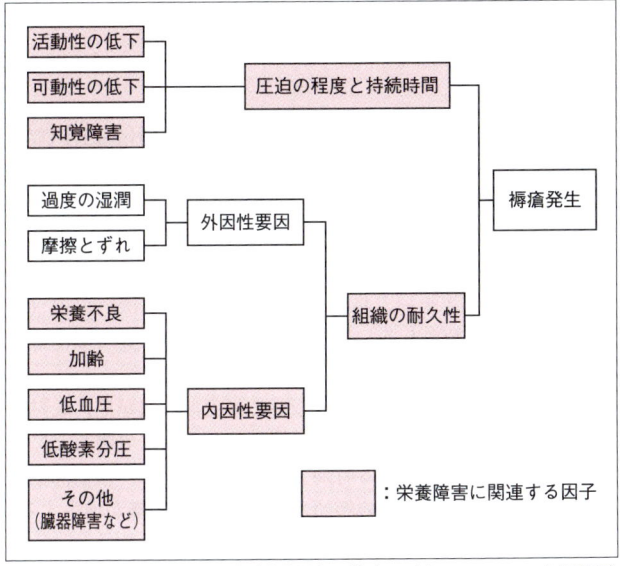

図1 褥瘡発生要因と栄養障害（栄養評価と治療 23 (2)：137, 2006 より引用）

❖ 褥瘡対策の実際

- 褥瘡対策には予防と治療が考えられる．平成14年から褥瘡対策未実施減算制度が実施され，各病院には褥瘡対策委員会が設置されており，褥瘡の予防，治療に対して多職種からなるチーム医療が行われている．
- 平成18年度の診療報酬改定からは，褥瘡ハイリスク加算がついており，必要があって褥瘡管理がなされた場合に，入院中1回に限り所定点数に20点が加算されるようになっている．
- 現在では，ほとんどの病院で入院患者全員に褥瘡に関するリスクアセスメントを行っている．褥瘡のアセスメントにはブレーデンスケール，K式スケール，OHスケールなどが用いられている．
- 危険因子を分析して体圧分散マットなどを選択し，除圧に努める．

> **MEMO** **OHスケールとは**
> 大浦，堀田によって開発された褥瘡発生の危険度を測るアセスメントツールであり，自力体位変換，病的骨突出，浮腫，関節拘縮などの有無によって点数化して判定する．

❖ 褥瘡の評価

- 褥瘡は深さにより重症度が違う．深さの評価にはNPUAP（National Pressure Ulcer Advisory Panel，アメリカ褥瘡諮問委員会）の分類が用いられることが多い．
- すなわち皮膚の限定的な発赤（ステージⅠ），表皮と真皮を含んだ部分欠損（ステージⅡ），皮膚の全層欠損，皮下組織にまで及ぶ損傷（ステージⅢ），筋肉，骨まで及ぶ深い欠損（ステージⅣ）に分類される．ステージⅠ，ⅡとⅢ，Ⅳでは治癒機転が異なる．
- 褥瘡の病期は，治癒過程に基づいて炎症期，増殖期，成熟期に分類される．炎症期は，損傷による壊死組織，異物などに対する炎症反応が起きている時期である．増殖期は，損傷部位の修復のために線維芽細胞の増殖が起こり，肉芽組織が増生する．その後，肉芽組織がより強固となる成熟期を迎える．
- 日本褥瘡学会では褥瘡の病態評価ツールとしてDESIGNを

MEMO: DESIGNとは

DESIGNは褥瘡の病態を深さ（Depth），滲出液（Exudate），大きさ（Size），炎症/感染（Inflammation/Infection），肉芽組織（Granulation Tissue），壊死組織（Necrotic Tissue），ポケット（Pocket）の各項目に点数をつけて評価する．

❖褥瘡における栄養管理の意味

- 褥瘡患者は低栄養状態のことが多いと報告されている．とくに高齢者の場合には蛋白質あるいはエネルギーが不足するPEM（Protein-energy malnutrition）が原因となっていることが多いと考えられている．
- ブレーデンスケール，K式スケールでは栄養に関する項目が含まれている．OHスケールには直接栄養に関する項目はないが，病的骨突出，浮腫などは低栄養に起因すると考えられる．
- 栄養管理だけで褥瘡の予防，治療ができるわけではない．しかし創傷の治癒には，いろいろな栄養素が関与していることが知られており，除圧，スキンケアとともに適切な栄養管理が重要と考えられる（図2）．

A 褥瘡ケアにおける栄養管理の実際

❖低栄養状態のアセスメント

- 日本褥瘡学会では，2002年の学術集会で「栄養状態低下とは褥瘡発生を予防するために必要な栄養が適切に供給されていないことを指し，アルブミン値を指標とする」と発表した．
- 具体的には，褥瘡発生の危険性を示すアルブミンの基準値は3.0～3.5/dLと提示している．これ以下の場合には，低栄養状態であり，褥瘡発生の危険性が高い．ただし，脱水などで見かけ上アルブミン値が保たれている場合があるので注意が必要である．
- 高齢者ではアルブミン値だけでなく貧血（ヘモグロビン値）も重要である．
- 実際のアセスメントにあたってはほかの疾患と同様に体重変

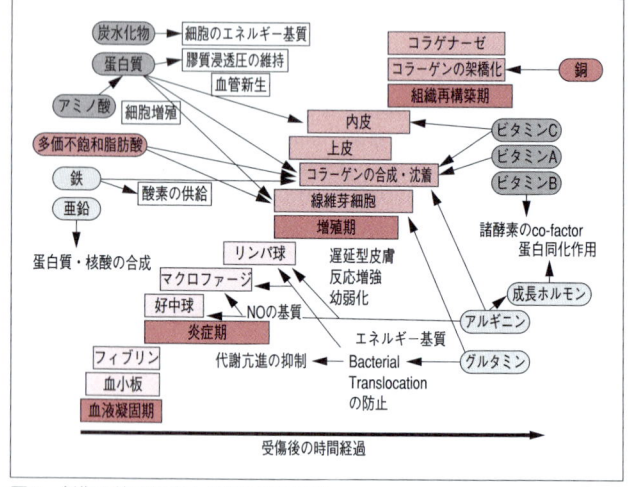

図2 創傷の治癒過程と各種栄養の関与
(深柄和彦 他：医学のあゆみ，7月増刊，39-44，1996より)

化などの主観的包括的栄養評価(Subjective global assessment：SGA)を行い，その後身体計測，生化学検査などの客観的データ評価(Objective data assessment：ODA)を行うことすなわち臨床栄養評価(Clinical bedside assessment：CBA)が必要となる．

・褥瘡患者は下痢により局所の汚染や浸軟を起こし褥瘡が悪化しやすいので，下痢がある場合には原因を確認して対応を考えることが大切である．

・褥瘡患者は高齢者が多く，また脳血管疾患を併存していることも多いので，嚥下機能に障害がある場合も多い．栄養ケアプランを立案するにあたっては，食事や経腸栄養剤による誤嚥性肺炎を念頭に，嚥下機能の評価が必要である．

❖栄養ケアプランの立案

・高齢者の必要エネルギー量はHarris-Benedictの式から求めた基礎消費熱量(BEE)の1.2倍，または標準体重1kg当たり25〜30kcal/kgBW/dayを目安としている．

- るいそう，骨突出の著しい患者では30～40kcal/kgBW/dayまで投与して経過を見ながら再評価する．
- 低栄養患者ではエネルギーだけでなくいろいろな栄養素が不足しており，創傷治癒に必要な栄養素をバランスよく投与する．そのためには栄養補助食品なども用いる（表1）．
- 大きくて深い褥瘡の場合には，大量の滲出液が認められ，それとともに大量の蛋白質成分が喪失する．蛋白質はコラーゲンを作る線維芽細胞の増殖などに必要なため十分に投与する．
- 鉄や銅は貧血改善に必要であり，カルシウムはコラーゲン形成のために投与する．亜鉛はアミノ酸合成などに不可欠であり，亜鉛欠乏症に伴う味覚異常は，食欲低下を招き栄養状態を悪化させるので，10～11mg/dayになるよう投与する．
- ビタミンも皮膚，粘膜の維持，コラーゲン合成などに必須であり，十分に確保する．
- 褥瘡患者の原疾患は脳梗塞と脳出血が多い．それ以外でも，虚血性心疾患，糖尿病，肺炎，敗血症，腎不全などが高率に併発しており，原疾患に応じたテーラーメイドの栄養管理が必要とされる．
- 胃瘻などを利用しての経腸栄養剤では，下痢や胃食道逆流な

表1　栄養管理の目安

血清アルブミン	3.0g/dL以上
ヘモグロビン	11.0g/dL以上
空腹時血糖	80～110mg/dL
血清鉄	80～160mg/dL（1日必要量15mg）
血清亜鉛	70～150mg/dL（1日必要量15mg）
血清銅	80～130mg/dL（1日必要量1.3～2.5mg）
血清カルシウム	8.5～10.3mg/dL（1日必要量600mg）
血清ビタミンA	400～1,200ng/dL（1日必要量2,000IU）
血清ビタミンC	2～15mg/dL
血清ナトリウム	137～147mEq/L
摂取エネルギー	25～30kcal/kg
水分	適量

（厚生省老人保健福祉局監修，宮地良樹編：褥瘡の治療と予防ガイドライン，照林社，1998より）

どを起こし，褥瘡の悪化や誤嚥性肺炎などを起こすことがある．そのため，最近では液体のまま投与するのではなく，固形化して投与する方法が注目を浴びている．

> **MEMO 栄養剤の固形化**
> 液体の経腸栄養剤は下痢や褥瘡の発生，悪化の原因とされている．そのため，液体栄養剤に寒天やとろみ剤などを混ぜて固形化して投与する方法である．固形化により注入時間の短縮化，介護者の負担軽減，患者のADL拡大などの効果も報告されている．

B 褥瘡管理におけるNSTの役割

- 褥瘡対策チームが各病院で設置されたのに続いて，栄養管理に関するチーム医療の必要性からNST（栄養サポートチーム）が設置され活動している病院が増えてきている．
- 褥瘡患者は低栄養状態のことが多く，NSTの対象となる症例が多い，そのため両チームが一緒にカンファレンスや回診を行っている施設も増えてきている．
- さらに，NSTの中に摂食嚥下チームと一緒に褥瘡対策チームを作っている施設もある．また褥瘡と栄養に関して行う入院時リスクアセスメント用紙を共同で作って使用している施設も増えてきている．
- 先ほど述べたように，褥瘡患者はさまざまな併存疾患があり，褥瘡の局所管理と栄養管理を病態にあわせて適切に行うことが早期治癒には必要であり，NSTと褥瘡対策チームの連携は不可欠と考えられる．
- 褥瘡患者は急性期病院ですべて完治するわけではない．また栄養管理も平均在院日数14日以内のことが多い急性期病院では完結しない．そのため今後は地域で褥瘡発生の予防，治療を行うための連携がとても大切になっている．

チーム医療

褥瘡管理や栄養管理については，病院内ではチーム医療が当たり前になってきている．しかし，1病院だけで褥瘡・栄養管理は完結しない．今後は地域の病院，診療所，訪問看護ステーション，福祉関係者などが一緒に地域でチーム医療を行うことが大切となる．そのためには情報と専門家が豊富な病院スタッフが指導，教育を行うことがとても大切である．

(岡田晋吾)

MEMO

17 妊産婦

A 栄養管理の重要性

❖若い女性のやせ志向
- 近年，若い女性において食事の偏りや低体重（やせ）の者の割合が増加するなど健康上の問題が指摘されており，妊娠期および授乳期においても，母子の健康の確保のために適切な食習慣の確立を図ることがきわめて重要な課題となっている．

❖平均出生体重の減少と低出生体重児（2,500g未満）の増加
- 1980年に3,200gあった平均出生体重が2000年には3,050gにまで減少している．
- 20年前には低出生体重児の割合は5%であったが，2003年には9%と約2倍に増加している．

❖児の生涯にわたる健康維持という観点
- 1980年代Bakerらにより，胎生期の低栄養が成人後の肥満や糖尿病，脂質異常症，高血圧などを高率に惹起し，心血管系疾患による死亡率を上昇させるとした疫学研究が発表された（Baker仮説）．
- このことからも，妊娠中の母体の栄養は児の生涯にわたる健康を左右するきわめて重要な因子であるといえる．

B 正常妊娠の栄養管理

❖妊産婦のための食生活指針
厚生労働省は2006年2月「妊産婦のための食生活指針」をまとめた（表1）．

❖妊産婦の栄養摂取基準
熱量：妊娠中には非妊時の1日摂取量に加えて，妊娠初期50kcal/日，中期250kcal/日，後期500kcal/日，授乳期450kcal/日の増加が望ましい．

表1 妊産婦のための食生活指針（厚生労働省）

> 1）妊娠前から健康なからだづくりを
> 2）「主食」を中心に，エネルギーをしっかりと
> 3）不足しがちなビタミン・ミネラルを「副菜」でたっぷりと
> 4）からだづくりの基礎となる主菜は適量を
> 5）牛乳・乳製品などの多様な食品を組み合わせて，カルシウムを十分に
> 6）妊娠中の体重増加は，お母さんと赤ちゃんにとって望ましい量に
> 7）母乳育児もバランスのよい食生活のなかで
> 8）たばことお酒の害から赤ちゃんを守りましょう
> お母さんと赤ちゃんの健やかな毎日は，からだと心にゆとりのある生活から生まれます

表2 妊娠中の望ましい体重増加量

区分	推奨体重増加量	1週間当たり
低体重（やせ）：BMI 18.5kg/m² 未満	9〜12kg	0.3〜0.5kg
普　通：BMI 18.5以上25.0kg/m² 未満	7〜12kg	0.3〜0.5kg
肥　満：BMI 25.0kg/m² 以上	5kg（個別対応）	個別対応

BMI=体重（kg）÷身長（m）÷身長（m）

[体重]：厳格な体重増加制限は，胎児発育に必要な栄養の不足を招き，低出生体重児となる可能性がある．一方，過剰なカロリー摂取に伴う母体体重の増加は，児体重の増加に伴う難産の危険性を増やす．妊娠期における望ましい体重増加量については，非妊娠時の体格により表2のように決められている．

[蛋白質]：妊娠中の付加量は，10g/日，授乳中は20g/日である．

[脂質]：脂質のエネルギー比率20〜30％とする．多価不飽和脂肪酸を多く含む食品がよい．

[ビタミン]：妊娠中のビタミンの必要量は増加する．葉酸欠乏は神経管閉鎖障害と関連する．サプリメントなどによるビタミンAの過剰摂取は胎児奇形を招く．ビタミンKが欠乏すると新生児メレナに罹患しやすくなる．

[ミネラル・微量元素]：妊娠中鉄の需要量は増加する．カルシウム，亜鉛も重要である．

[塩分]：高血圧と関連する．食塩として1日8g未満が目標量である．

> **MEMO 妊娠各期の数え方**
> 　妊娠期間は，最終月経の初日より起算し，280日目が分娩予定日となる．妊娠第4月（15週）までを妊娠初期，妊娠第5〜7月（16週〜27週）を妊娠中期，妊娠第8〜10月（28週〜40週）を妊娠後期と呼ぶ．

❖葉酸

- 近年，妊娠初期の葉酸の十分な摂取が胎児神経管閉鎖障害発症予防に効果があることが明らかになり，葉酸摂取による胎児神経管閉鎖障害（二分脊椎，無脳症など）予防の啓発活動が先進各国に広がった．
- 妊娠1ヵ月以上前から妊娠3ヵ月までの間に，1日0.4mg（400μg）の葉酸を摂取することによって神経管閉鎖障害の約70％の予防効果がみられる．
- 胎児器官形成は妊娠4週には開始するため，妊娠可能な女性は日頃（妊娠の診断前）から葉酸を十分含んだバランスのよい栄養摂取が重要である．
- 葉酸は水溶性ビタミンのため分解されやすいので，摂取法や調理法に工夫が必要である．

❖タバコ

(1) 妊娠中の喫煙の影響

- タバコの煙には，ニコチン，一酸化炭素などの有害物質が数多く含まれている．
- ニコチンは，血管を収縮させて，子宮胎盤循環血液量を減少させる．また，一酸化炭素は血液の酸素運搬能を低下させ，組織中への酸素の放出を阻害するために，胎児は低酸素状態となる．
- これらの影響で胎児は体重増加が妨げられる．
- 一般に，喫煙者の妊産婦は，非喫煙者の妊産婦に比べ子どもの出生体重は平均200g少なく，低出生体重児が生まれる頻度は約2倍高いと報告されている．
- 妊産婦の喫煙により，自然流産の発生率は約2倍，早産率は約1.5倍，周産期死亡率は約1.4倍高くなるといわれている．

(2) 授乳期の喫煙の影響

- 喫煙者の母乳分泌量は非喫煙者に比べて減少している.
- ニコチン量の多い母乳を与えられた乳児は,嘔吐・下痢・脈拍増加・落ち着きがないなどの症状が現れるという.
- また,家族の喫煙により乳幼児自身が受動喫煙の害を受ける.
- 両親が喫煙する家庭の小児呼吸器疾患の頻度は約3倍になる.さらに乳児突然死症候群の頻度は約5倍の高率である.

❖ アルコール

- 妊娠中のアルコール被曝により,流産,死産,先天異常が生じる.
- アルコールが催奇形性を有することは明らかである.子宮内胎児発育遅延,精神遅滞などの中枢神経障害,特異顔貌,種々の奇形がある.
- 典型的なものは「胎児性アルコール症候群」として知られている.
- 1日アルコール摂取量90mL以上では奇形の発生が明らかに高くなる.

❖ ビタミンA

- ビタミンAを過剰摂取すると胎児奇形を引き起こす.
- 先進国では容易にサプリメントとして,ビタミンAが手に入り,食品からの摂取も加わり,過剰摂取になる危険性が問題となっている.
- サプリメントで補給するよりも,緑黄色野菜からの摂取が推奨される.

❖ 水銀

- 2003年6月厚生労働省は,妊娠している女性は魚介類などの摂食について,次のことに注意することが望ましいとの通知を出した.「これまで収集されたデータから,バンドウイルカについては,1回60～80gとして2ヵ月に1回以下,ツチクジラ,コビレゴンドウ,マッコウクジラおよびサメ(筋肉)については,1回60～80gとして週に1回以下にすることが望ましい.また,メカジキ,キンメダイについては,1回60～80gとして

週に2回以下にすることが望ましい.」
- 現在,われわれを取り巻く環境の中で水銀は至る所にあるが,一部の魚介類では,食物連鎖などによりメチル水銀が蓄積し,胎児に影響を及ぼす恐れがあるとされる.
- 水銀含有量の多い魚介類を持続的に大量に摂取しないかぎり影響は少ない.また,魚介類は,すぐれた栄養成分を含んでいるため,摂食の減少につながらないように注意をする必要がある.

C 異常妊娠の栄養管理

❖ 妊娠悪阻(おそ)
- つわりは,妊娠6週頃から始まる悪心・嘔吐・食欲不振などの消化器症状であり,全妊婦の50〜80%にみられ,6〜8週間続く.このうち脱水・栄養障害・代謝障害など全身症状を示すものは妊娠悪阻と呼ばれる.入院治療を要するものは全妊婦の1〜2%である.
- 妊娠悪阻ではケトン体の産生が亢進し,嘔吐などにより電解質,酸塩基平衡の異常を生ずる.
- 輸液療法:補液量は脱水の程度によるが,1日2,000〜3,000mLとし,基本的にはブドウ糖液を用いケトン体の陰性化を図る.脱水により血栓症が生じやすいので,十分な補液が必要である.嘔吐によるナトリウムとクロールの低下には注意する.Wernicke脳症予防のためにビタミンB_1の投与を行う.経静脈栄養で改善のみられない場合には中心静脈栄養法(Total parenteral nutrition:TPN)が行われることもある.

MEMO Wernicke脳症
ビタミンB_1不足により,眼球運動障害,運動失調や意識障害を引き起こす.妊娠中は代謝の亢進と胎児の発育のためビタミンB_1の需要が増加すること,妊娠悪阻によりビタミンB_1経口摂取が減少すること,さらに妊娠悪阻に対する治療で大量の糖質輸液を行うと一段とビタミンB_1の消費が亢進することが重なり,Wernicke脳症を発症することがある(p51「Re-feeding症候群」の項参照).

❖ 妊娠高血圧症候群

- 従来「妊娠中毒症」と称した病態は, 妊娠高血圧症候群という名称に改められ, 妊娠20週以降, 分娩後12週まで高血圧がみられる場合, または高血圧に蛋白尿を伴う場合のいずれかで, かつこれらの症状が単なる妊娠の偶発合併症によるものではないものをいう.
- 特徴的な所見は, 全身の血管攣縮と慢性播種性血管内凝固症候群 (Disseminated intravascular coagulation：DIC) 状態である.
- 治療は安静, 栄養管理, 薬物療法である.

❖ 妊娠高血圧症候群の栄養管理

- 従来から3大原則として, 食事制限・低カロリー・高蛋白が基本であったが, 近年では常識の範囲内で適度な塩分, 蛋白摂取を心がけるようにと変わってきている.
- 摂取熱量：体格指数 (Body mass index：BMI) を基準として算出する.

  非妊時BMI (kg/m^2) ＜ 24：30kcal×標準体重 (kg) ＋ 200kcal

  非妊時BMI (kg/m^2) ＞ 24：30kcal×標準体重 (kg)

  ※標準体重 (kg) = 22.0 (kg/m^2) ×身長 (m) ×身長 (m)

- 塩分：7～8mg/dayとし, 極端な制限はしない.
- 水分：循環血漿量の減少が認められるため, 極端な制限はせず口渇を感じない程度に制限する.
- 蛋白質：1.0g×標準体重 (kg)
- その他：動物性脂肪と糖質は制限し, 高ビタミン食とする.

文献
1) 厚生労働省：「日本人の食事摂取基準 (2005年版)」東京, 2005.
2) BakerDJ et al：Weight in infancy and death from ischaemic heart disease. Lancet 2：577-580, 1989.

(甲村弘子)

18 高齢者

●高齢者栄養管理へのアプローチ

❖はじめに
- 高齢者，とくに75歳以上の後期高齢者は，一見健康そうに見えても多くは老年症候群(高齢者に高頻度で起こりうる症状)を抱えており，慢性疾患を患っている場合が少なくない．
- 高齢者が罹患する多くの慢性疾患は，栄養と深くかかわっており，適切な栄養管理によって疾患の予防や回復が可能であることが多い．
- 栄養管理には，栄養過多が問題とされる場合と，栄養不良が問題とされる場合がある．
- しかし，後期高齢者においては，生命予後を考えた場合，肥満や栄養過多よりも，やせや栄養不良の評価，対策が重要である．

> **MEMO 老年症候群**
> 老化が進行し，身体および精神機能が低下した高齢者においては，高齢者に特有なさまざまな症候や障害が生ずる．これを一括して「老年症候群」と呼ぶ．具体的には「認知機能障害」，「尿失禁」，「嚥下困難」，「転倒」，「骨折」，「脱水」，「めまい」．「意識障害」，「うつ状態」，「せん妄」，「視力低下」，「難聴」，「低栄養」，「褥瘡」など．「老年症候群」は75歳以上のいわゆる後期高齢者に多くみられる．高齢者医療の現場では，その要因を解明し，適切な医療を行うことが，きわめて重大な課題となっている．

❖高頻度で認められる高齢者の栄養障害
- 一般に臨床で観察される低栄養状態は，蛋白質の欠乏とカロリーの欠乏が複合して起こる Protein-energy malnutrition (PEM) がその多くを占める．
- 日本においてはPEMを呈する高齢者は，病院外来通院者では約10％，地域在住自立高齢者では1％未満であり，自立して生活している高齢者におけるPEMの割合は低い．
- しかしながら，慢性期病棟入院，介護施設入所高齢患者では，

血清アルブミン値が3.5g/dL以下の者が約40％も存在し，急性期病院の入院高齢患者では約30％にPEMが認められ，さらに在宅診療を受けている高齢者の32〜35％にPEMが認められている．

- このように，日本においても脆弱な高齢者にみられる低栄養はごく一般的な問題である．

❖高齢者の低栄養リスクファクター（表1）

(1) 社会的要因
- 独居老人はそれだけで栄養障害のリスクとなる．
- 日常生活動作（Activities of daily living：ADL）の障害がなくても，一人暮らしのため十分な食事量を摂取していなかったり，食事内容が偏ったりする場合がある．
- ADL障害がある高齢者は十分な介護力がなければ，摂取量は確実に低下する．

表1 高齢者の低栄養要因

社会的要因	精神・心理的要因
独居	抑うつ
貧困	認知機能障害
疾病要因	誤嚥・窒息の恐怖
臓器不全	加齢の影響
炎症性疾患	食欲低下
悪性腫瘍	
口腔・歯科の問題	
疼痛	
身体機能障害（嚥下障害を含む）	
薬剤	

(2) 疾病要因
- 悪性腫瘍ならびに感染症，慢性炎症性疾患の存在，さらには心不全，呼吸不全，肝，腎不全などが食欲低下の大きな誘引になる．
- 歯の問題は，咀嚼機能の低下を含め，栄養障害を引き起こす重要な因子である．とくに，義歯の不調，口腔ケア不足による歯槽膿漏など．
- 腰痛，頭痛，膝関節痛などの疼痛は食欲低下の誘引になる．

- 高齢者の食欲低下，体重減少の35％は医原病によるとの報告もある．

(3) 精神・心理的要因
- 認知機能障害により，食事をするのを忘れたり，空腹感を感じなかったりすることはまれでない．
- 認知症が進行すると味覚，臭覚の低下が進むことも，食事摂取量が低下する一つの原因である．
- 「うつ」は「嚥下機能障害」，「ADL低下」にならぶ高齢者の食欲不振・体重減少の原因として頻度が高い．
- 明らかな食欲不振・体重減少の原因がない場合は「うつ」の存在を疑う必要がある．
- 嚥下障害がある場合，誤嚥を恐れるため本人，介護者が食事摂取量を制限している場合がある．

(4) 加齢の影響
- 加齢とともに味覚機能（特に苦味）さらに臭覚機能も低下する．
- 加齢以外に味覚低下の原因として，亜鉛欠乏，鉄欠乏，口腔内カンジダ症，うつ，薬物などが起因となっているケースもまれではない．
- 原因は明らかではないが，食欲も加齢とともに減少するといわれている．

❖ 栄養評価
(1) 身体計測の問題点
- 栄養不良のリスクを有する患者および栄養関連障害のリスクを有する患者を判定する方法は，高齢者に特有なものがあるわけではない．
- しかし，高齢者特有の問題もある．高度なADL障害の存在，寝たきり高齢者の場合，身長は臥位で測定せねばならないし，体重に関しては特別な装置が必要な場合がある．
- 四肢の拘縮，亀背がある場合は測定が困難である．また加齢とともに脊椎骨折の頻度が増加し，関節腔が狭小化し，一般に身長は成人時と比較して縮む．

- したがって成人時と同じ体重を保っていたとしてもBMIは増加する．

(2) 高齢者栄養評価に必要な視点（表2）
①薬剤
- 高齢者では，種々の医療施設または種々の科で多くの薬剤を投薬されているケースがまれではない．
- 5種類から6種類以上の薬剤の服薬をPolypharmacy（多剤投与）と呼ぶが，多剤投与自体が高齢者にとって低栄養（食欲不振）のリスクになり得る．
- とくにNSAID，ジギタリス製剤，降圧剤（Ca拮抗剤），テオフィリン製剤，抗うつ剤，向精神薬などが投与されている場合，食欲不振の有無に注意が必要である．またH$_2$ブロッカー，PPIなど胃酸分泌抑制剤の長期投与はカルシウム，ビタミンB$_{12}$，鉄，亜鉛などの吸収を抑制する（表3）．

表2 高齢者特有の栄養アセスメント必須項目

嚥下機能
投薬内容
ADL
認知症の有無
うつの有無

表3 食欲低下に関与する可能性のある薬剤

ジギタリス製剤
テオフィリン製剤
SSRI（Selective serotonin reuptake inhibitor：抗うつ剤）
NSAID
ビタミンD製剤（高用量）
鉄剤
H$_2$ blocker
ほとんどの抗生剤
向精神薬

②基本的ADL
- ADLの低下は明らかに高齢者の栄養障害の危険因子の一つである．
- とくにADL障害のある独居高齢者ではなんらかのサポート

がなければ，低栄養障害に至るリスクがきわめて高い．
- したがって高齢者の栄養アセスメントにはADL評価が不可欠である．
・要介護認定を受けてデイサービスを使用している高齢者では，要介護度が悪くなるに従って低栄養状態が増加する．
- したがって，高齢者栄養評価時にはADL障害の有無，要介護状態の有無を把握しておく必要がある．

③認知症
- アルツハイマー病などの認知症は，75歳以上の後期高齢者で高頻度に出現する．
- アルツハイマー病などの認知症は，病気の進行に従い栄養障害が出現することはよく知られた事実であるが，その出現機構に関してはいまだ諸説あり，明らかでない．
- 早期の栄養介入により認知症に伴う栄養障害は，ある程度予防できるとの報告もあり，認知症を見逃さないことが重要である．

④うつ
- 高齢者では，おどろくほど抑うつ状態が多いことが知られている．
- 原因不明の食指不振，体重減少は「うつ」の存在を疑う必要がある．

MEMO 基本的ADL

基本的ADL（基本的日常生活動作）は歩行，排泄動作，整容動産，食事動作，更衣，起居・移乗，入浴動作など日常生活における基本的な動作を指す．この動作ができなければなんらかの介助が必要となる．

(3) 包括的栄養評価
- 身体計測，血液検査のみで，高齢者の栄養評価をするのは危険であり，包括的な評価が必要である．
- Mini-nutritional assessment（MNA®：ミニ・ニュートリショナル・アセスメント）は，欧米でよく高齢者栄養評価法として使用されている（文献を参照）．
- MNAは，身体計測，一般状態，食事状況，自己評価の4つ

のカテゴリー，18の項目から構成され，最終的に「栄養状態が良好」，「低栄養リスクあり」，「栄養不良」の3ランクに分けて判定される．

- 本評価法が高齢者栄養評価として優れているのは，評価にADL，認知症，うつなど高齢者にとって栄養障害リスクとして重要な項目が組み込まれている点である．
- さらにこの評価法は採血をする必要がなく，特別な専門家でなくとも十分対応ができることも重要である．
- このMNAは日本人の脆弱な高齢者にも使用できることが証明されている．
- しかし，高度の認知機能障害，コミュニケーション困難患者，さらには経口摂取不能でtube feedingに依存している高齢者にはMNAを使用して評価することが困難である．

  (http：//www.mna-elderly.com/practice/forms/MNA_japan.pdf, Kuzuya M et al：Nutrition 21：498-503, 2005などを参照)

A 栄養療法の実際

❖経口摂取の評価

- 高齢者では，疾患を基盤とした摂食障害，とくに嚥下障害が大きな問題となる．
- さまざまな原因があるが，最も多い原因は脳血管障害や神経変性疾患によるものである．
- 言語聴覚士，看護師と協力し，経口摂取が開始できるかどうかの評価を行う．この評価なしには経口摂取を開始すべきではない．
- 評価法は嚥下造影検査が一般的だが，ベッドサイドでの空嚥下の評価，水飲み検査などでもある程度の評価は可能である．

❖経口摂取が不可能または十分ではないケース

- 上記の嚥下評価にて経口摂取が不可能または不十分な場合は，若年者と同様に腸が使用できるなら経管栄養を考える．
- 間欠的経口経食道経管栄養法（Intermittent oro-esophageal tube feeding：IOE）も選択肢には入るが，意識レベル，理解

力の問題，認知機能障害などの問題を考えると高齢者には難しいケースが多い．
- 多くの場合経鼻胃管か胃瘻が選択される．それぞれ利点欠点があるが，長期間の留置が予定されるとき，嚥下リハビリが継続されるときなどはやはり胃瘻が望ましい．

❖投与熱量
- 基本的には必要熱量をHarris-Benedictの式およびLongの方法により算出推定する．
- その際，必ず定期的なモニタリングをすることは言うまでもない．

文献
1) 葛谷雅文：高齢者の栄養評価と低栄養の対策．日本老年医学会雑誌 40：199-203, 2003.
2) 葛谷雅文：高齢者の栄養アセスメント．Geriat Med 44：931-936, 2006.

〔葛谷雅文〕

MEMO

第 14 章

Q & A

Q. 検査や手術時の食事の組み方,絶食の必要性などを教えてください.

A.

●**検査食**

□**検査食とは**
- 検査の際に用いられるもので,検査の精度を高める目的で提供される一定期間の食事.
- 潜血検査食,ヨード制限食,注腸検査食などがある.

□**検査食のいろいろ**

検査に応じ,以下のような食事をオーダーする.

● 潜血検査食
・消化管内の出血の有無を調べる.
・潜血食では,鉄や銅が検査に影響を受けるため,刺身や肉類のような食事を除外する.
・潜血食は,潜血反応が陽性に出る食品を除外した食事をいい,検査を行う3日前から摂食させる.潜血食を調製する場合,潜血検査方法によって,使用可能食品が異なる.
・ヘモグロビンを直接検査する方法(免疫学的方法)では,潜血食は必要としない.

● 注腸検査食
・注腸検査食は,注腸造影法や大腸内視鏡検査を容易にするための低残渣食で,検査前日より与える.
・大腸検査では,低脂肪にして多量の水分摂取を行う.
・検査の前には,下剤や浣腸などで大腸内を清浄する.

● ヨード制限食
・ヨード制限食は,甲状腺機能検査に用いられる.
・ヨード制限食は,検査の1〜2週間前から開始する.
・甲状腺機能検査食におけるヨード量は,200μg/日以下が適当とされている.
・ヨードは,海藻類・魚介類・豆類などに存在する.

● その他
・乾燥食は,腎臓の濃縮試験を行うために水分を制限し,

蛋白質をやや多めにした食事で，検査前夜に投与する．
- ガストリン刺激食はガストリンの濃度を知るためのもので，濃厚な肉エキスの投与後，一定時間に採血検査する．
- ブドウ糖負荷試験では，前日は午後8時頃までに夕食を終わらせて以後湯茶以外の飲食を禁じる．

□**手術前の食事の組み方と絶食の必要性について**
- 閉塞症のない上部消化管手術，一般外科手術，胸部外科手術では特別な場合を除き手術前日，午後8時頃までに夕食を終わらせて以後湯茶以外の飲食を禁ずるのみでよい．
- 狭窄など閉塞症状のある腸管が使用できない病態では，術前から絶食で静脈栄養法を行う．
- 下部消化管手術の場合は，腸管プレパレーションの補助手段として，絶食による静脈栄養，半消化態栄養剤経口投与，消化態あるいは成分栄養剤経口投与などによる腸間内容物の減少を図る場合がある．

□**下部消化管手術でなぜ特別な腸管プレパレーション処置が必要か？**
- 術前の腸管プレパレーションは，物理的に腸管内容を排泄させるMechanical bowel preparation（MBP）と，経口抗菌薬を投与するChemical bowel preparation（CBP）に大別される．
- 米国疾病予防局（Center for Disease Control and Prevention：CDC）の手術部位感染（Surgical site infections：SSI）防止ガイドラインでは，術後の感染を減少させるために下部消化管手術の術前には，これらをともに行うことが推奨されている．
- わが国ではMRSA腸炎発生の危惧などから，MBPのみ行う施設が多い．
- ヨーロッパを中心とする最近の臨床研究では，MBPがむしろ縫合不全や創感染を増加させるというエビデンスがあり，その効果に疑問が投げかけられている．
- 以上のような理由により，これら術前の処置には，外科施設により差異があるのが現状である．

（保木昌徳）

水分管理の方法について教えてください.

必要輸液（水分）量は以下の式で求める.
輸液（水分）＝維持輸液＋是正輸液＋補充輸液

1. 維持輸液

生体の水分バランスは，健常な場合，摂取量（食物＋飲料水＋代謝水）＝排泄量（尿＋不感蒸泄＋便）でバランスが保たれている．経口摂取ができなくなると，食物，飲料水が摂れなくなるため，輸液が必要となる．

すなわち，維持輸液＋代謝水＝尿＋不感蒸泄＋便となり，維持輸液＝尿＋不感蒸泄＋便－代謝水となる．代謝水は，生体内で物質が代謝されるときに生ずる水で，例えば，ブドウ糖100gから水60mLが生成される．成人の場合，食事摂取なしでも代謝水は約300mL生成される．不感蒸泄は約900mLで，便中の水分を無視すると，維持輸液＝尿量＋600mLとなる．尿量は1日で約1,300〜1,500mLと考えると，経口摂取ができない成人の維持輸液は，1,900〜2,100mL/dayとなる．

各栄養成分の代謝水，年齢別不感蒸泄量，年齢別水分必要量を表1，2，3に記す．

表1 各栄養成分の代謝水

栄養成分（1g）	生ずる代謝水（mL）
蛋白	0.41
炭水化物	0.6
脂肪	1.07

表2 不感蒸泄量

	新生児	乳児	幼児	学童	成人
不感蒸泄量（mL/kgBW/day）	30	50〜60	40	30	20

表3 年齢別水分必要量

年齢	水分必要量（mL/kgBW/day）
3日	80～ 100
10日	12～5,150
3ヵ月	140～ 160
6ヵ月	130～ 155
9ヵ月	125～ 145
1年	120～ 125
2年	115～ 125
4年	100～ 110
6年	90～ 100
10年	70～ 85
14年	50～ 60
成人	40～ 50

表4 体水分比

	新生児	3ヵ月	1年～成人	老人
体水分比	0.8	0.7	0.6	0.55

2. 是正輸液

すでに欠乏している水分量で，脱水状態などがこれにあたる．（健常時の体重kg－現在の体重kg）×体水分比×1,000mLとして計算される．成人の体水分比は0.6（60％）である．

年齢別体水分比を表4に記す．

3. 補充輸液

胃吸引や腸瘻あるいは術後のドレーンからの喪失量を補充するために必要な輸液を意味する．

（土岐　彰）

Q 胃瘻造設後の管理方法について教えてください．

A

● PEG後の胃瘻の管理

当日

- 皮膚から約5〜10mmの位置に固定し，皮膚を直接圧迫しないようにする．
- 厚めのガーゼを間に挟む．

翌日
- ガーゼを取り除き，消毒もしくは洗浄ガーゼを入れる．

術後1週間まで
- 毎日の瘻孔の観察．
- 瘻孔周囲の消毒，洗浄（1日1回，1週間）．
- カテーテルの回転，皮膚とチューブストッパーに多少ゆるみ．
- 抗生剤投与（3日くらい）．
- 栄養剤の注入開始（術後3日位から）．

術後1週間以降

スキンケア
- 瘻孔完成後はガーゼ保護は不要．
  滲出液や液漏れがないこと
- 周囲皮膚を清潔に保つ．
  石鹸と微温湯でスキンケア

シャワー，入浴
- シャワーは1週間後を目安に開始．
- 入浴は2,3週間後を目安に開始．
  瘻孔周囲の感染がないことが条件

● 栄養剤の投与方法
- PEG後3日目位からはじめは少ない量から徐々に多くしていく．
- 消化管を長期間使用していない症例は，ポンプによる持続投与，初期段階の糖液の使用などを考慮する．
- 維持期の栄養剤のカロリーは25〜30kcal/kg
- 定期的に，体重，アルブミンなどの栄養評価を行い，維持期の必要エネルギー量，水分量を調節する．

● カテーテルの管理
- チューブタイプの胃瘻チューブは栄養剤注入後，水でフラッシュの後，酢水（酢1：水9）を充填し，チューブ

の清潔を保つ．
- バルンタイプの胃瘻チューブは週に1回バルン内の蒸留水量を確認する．

● **胃瘻チューブの交換**
- バンパー型は4〜6ヵ月で交換（交換後4ヵ月以上で保険適用）．
- バルン型は1〜2ヵ月で交換（交換後24時間以上で保険適用）．
- チューブ交換後は先端部が胃内にあるかを確認（胃内容物のチューブ内への逆流，X線造影検査など）．
- 誤挿入で，チューブ先端が腹腔内に留置され，栄養剤が腹腔内へ注入されると，腹膜炎，死亡に至る．

(丸山道生)

Q 術後食にはなぜ，重湯，3分粥，5分粥，7分粥があるの？

A

◆**術後食の考え方**
- 術後食の基本概念として，日本では，消化に良いという概念と「米」を主食とした病院給食システムが構築されている．
- 古来から日本では，病気になるとお粥が提供される習慣があり，重湯に始まり，3分粥食，5分粥食，7分粥食，全粥食へと数日かけてステップアップを行うことが習慣化されている（病院によっては，5分粥食などを省略することもある）．欧米では肉汁（Broth）が主体である．
- とくに消化管術後では，ゆっくりとしたステップアップが計画されることが多い．
- 一般的に，軟食系統は，発熱や食欲低下時，歯や口腔内での異常で咀嚼能力が低下している場合にも活用される

ことがある．

◆**術後食の問題点**

・日本における術後食の考え方は，長い時間をかけて日本人の食生活に適応させた構成になっており，このシステムをむやみに変更することには問題があると考えるが，提供栄養量が不足する可能性もあり，改善が必要であると考えている．

・とくに，消化管術後患者以外には，必ずしも長いステップを踏む必要はなく，早期にRegular dietに移行することが望ましいと考えられ，さらに必要蛋白質量やエネルギーの不足は大きな問題となる．

/// **ちょっと一息** ///

術後食の考え方には国民性があり，海外にはイギリスのように術後食という概念がない国から，日本のように段階的に食事が構成されている国までさまざまである．前述したイギリスでは，術後1日目からバタートーストやサンドイッチ，コーヒーが提供されているようである．

(幣憲一郎)

参考 丸山道生 解説・出演，山東勤弥 企画・プロデュース「世界に学ぶ！周術期の栄養ケア・マネジメント〜病院術後食〜」大阪樟蔭女子大学大学院，フリーク・セブン 製作・著作

Q 中心静脈栄養施行時の経口移行についての注意点について教えてください．

A 中心静脈栄養（TPN：Total parenteral nutrition）の開始については，適応を厳密にして適応の理由を開始前に検討して明記しておくことにより，TPNからの離脱を図る理由と時期が明確で簡単になる．TPNからの離脱を図る

理由と時期を確認し、管理栄養士の摂食・嚥下能力、腹部症状、患者の嗜好などについて助言により、経口摂取の食事内容を決定する。経口摂取開始後は管理栄養士による、経口摂取量（喫食量）の算出と経口摂取時の問題点（口腔内病変、腹痛、下痢、嘔気・嘔吐など）についての観察が必要となる。

NST（Nutrition support team）のある病院では、NST検討会で、患者に関するすべての情報を元に検討し、TPNからの離脱（Weaning）の方法（離脱スピード、食事内容など）を決定していくことになる。

- ここで忘れがちなのは、新しく決定した方針が個々の患者への指示に反映されるまでの時間（タイムレスポンス）についてである。NST回診時に病棟で検討を行えば、決定事項をカルテにすぐ記入・指示でき、一番早く決定事項が病棟指示に反映されることになる。しかし、別の一室で検討会を行う方法では、検討会に出席した病棟担当者が決定事項を持ち帰り、主治医に報告し、その後病棟での指示になるので、非常に時間がかかることになる。しかも週末の木曜日、金曜日では、食事内容変更の締め切りもあり、週明けの指示になることもあり、下手をすれば、次週の栄養管理が古い食事内容での摂食状況を観察することなり、1週間遅れの状況での栄養管理になる。

- 次の問題点は、「いつまでもTPNをするから食欲がわかない」という意見と「食べられていないから、TPN離脱ができない」という意見の対立をみることがあることである。これについての結論はなく、TPN離脱を先行し、患者の注意深い観察のもと、トライアンドエラーで試行錯誤することもある。

- 3つ目の問題点は、TPN離脱していく段階でのビタミンの投与についてである。7分粥以上の食事が提供されていても、確実に摂食、吸収されている保証がないので、特にビタミンB_1欠乏症を防ぐ意味で、TPN用総合ビタ

ミン剤は投与すべきであると考える．

　TPNと併用で食事が出ている患者では，食事内容に関係なくTPN用総合ビタミン剤費を請求しない病院もある．病院の「医療費の持ち出し」となるが，どの患者がTPN併用で7分粥を摂取しているかを調査することの方が，病院の規模が大きくなると手間取るという理由からである．

（山東勤弥）

Q 中心静脈栄養管理時の栄養状態のモニターは何で行うのでしょうか？

A

　中心静脈栄養（Total parenteral nutrition：TPN）施行時のモニタリングは，合併症防止と動的栄養アセスメントのために行われる．

● TPNの合併症

　TPNのカテーテル留置後の合併症としては，カテーテルに関するものとして，カテーテル敗血症，閉塞・損傷などがある．代謝上の合併症には表1に示したものがある．とくに非ケトン性高浸透圧性昏睡が最も危険である．

表1　TPN施行時の代謝上の合併症

高血糖，浸透圧利尿，脱水，非ケトン性高浸透圧性昏睡
低血糖
水・電解質異常
酸塩基平衡異常
肝機能障害，脂肪肝，胆石
高アンモニア血症
血漿アミノ酸値異常
必須脂肪酸欠乏症
ビタミン欠乏・過剰症
微量元素欠乏症
その他

●動的栄養アセスメント (Dynamic nutritional assessment)

栄養療法の実際は，まず栄養アセスメントで低栄養状態の患者を抽出し，次いで栄養療法の適応の決定を行い，投与経路として経腸栄養か経静脈栄養のいずれかを選択し，栄養素の組成と投与量（熱量，三大栄養素，水電解質，微量栄養素）の決定（栄養プランニング）を行う．そして治療効果の判定として，もう一度栄養アセスメント（動的栄養アセスメント）を行い，その結果を評価して，再び栄養プランニングを行って栄養管理（マネジメント）をする．

動的栄養アセスメントでは，種々の強制栄養を行い，栄養状態の異常を改善させることにより，原疾患に対する治療効果を判定するために，代謝動態を鋭敏に反映する指標が用いられる．また窒素蛋白代謝，エネルギー代謝動態を調べたり，骨格筋力（握力），呼吸筋力などの生理学的機能を測定したりする．いずれにしても経時的に測定してその変動を評価することが重要である．

以上から，一般的にTPN施行時にモニタリングする項目は，表2に示したものがあげられる．

表2 TPN施行時のモニター項目

バイタルサイン体温
身体計測体重，
尿量・尿比重，尿糖・尿ケトン体，尿中尿素窒素
尿中3-メチルヒスチジン排泄量，
血球検査，血糖
血液生化学検査
　血清電解質，血清総蛋白・アルブミン，RTP，肝・腎機能，
　血清脂質
血清アミノ酸濃度
止血検査
血液ガス

●測定頻度

モニタリングについては，主に栄養指標に使用されている「血液検査」と「身体構成成分の測定」の測定頻度が問題となる．測定の回数が多いと自動的に仕事量が増えるので，学問的・論理的裏づけをもって，「省エネ」すべきである．「血液検査」では，血清アルブミン値やそれより半

減期の短いトランスフェリン，プレアルブミン，レチノール結合蛋白などのRapid turnover protein（RTP）が使用されるが，測定はそれぞれの半減期を考慮して測定すべきである．

「身体構成成分の測定」では，なかでも身体計測は簡単にできるが，これも体重，ACやTSFは1週間くらいではあまり変動しないので，安定している外来患者などでは，4週間毎（余力があれば2週間）の測定でもよいと考える．

（山東勤弥）

Q 中心静脈栄養剤の無菌調製とは？

A　中心静脈栄養（Total parenteral nutrition：TPN）における代表的なリスクは敗血症であり，管理者側は，カテーテル管理とともに輸液剤の無菌性維持に十分注意を払う必要がある．TPN基本輸液自体は浸透圧比が4～6と高く細菌は増殖しにくいが，真菌は，とくに脂肪乳剤中では容易に増殖する．現在，多くの基本輸液のキット製剤が市販されており，糖やビタミン，微量元素や電解質などもプレフィルドシリンジ製剤が充実してきたので，基本的な混合調製に関しては，無菌性を保つことが比較的容易になってきた．しかし，現状では数種の薬剤が追加混合される場合も多いので，長時間にわたって投与される栄養輸液を安易に調製するのは汚染の危険を伴う．複雑な組成を混合する場合では，患者側のリスクも高まるのでなおさらである．医療者側の衣服，手指は必ずしも清潔でないことを認識するべきである．米国薬剤師会ガイドラインでは，輸液剤の調製については，混合から28時間以内に使用されるものは危険度1，それ以上作り置きされるものは危険度2と分類している．危険度2では，厳格な無菌調製が必要で，肘まで手を洗い，ガウン，マスク，帽子，滅菌手袋を着用し，無菌室のキャビネット内で混合を行う．一方，危険度1の

速やかに使用する注射剤では,簡易な無菌調製となるが,清潔への意識の向上が必要である.病棟で危険度1の調製をする場合,作業スペースをほかの業務と交錯しないよう独立させ,抗がん剤を扱う場合も考慮して無菌調製が可能な簡易安全キャビネットを設置することが推奨される.間違いと汚染を避けるため調製の間は他の作業をしない.作業台は専用とし,頻回にアルコール消毒する.開始時にまず手洗いし,アルコールと消毒剤を含む擦式消毒薬と併用すれば,付着菌数は1万分の1に減少する.この後マスク,キャップをつけ,非滅菌手袋をつけて手掌消毒する.バイアルのゴム栓は必ずアルコール綿で消毒する.アルコールは揮発性であり,綿上でも菌は繁殖するので作り置きしない.少量パックされたものは厚みがなく消毒部位に手が触れる危険性があり,無菌調製には向かない.病棟に薬剤師が配置されている場合は,清潔で安全な調製を期待することができる.また,薬剤に関するリスク管理が向上し,配合変化や安定性のほかにも専門的な助言が得られる.人員設備の関係上,薬局で一括調製する施設もある.ただし,時間も場所も離れている条件下で調製する際には,コミュニケーションを重視することが肝要である.

(大石雅子)

Q. 中心静脈栄養法でのビタミン剤の使い方について教えてください.

A.

表1 脂溶性ビタミン過剰投与の害作用

ビタミン	害作用
A	皮膚症状(発赤,皮疹,脱毛),四肢の疼痛性腫脹,脳圧亢進による頭痛
E	血液凝固抑制
D	高カルシウム血症,腎障害
K	核黄疸

表2 ビタミンの食事摂取基準
水溶性ビタミン推奨量,目安量

目安量

	年齢(歳)	ビタミンB₁ (mg/day)	ビタミンB₂ (mg/day)	ナイアシン (mg/day)	ビタミンB₆ (mg/day)	葉酸 (μg/day)	ビタミンB₁₂ (mg/day)	ビオチン (μg/day)	パントテン酸 (mg/day)	ビタミンC (mg/day)
男児	0〜5(月)	0.1	0.3	2	0.2	40	0.2	4	4	40
	6〜11(月)	0.3	0.4	3	0.3	60	0.5	10	5	40
	1〜2	0.5	0.6	6	0.5	90	0.9	20	4	40
	3〜5	0.7	0.8	8	0.6	110	1.1	25	5	45
	6〜7	0.8	0.9	10	0.8	140	1.4	30	6	60
	8〜9	0.9	1	11	0.9	160	1.6	35	6	70
	10〜11	1.1	1.2	13	1.2	200	2	40	6	80
	12〜14	1.2	1.4	15	1.4	240	2.4	45	7	100
	15〜17	1.4	1.6	16	1.5	240	2.4	45	7	100
	18〜29	1.4	1.6	15	1.4	240	2.4	45	6	100
	30〜49	1.4	1.6	15	1.4	240	2.4	45	6	100
	50〜69	1.3	1.4	14	1.4	240	2.4	45	6	100
	70以上	1	1.1	11	1.4	240	2.4	45	6	100
女児	0〜5(月)	0.1	0.3	2	0.2	40	0.2	4	4	40
	6〜11(月)	0.3	0.4	3	0.3	60	0.5	10	5	40
	1〜2	0.5	0.5	5	0.5	90	0.9	20	4	40
	3〜5	0.7	0.8	7	0.6	110	1.1	25	3	45
	6〜7	0.8	0.9	9	0.7	140	1.4	30	5	60
	8〜9	0.9	1.1	10	0.9	160	1.6	35	5	70
	10〜11	1	1.1	10	1.2	240	2.4	45	6	80
	12〜14	1.2	1.3	12	1.3	240	2.4	45	6	100
	15〜17	1.2	1.4	13	1.3	240	2.4	45	5	100
	18〜29	1.1	1.2	12	1.2	240	2.4	45	5	100
	30〜49	1.1	1.2	12	1.2	240	2.4	45	5	100
	50〜69	1	1.1	12	1.2	240	2.4	45	5	100
	70以上	0.8	0.9	9	1.2	240	2.4	45	5	100
腸内細菌合成		なし	あり	あり	あり	あり	あり	あり	あり	なし

日本人の食事摂取基準(2005年版)より一部引用

総合ビタミン製剤	ビタミンB₁ (mg)	ビタミンB₂ (mg)	ナイアシン (mg)	ビタミンB₆ (mg)	葉酸 (μg)	ビタミンB₁₂ (μg)	ビオチン (μg)	パントテン酸 (mg)	ビタミンC (mg)
MV12キット	3	3.6	40	4	400	5	60	15	100
オーツカMV	5	3.6	40	4	400	5	60	15	100
ソービタ	3	5	20	3	1,000	30	200	12	100
ネオラミン・マルチV	3	4	40	4	400	10	100	15	100
ビタミロ12注	3	3.6	40	4	400	5	60	15	100
マルビタミン	5	5	40	5	400	10	100	15	100
ビタジェクト	3	4	40	4	400	10	100	14	100

脂溶性ビタミン推奨量，目安量，上限

目安量

	年齢（歳）	ビタミンA (μgRE/day)	上限	ビタミンE (mg/day)	上限	ビタミンD (μg/day)	上限	ビタミンK (μg/day)
男児	0〜5（月）	250	600	3		2.5(5)	25	4
	6〜11（月）	350	600	4		4(5)	25	7
	1〜2	250	600	5	150	3	25	25
	3〜5	300	750	6	200	3	30	30
	6〜7	350	1,000	7	300	3	30	40
	8〜9	400	1,250	8	400	4	40	45
	10〜11	450	1,550	10	500	4	50	55
	12〜14	550	2,220	10	600	5	50	70
	15〜17	700	2,550	10	700	5	50	80
	18〜29	750	3,000	9	800	5	50	75
	30〜49	750	3,000	9	800	5	50	75
	50〜69	700	3,000	9	800	5	50	75
	70以上	650	3,000	7	700	5	50	75
女児	0〜5（月）	250	600	3		2.5(5)	25	4
	6〜11（月）	350	600	4		4(5)	25	7
	1〜2	250	600	4	150	3	25	25
	3〜5	300	750	6	200	3	25	30
	6〜7	350	1,000	6	300	3	30	35
	8〜9	400	1,250	7	500	4	40	45
	10〜11	500	1,550	7	500	4	50	55
	12〜14	550	2,220	8	600	5	50	65
	15〜17	600	2,550	9	600	5	50	60
	18〜29	600	3,000	8	600	5	50	60
	30〜49	600	3,000	8	700	5	50	65
	50〜69	600	3,000	8	700	5	50	65
	70以上	550	3,000	7	600	5	50	65
腸内細菌合成		なし		なし		なし		あり

日本人の食事摂取基準（2005年版）より一部引用

総合ビタミン製剤	ビタミンA (μgRE)	ビタミンE (mg)	ビタミンD (μg)	ビタミンK (μg)
MV12キット	990	10	5	1
ソービタ MV	990	15	5	2
ソービタ	990	15	5	2
ネオラミン・マルチV	700	15	10	2
ビタジェクト 12注	990	10	5	1
マルタミン	1,200	10	5	2
ビタエクト	990	15	10	2

　中心静脈栄養下での生体のビタミン必要量は，小児はもちろん成人でもわかっていない．手術侵襲下や特殊栄養下ではビタミン必要量は増加していることは十分に予想される．水溶性ビタミンは容易に尿中に排泄されるため，必要量以上を投与しても問題とはならないが，脂溶性ビタミンは蓄積により害作用が出現する危険性がある（表1）．そ

のため，欠乏症状が出ないかぎりは，経口推奨量以上を投与すべきではないといわれている．ここでは2005年の日本人の食事摂取基準に記載された各種ビタミンの推奨量，目安量，上限を表に記す（表2）．経口摂取が制限されている場合は，毎日すべてのビタミンを投与することを原則とする．

（土岐　彰）

Q 腎不全での蛋白負荷の注意点について教えてください．

A

　腎臓は，体内での水分や塩分量の調節のほか，血液中の不要なものを濾過して尿中に排泄する働きをもっています．また，赤血球をつくるために必要なホルモンや，血圧の調節をするホルモンを分泌するなどの重要な働きもしています．腎臓の機能が低下し，腎不全に陥ると，身体に不要なものを排泄できなくなり，逆に必要なものまで排泄してしまうなどの症状があらわれ，体液の状態を正常に保てなくなります．

　脂質や糖質と異なり，蛋白質が代謝されると老廃物（窒素化合物）が残ります．この老廃物は，腎臓で濾過されて尿中に排泄されるため，大量に蛋白質をとると腎臓の負担が増え，ますます腎機能を悪化させることになります．そのため，腎不全では蛋白質の制限が必要になります．おおよその目安として，標準体重1kgあたり0.8〜1.0g/日を目安にするとよいでしょう．

　また，摂取する熱量（カロリー）が不足すると，体内に貯えられていた蛋白質がエネルギー源として消費されます．その結果，筋肉組織などの細胞が壊されて血液中の窒素化合物が増え，腎臓の負担が大きくなります．また，細胞内にあったカリウムが血液中に流出するため，カリウム

濃度も上昇し，心臓に悪影響を与えてしまいます．蛋白質を制限しているときは糖質や脂質で十分なカロリーを補う必要があります．必要カロリーは標準体重あたり30～35kcal/日を目安にします．透析期に入ると，蛋白制限は緩和されますが，リンやカルシウム，カリウム，塩分，水分などの管理が必要となります．

（岩川裕美）

Q. 同じカロリー，成分でも投与経路によって違いがあるのでしょうか？

A.

栄養ケアが全く同じメニューだとしても，栄養経路によって患者さんの生体内での栄養素の利用率が異なるのは明らかです．

消化管は栄養素摂取量の調節役

静脈（Parenteral nutrition：PN）と経腸（Enteral nutrition：EN）の2つのルートを比較してみます．スケジュールされた栄養素は，PNでは100％生体内に輸注可能です．一方，ENでは，栄養素の構成比率や病態によってその吸収効率は異なりますが，おおむね80～90％といわれます．

栄養素の過不足分のENルートにおける調節方法

もしENルートで過剰な栄養素が投与されると，生体は嘔吐や下痢，腹部膨満などの消化器症状などを呈します．これらの症状は，ENにおける投与栄養量の調節機構の役割を果たし，過剰投与の防波堤となっています．さらに代謝面からみても，ENルートではDIT（Diet-induced thermogenesis），すなわち"食事誘発性熱産生"と呼ばれる，食物が消化管で粘膜消化・吸収される際に必要なエ

ネルギー分を高めることで，エネルギーを仕事という結果ではなく，体温維持に寄与するための反応を見せます．逆に投与量が必要量よりも少ない場合，DITは下がり，その分を生体内での仕事に転化するエネルギーに回す工夫をしています．

さらにPNでは，このような過剰投与量を生体内に入ることを拒絶する調節機構がないため，いとも簡単に過剰投与されてしまうリスクが存在します．

高蛋白食でDITは最大

ENルートの食事の内容によってもDITは異なります．高炭水化物食あるいは高脂肪食でのDITが5％であるのに対し，高蛋白食でのDITは30％になります．すなわちENで蛋白質の比率を増量すると，必ずしもその増量分が丸ごと吸収されるのではなく，DITとして浪費される分も増えるといえます．

また脂肪の比率を20％から40％に上げると，蛋白質の合成率が抑制されることが観察されています*．

いかに蛋白質を効率よく生体内で利用されるかは，非蛋白・カロリー窒素比（non-protein calorie nitrogen ratio：NPC/N比）*として，この比はストレスのない状況では150〜180，強いストレス下で生体の蛋白崩壊率の高い状況では80〜100が適切とされています．また腎機能の未熟な乳幼児では250〜300（時に350）が適切とされています．

* Stein TP et al : Human macronutrient requirements. IN Enteral and tube feeding. (Rombeau JL et al ed), p.62, WB Saunders. Philadelphia, 1993

MEMO 非蛋白・カロリー窒素比（non-protein calorie nitrogen ratio ; NPC/N比）：この比は
（総エネルギー量―蛋白由来のエネルギー量）(kcal)／(蛋白質) g・0.16となる．

体重の調節機構としてのDIT

DITは消化吸収に必要なエネルギーである一方で，いま述べたようにエネルギー摂取量の過不足を，消化管のレベルで調節をする，言い換えれば経口ルートの場合にある食欲とともに，生体の体重を安全域の範囲内に維持する体重コントロールの役目をも担っていることがわかります．

当然ながらこの体重調節機構としてDITがPNルートにはありません．

消費エネルギーはPN＞EN

さらに投与された栄養素が生体内でどれだけ代謝されるかの量も異なります．すなわち，同じカロリー，同じ組成でもPNがENを10～15％上回ります．その理由の一つの説明として，＋10～15％の栄養素が肝細胞に直接流入するために，その分を肝細胞は代謝するためである，ということです．

（雨海照祥）

Q Probiotics, Prebiotics, Synbioticsとは何でしょうか？

A

1. プロバイオティクス（Probiotics）

プロバイオティクスは，抗生物質（Antibiotics）に対比する言葉で，その起源は，生物間の共生関係（Probiosis）を意味する．

腸管内には約100種類，100兆個もの細菌がすみついている．この腸管内には，ビフィズス菌に代表される健康に良い善玉菌と，腐敗や発ガン関連物質を生み出すウェルシュ菌に代表される健康に有害な悪玉菌が存在する．これら2種類の細菌バランスが人間の健康状態を左右している．

プロバイオティクスとは,腸管内の善玉菌を増やして腸内細菌のバランスを保ち,健康な体を作ることを目的としており,「腸内細菌のバランスを改善することにより,宿主に有益な作用をもたらす生きた微生物」と定義されている.

その代表として,乳酸菌(ラクトバチルス菌,ビフィズス菌)や納豆菌などがあげられる.

悪玉菌が増えると有害物質・ガスを作り,それが体内に吸収され,肝機能障害,便秘,下痢などの原因となる.それが長期にわたると,免疫力が低下し,病原菌へ感染する可能性が増え,発ガン物質の生産を促す.いったん減少した善玉菌を腸管内で増加させることは難しい.そこで外部の善玉菌を送り込む方法がとられ,これがプロバイオティクスである.

2. プレバイオティクス (Prebiotics)

プレバイオティクスとは,ビフィズス菌などの善玉菌を腸管内で増加させて腸内細菌叢を改善する機能をいう.代表的なものに「オリゴ糖」がある.オリゴ糖は糖が数個連なっており,ビフィズス菌の好物で,これを摂取すると,腸内のビフィズス菌が活発になる.すなわち腸内細菌の食事と考えればよい.また,この「オリゴ糖」は悪玉菌の食事としては利用されない.その他「食物繊維」や「デンプン」もプレバイオティクスとなる.

3. シンバイオティクス (Synbiotics)

シンバイオティクスとは,プロバイオティクスとプレバイオティクスを両方併せ持つもので,例えば,ビフィズス菌とオリゴ糖を同時に摂取することを意味する.

(土岐　彰)

Q. 経口輸液剤とは何でしょうか？

A.

●経口輸液剤（経口補液剤：Oral rehydration solution, ORS）

□経口輸液療法（経口補液療法：Oral rehydration therapy, ORT）とは

- 経口輸液とは，輸液の一つで，口から水分，電解質などを与えて体液の異常を治療する方法のことである．

□経口輸液剤（経口補液剤）とは？

- 経口輸液剤には，ナトリウム，カリウム，クロールイオンなどの体液中の主要なイオンと，ナトリウムイオンの吸収を促進させるため，ブドウ糖が配合されている．
- 広義では，医療用の製剤の他に乳児イオン飲料などの食品も含める場合もある．
- 本邦では，処方箋薬剤としてソリタT®2号・3号顆粒製剤（表1）がある．

□経口輸液剤（経口補液剤）の特徴

- 投与と吸収の経路が最も自然であり（生理的），生体に急激な影響を及ぼすことが少なく，安全である．
- 製剤を溶かす水は通常の飲用水でよく，滅菌などの特殊な技術・器具や操作を必要としない．
- 必要が生じたときに直ちに現場で誰でも使用可能である（入院する必要がない，家庭において実施可能である，経費が非常に少なくてすむ）．

□どのような場合が適応となるか

- 小児の感染症時における，軽度の脱水症状．
- 下痢による軽度の脱水症状．

MEMO 経口補液（ORT）の理論

ORTは，医療資源の乏しい依然として下痢による死亡率の高い発展途上国を中心に治療研究が進められてきた．1950年代から1960年代にかけての生理学的研究に

より，水様下痢のときは，ブドウ糖の存在がないとナトリウムの吸収が減弱することが判明した．事実，コレラ患者では，水分だけの経口投与の場合は吸収されるが，食塩水を与えると吸収されず，かえって与えた同量の便が増加するが，ブドウ糖と生理食塩水の混合液経口投与の場合は，水様下痢の激しいコレラ患者でも80％も吸収するという事実が知られている．

□ORTを行うにあたっての注意点

- 一気に飲ませると，すぐに気分が悪くなり吐いたりして，悪循環になるので少量頻回に投与する．
- 医療用の経口補液剤は，やや苦みと臭いがあるので味を嫌う場合に，いわゆるスポーツドリンクをすすめる医者がいるが，ナトリウムなどの電解質濃度が低く糖が多すぎて（表1）経口補液には不適である．
- 味の問題で，乳幼児イオン飲料（アクアライトなど）を用いる場合は，塩分を含んだ飲物（うどん汁，みそ汁など）を飲ませることによって塩分を足すように指導する．

表1 経口補液剤（Oral rehydration solution，ORS）の組成とスポーツドリンク

ORSの種類		電解質 mEq/L			糖質 g/L
		ナトリウム	カリウム	クロール	
WHO推奨のORS	ORS-WHO	90	20	80	111
	ORS-50	50	20	40	25
米国市販のORS	Pedialyte	45	20	35	25
日本のORS（医療用）	ソリタT-2号顆粒	60	20	50	25
	ソリタT-3号顆粒	35	20	30	22
日本の市販イオン飲料（乳児用イオン飲料）	アクアライト	30	20	26	23
スポーツドリンク（清涼飲料水）	ポカリスエット(大塚)	23	5	18	70
	ゲータレード(雪印)	17	3	11	60
	ニュースポーツドリンク(タケダ)	9	5	8	105

（保木昌徳）

糖尿病で腎障害が合併した場合の栄養管理について教えてください.

A 糖尿病の合併症の一つに「糖尿病性腎症」があります.腎症前期から早期腎症には血糖のコントロールが治療の中心となり,糖尿病食が基本となります.ただし,蛋白質の過剰摂取は腎臓に対して負担を与えるため,よくありません.顕性腎症いわゆる「蛋白尿」が出るようになると,いかなる血糖コントロールを行っても腎機能の改善や,進展を遅らせる効果はあまり期待できないため,蛋白制限食と高血圧の治療が中心となります.

附表 腎疾患の食事療法ガイドライン　　　日本腎臓学会　1998

慢性腎炎症候群その他の腎疾患,腎機能正常ないし軽度低下群・ネフローゼ症候群

	総エネルギー (Kcal/kg*/day)	蛋白質 (g/kg*/day)	食塩 (g/day)	カリウム (g/day)	水分
微小変形型ネフローゼ以外	35	0.8	5	血清カリウム値により増減	制限せず **
治療反応性良好な微小変形型ネフローゼ	35	1.0〜1.1	0〜7	血清カリウム値により増減	制限せず **

*標準体重　**高度の難治性浮腫の場合には水分制限を要する場合もある.

保存期慢性腎不全

	総エネルギー (Kcal/kg*/day)	蛋白質 (g/kg*/day)	食塩 (g/day)	カリウム	水分	リン (mg/day)
Ccr≦70mL/min	35が基準ただし年齢や運動量によって,適正なエネルギー量は28〜40の範囲になりうる	0.6以上0.7未満ただしCcr 50mL/min以上で尿蛋白1g/day以下であれば0.9前後で開始することも可	7以下	低蛋白食が実行できていれば通常制限しないが,血清カリウム5.5mEq/L以上のとき,カリウム制限を加える	ネフローゼ症候群およびCcr15mL/min以下では尿量+不感蒸泄量とする	低蛋白食ができていれば制限なしただし尿中リン排泄量500mg/day以上のときは,リン制限を加える

*標準体重

厚生省糖尿病調査研究班の指針によると，この病期での蛋白摂取量は，0.8〜1.0g/kg（IBW）/dayであり，顕性腎症後期には体蛋白の異化亢進を考慮し，総熱量を30〜35kcal/kg（IBW）/dayと増量します．また，腎機能の障害が進展し，血圧が上昇するため，厳しい血圧コントロールが必要となります．食塩の過剰摂取は，血圧を上昇させることにより，血圧のレベルに従って食塩摂取量を7〜8g/dayに制限することが大切です．

　腎不全期においては，著しい腎機能の低下により，老廃物が体に蓄積し，食欲不振，全身倦怠，貧血などさまざまな症状が起こってきます．この病期に，蛋白摂取量をさらに0.6〜0.8g/kg（IBW）/dayと制限することにより，腎症の進展を遅らせることが臨床研究により示されていますが，蛋白質を制限すると総熱量が不足してしまうため，消化吸収の良いMCT（中鎖脂肪酸）を使用した付加食品や，蛋白質含有量を減らした特殊食品を用いるなど，患者の食欲やQOLを低下させないような栄養管理が必要です．また，栄養状態の把握のために，身体計測（体重・上腕周囲長・上腕三頭筋皮下脂肪厚）や血清蛋白やアルブミン値を測定する．常に栄養評価を行い，カロリー不足にならないように注意深く観察することが必要で，高カリウム血症が

糖尿病性腎症

病期	総エネルギー (Kcal/kg*/day)	蛋白質 (g/kg*/day)	食塩 (g/day)	カリウム (g/day)	備考
第1期 腎症前期	25〜30		制限せず**	制限せず	血糖コントロール
第2期 早期腎症	25〜30	1.0〜1.2	制限せず**	制限せず	
第3期A 顕性腎症前期	25〜30	0.8〜1.0	7〜8	制限せず	
第3期B 顕性腎症後期	30〜35	0.8〜1.0	7〜8	軽度制限	水分制限
第4期 腎不全期	30〜35	0.6〜0.8	5〜7	1.5	水分制限
第5期 透析療法期	維持透析患者の食事療法に準ずる				

*標準体重　**高血圧合併症例では7〜8g/day以下に制限する．

認められた場合には，果物や生野菜の摂取を控えるなどのカリウム制限が必要となってきます．

※IBW（Ideal body weight：理想体重）(kg)＝22.0 (kg/m²)×身長（m）×身長（m）

（岩川裕美）

Q. 脂肪乳剤の使い方について教えてください．

A.

●**脂肪乳剤**

□**脂肪乳剤とは**
- 脂肪は水に溶けないので，そのままでは静脈投与できないため，現在大豆油を卵黄レシチンで乳化した形の製剤が発売されている．
- 10％製剤と20％製剤が発売されている．
- 末梢血管から投与可能である．

□**脂肪乳剤投与の目的**
- 脂肪乳剤投与の目的は，必須脂肪酸の供給とエネルギー補給である．
- 脂肪は，1gあたり9kcalとエネルギー源としても効率が良い．
- 脂肪を併用することにより，糖過剰投与により起こる脂肪肝を予防できる．

MEMO 必須脂肪酸

一般に，リノール酸，リノレン酸，アラキドン酸をいう．とくに，リノール酸，αリノレン酸はヒトの体内で生合成できない脂肪酸であり，また細胞膜の構成成分であるリン脂質の材料であることから，わが国や米国のように糖とアミノ酸を主体としたTPNでは必須脂肪酸欠乏症（Essential fatty acid deficiency）をきたすことがある．欠乏時には特徴的な皮膚症状，脱毛，小児の成長障害，免疫機能低下などが引き起こされる．

❏必須脂肪酸欠乏を予防するための投与法

- 必須脂肪酸欠乏を予防するためには，全投与エネルギーの3～5％を脂肪乳剤で投与すればよい．
- 具体的には，成人でTPNを3週間施行したら次の1週間連日20％脂肪乳剤を250mL/日．
- ルーチンで脂肪乳剤を併用したTPNを行う場合は，全投与エネルギーの10～20％投与する．

❏脂肪乳剤投与時の注意点

- 脂肪乳剤は，輸液インラインフィルターを通過しないので，フィルターより患者側の側管より注入する．
- 脂肪乳剤は，他の薬剤と混注すると，粒子の粗大化や凝集をまねくことがあるので，できうるかぎり避ける．カテーテル閉塞の原因になりうる．
- 末梢ルートがとりやすい場合は，できうるかぎり末梢から投与する．
- 脂肪乳剤が，細網内皮系機能を抑制したり，脂肪乳剤中に含まれるリノール酸由来のアラキドン酸より生成されるプロスタグランジンの炎症促進作用あるいは免疫抑制作用というマイナス面があったりするので，肝障害，感染がある場合には，1日投与量を減らし，投与日数を増やす．

(保木昌徳)

第 15 章

巻末資料

●病院で使われる栄養補助食品・医療用特殊食品一覧

□蛋白質を調整したい方に・・・

	低蛋白質食品	エネルギー kcal	蛋白質 g	脂質 g	炭水化物 糖質 g	炭水化物 食物繊維 g	K mg	Ca mg	P mg	Fe mg	食塩相当量 g	メーカー名 総代理店名	補足	通常食品との比較
ご	生活日記ごはん 1/15	1食 180g当り	306	0.5	71.3	0.4	2	—	13	—	—	三和化学	プチタイプ、おかゆ・米粒タイプ有	1/15
は	1/12.5越後ごはんタイプ 1食 180g当り	282	0.4	0〜23	68.2	—	0〜13.9	—	0〜29.1	—	—	木徳神糧	1/3,1/5,1/10タイプ有	1/12.5
ん	ピーエルシーごはん炊き上げ一番1/20 1食 180g当り	300	0.2	0.9	72.7	—	1	—	25	—	φ	ホリカフーズ		1/20
	ジャネフつたんぱく調整ごはん 1食 180g当り	282	0.4	0.8	68.2	—	3	—	13	—	φ	キユーピー	米粒タイプ有	未表示
	サトウのごはんスーパーひかり1/36 1食 180g当り	284	0.4	0.9	68.8	—	1	—	23	—	φ	日清サイエンス	1/3タイプ、1/5米粒タイプ有	1/12
	ゆめごはん 1/25	1食 180g当り	292	0.2	0.7	71.1	0.0	0	9	27	—	φ	キッセイ薬品	トレータイプ、1/5,1/10タイプ有	1/25
	グンプンライス	100g当り	355	0.5	0.9	86.2	—	7	5	24	—	φ	グンプン		未表示
	でんぷん米 1/20	100g当り	346	0.3	0.5	85	—	6	3	27	0.2	φ	日本療食	1/12タイプ有	未表示
	ジンソウ生テンプス 0.1	100g当り	360	4.8	79.1	4.5	6	—	17	—	φ	オトコーキ		未表示
も	グンプンでんぷんもち	1枚45g当り	92	0.1	0.1	22.7	—	1	—	5	—	φ	グンプン	力餅タイプ有	1/19
ち	げんた速水もち	1枚45g当り	100	0.4	0.1	24.2	—	3	—	4	—	φ	キッセイ薬品		1/5
	ひかりもち	1枚50g当り	109	0.4	0.3	26.1	—	1	2	3	—	φ	日清サイエンス		1/5
パ	新鮮食感たんぱく調整米パン	1枚60g当り	161	1.6	3.8	29.3	0.8	22	4	23	0.2	0.4	ヘルシーフード		1/3
ン	たんぱく調整食パン	1枚50g当り	147	2.1	2.8	28.5	0.9	29	—	18	—	0.2	ヘルシーフード	ロールパンタイプ有	1/2
	生活日記パン	1個 50g当り	221	1.9	11.8	26.7	0.6	33	5	18	—	0.3	三和化学		1/2
	越後の食パン	2枚100g当り	267	0.5	6.4	52.6	—	17	—	23	—	0.7	バイオテック	丸パンタイプ有	1/17
	たんぱく調整スパゲティタイプ	100g当り	357	0.6	1.5	84.5	0.7	30	—	23	—	0.1	ヘルシーフード	マカロニ・中華麺タイプ有	1/20
	グンプン でんぷんスパゲティ	100g当り	349	0.3	0.5	85.9	—	6	—	26	—	0.2	グンプン	きしめんタイプ・ヌードルタイプ有	1/2
麺	でんぷん生麺	100g当り	255	0.2	0.5	62.5	—	17	19	15	0.3	0.1	日本療食		未表示
類	ジンソウ生でんぷん生パスタ	100g当り	293	0.1	0.9	71.3	—	2	—	24	—	0.7	オトコーキ	細うどんきしめん生ラーメンタイプ有	未表示
	生活日記うどん1/12 (ゆで)	1袋200g当り	311	1.1	0.6	74.5	1.2	40	—	40	—	1.4	三和化学		1/12
	げんたそば	100g当り	352	2.7	1.2	81.5	1.0	44	—	50	—	0.0	キッセイ薬品	そば・そうめん・やきそばタイプ有	1/3
	即席げんらーめん (しょうゆ味)	1袋75g当り	332	3.8	14.6	46.3	—	68	—	19	—	3.4	キッセイ薬品	みそとんこつ味タイプ有	1/2

15. 巻末資料

分類	商品名	分量	エネルギー(kcal)	たんぱく質(g)	脂質(g)	炭水化物(g)	Na(mg)	K(mg)	P(mg)	Fe(mg)	食塩相当(g)	メーカー	特徴	備考
麺類	レナケアーたんぱく調整ラーメン	1食72.2g当り	331	2.9	13.7	47.8	1.2	115	17	68	0.3	2.9	日井サイエンス	焼きそば・うどんタイプ有	塩分70%
粉製品	T・Tパン粉	100g当り	348	5.5	0.8	79.6	—	86	15	47	0.3	—	昭和産業	ホットケーキミックスタイプ有	1/1.4
	ジンゾウ先生でんぷん薄力粉	100g当り	359	0.3	0.2	88.9	—	12	—	46	—	0.2	グンプン	ホットケーキミックスタイプ有	未表示
	グンプンでんぷんミックス粉	100g当り	350	0.3	0.4	86.3	—	5	12	45	—	φ	グンプン		未表示
おかず	たんぱく調整スープ(かぼちゃ)	1袋100g当り	150	0.9	13.2	6.4	—	93	21	16	—	0.4	エムシージー	野菜のポタージュ等全4種	未表示
	ビーエルジー ハンバーグ	1袋160g当り	173	3.8	6.9	21.8	2.1	128	21	34	1.3	1.1	ホリカフーズ	シチュー等全9種	1袋〜6g
	おかずシリーズ ハンバーグ	1袋150g当り	241	5.7	8.5	31.8	3.5	230	41	71	1.4	0.9	キューピー	肉じゃが等全13種	1袋〜6g
	ゆめシリーズ ビーフシチュー	1袋150g当り	127	6.0	6.0	12.2	—	104	18	43	—	1.3	キッセイ薬品	すきやき風味等全18種	1袋300g
	レナケアー 低たんぱく豆腐ハンバーグ	1袋当り	219	2.7	15.0	18.2	—	103	21	33	—	φ	日井サイエンス		1袋3g以下
	レナケアー ミートソース	1袋当り	165	3.0	7.7	19.6	1.3	155	14	38	0.5	1.0	日井サイエンス	とん汁等全7種	1袋3g以下
菓子類	たんぱく調整米せんべい	1袋10枚当り	332	0.7	15.5	47.4	—	12	—	24	—	0.6	木徳神糧	柿の種等全5種	1/4
	たんぱく調整醤油せんべい	1袋4枚当り	50	0.2	2.1	7.8	—	4	1	3	—	0.1	江崎グリコ		未表示
	キッセイ ゆめせんべい	1袋20g当り	100	0.2	4.4	14.9	0	1	3	3	—	0.1	キッセイ薬品		未表示
	ジンゾウ先生 でんぷんせんべい	1袋21g当り	100	0.1	3.7	16.5	—	1	—	5	—	—	オトコーポ		未表示
	グンプンでんぷんせんべい(醤油)	30g×100g当り	380	1.1	1.0	91.6	—	23	3	77	—	0.7	グンプン	ボーロ、クラッカー等全6種	未表示
	レナケアー 揚げもん (しお味)	1袋18g当り	103	0.4	6.6	10.6	—	4	2	5	0.1	0.1	キッセイ薬品	サンドビスケットタイプ有	1/4
	ニューマクトンクッキー (バナナ味)	1枚9.3g当り	103	0.3	2.7	5.9	0.2	4	1	3	—	φ	キッセイ薬品	クッキー2種、ビスキー5種有	未表示
	ハイカロクッキーセット	1枚7g当り	40	0.2	2.6	4.1	—	5	1	2	φ	φ	キューピー		未表示
ドリンクゼリー類	ポカリスエット	100mL当り	27	0.0	0.0	6.7	0.0	20	2	—	—	0.1	大塚製薬	粉末タイプ有	未表示
	OS-1	100mL当り	10	0.0	—	2.5	4.0	78	10	6	0.0	0.3	三和化学		未表示
	エネビットゼリー	1個150g当り	200	0.0	0.1	50	0.0	18	10	8	—	φ	ニューヤパ		未表示
	はいぱバロリ(チョコレート)	1個70g当り	150	0.4	7.3	20.8	0.4	50	7	10	3.0	φ	キッセイ薬品	ストロベリー等全2種	未表示
	ソフトカロリー(パイナップル)	1個83g当り	150	0.0	0.0	37	—	4	100	0	—	0.0	キッセイ薬品	ソフト・カップタイプ有	未表示
	粉飴ムース(ストロベリー)	1個63g当り	150	0.0	9.5	16.2	—	2	48	1	—	—	H+B	ブルーベリー等全3種	未表示
	マクトンドリンクゼリー	1個70g当り	160	0.0	2.6	33.2	3.9	20	9	1	—	0.0	キッセイ薬品		未表示
	元気ジンジン(アップル)	1本100mL当り	125	0.0	0.0	25.6	5.5	7	0	1	—	0.0	ヘルシーフード	コーヒー等全5種	未表示
	カロリーミックス(みかんパイン)	1本125mL当り	160	0.1	0.0	39.9	—	28	4	4	4.0	φ	日井サイエンス	りんご等全2種	未表示
	ハイカロ160	1本125mL当り	160	0.0	0.0	38.5	5	0	—	0	—	0.0	キューピー	レモンティー等全3種	未表示

			エネルギー kcal	蛋白質 g	脂質 g	炭水化物 糖質 g	食物繊維 g	K mg	Ca mg	P mg	Fe mg	食塩相当量 g	メーカー名 総代表名	補足	亜鉛
調味料	中華スープの素	1袋1.7g当り	27	0.9	0.0	5.6	—	—	—	3	—	8.0	ヘルシーフード		未表示
	食塩濃度5%減塩しょうゆ	1袋5mL当り	4	0.5	0.0	0.4	0.4	7	1	9	—	0.3	キッコーマン	中濃ソースタイプ有	未表示
	減塩中濃ソース	1袋5mL当り	6	0.0	0.0	1.5	—	17	5	2	—	0.1	フードケア	低塩タイプ有	未表示
	ブルドッグ減塩50%加‧中濃ソース	1袋10g当り	14	0.1	0.0	3.3	—	—	—	—	—	0.2	ブルドッグ	ウスターソースタイプ有	塩分1/2
	だしわりつゆの素	100g当り	112	4.5	0.0	23.5	—	134	10	73	—	8.1	日清サイエンス	だし醤油‧ポン酢‧ドレッシング有	蛋白1/3
	げんたつゆ	100g当り	130	0.0	0.0	25	—	230	—	95	—	9.0	キッセイ薬品		蛋白1/9
	たんぱく調整マヨネーズタイプ	100g当り	720	0.3	78.6	1.9	—	3	—	9	—	1.2	キユーピー	1/2、1/4タイプも有	塩分1/2
	ジャネフ減塩みそ	100g当り	196	11.2	6.4	18.7	4.7	337	—	—	—	5.7	キユーピー		塩分1/2
	減塩みそ	100g当り	187	12.4	6.7	16.2	5.9	370	—	—	—	5.5	長野味噌		食塩0g
	塩を入れていないケチャップ	1袋15g当り	12	0.2	0.0	2.9	—	67	3	5	—	0.2	日本ルモンド	ねりうめ等全4種	未表示
	ジャネフケチャップ(たいみそ)	1袋7g当り	15	0.6	0.2	2.7	—	17	—	7	0.1	0.2	キユーピー	ねりうめ等全3種	未表示
	レナケアー(のり佃煮)	1袋8g当り	10	0.2	0.0	2.3	—	4	2	3	0.4	0.3	日清サイエンス	たいみそ等全7種	未表示
	三島のペースト食品(うめじしお)	1袋8g当り	4	φ	φ	—	—	8	2	—	—	0.7	三島食品		未表示
エネルギーアップのためのでんぷん‧糖‧油脂類
	粉飴	100g当り	388	0.0	0.0	97	—	0	0	0	—	0.0	H+B		—
	マクトンゼロパウダー	100g当り	789	0.0	78.9	19.8	0.0	2	5	1	—	0.1	キッセイ薬品	マクトンオイルタイプ有	—
	レナケアーMCTパウダー	100g当り	771	0.0	75.1	23.7	0	3	5	—	—	0.1	日清サイエンス		—
蛋白質強化	おいしいサポートゼリー(ヨーグルト風味)	1個50g当り	37	7.3	0.3	1.5	—	36	36	10	0.1	0.5	ヘルシーフード	ごま豆腐風味等全5種	5.5
	プロテインゼリー(とんかつ風味)	1個60g当り	86	4.9	3.5	8.8	0.0	250	200	130	6.0	φ	ハウス食品	イチゴ味等全5種	6.0
	プロカカZn (5品共通)	1個70g当り	80	6.2	0.0	13.8	—	11	200	0	0.0	0.1	ニュートリー	青リンゴゼリー等全5種	5.0
	おいしいプロティンゼリー(ぶどう)	1個70g当り	84	7.2	0.0	14	—	10	200	12	5.0	φ	バランス	ミックスフルーツ味等全3種	5.0
	プロテインマックスゼリー(3品共通)	1個68g当り	80	6.0	1.7	9.9	1.1	49	73	132	5.0	0.3	三和化学	ヨーグルト味等全6種	3.7
	アイソカルジェリーPCF (6品共通)	1個68g当り	80	4.0	1.2	13.3	0.7	57	200	276	7.0	φ	ネスレ	ストロベリー味等全5種	7.0
	トウフィール	1個205g当り	205	10.5	12.7	13.1	—	484	41	144	1.4	φ	日清サイエンス	ごま味等全2種	—
	プロテインマックス(3品共通)	1個125mL当り	80	9.0	1.0	8.8	—	83	130	150	1.0	0.3	三和化学	パイナップル味等全3種	2.5
鉄強化	ヘム鉄飲料Feルナ(ミルクココア)	1本200mL当り	73	2.9	0.9	13.2	—	96	70	60	4.8	0.1	ヘルシーフード		—
	おいしくミネラルヘム鉄プリン	1個60g当り	83	0.3	3.3	13.7	0.4	—	280	—	1.0	φ	ハウス食品		—

15. 巻末資料

分類	商品名	量										メーカー	種類	
鉄強化	へん鉄入り クッキー(白ごま)	1枚5g当り	23	0.5	0.9	3.4	—	—	—	—	—	ヘルシーフード	クッキー2種、他全4タイプ	—
	ふりかけ鉄之助(うめ)	1袋3g当り	13	0.7	0.6	1.2	11	13	9	0.7	0.3	ヘルシーフード	たまご等全6種	—
	おいしくせんいゼリー(りんご)	1袋63g当り	49	0.0	0.0	7.5	14	7	1	φ	0.1	ハウス食品	うめ等全6種	—
繊維強化	ヘルシーシュファイバー	1袋25g当り	11~17	0.0	0.0	5	16	2	21	0.4	φ	味の素ファルマ		—
	パインファイバー	1袋5g当り	6	0.0	0.0	4.6	—	—	—	0.1	0.0	三和化学		—
	サンファイバー	1袋3.5g当り	7	0.0	0.0	3	9	—	2	—	φ	太陽化学		—
	オクノス食物繊維	1袋6g当り	12	0.0	0.0	5.1	—	—	—	—	—	ホリカフーズ		—
	カルシウムせんべい	1枚当り	11	0.1	0.0	2.5	1	100	2	1.0	0.0	レシピ計画	全3タイプ	—
カルシウム強化	カルシウムボーロ(卵ボーロ)	1袋16g当り	60	0.4	0.3	13.8	15	300	15	5.0	φ	キューピー	ボーロ4種、他全3タイプ	—
	カルシウムあられカル次郎	1袋8g当り	47	0.4	3.3	3.8	5	150	44	0.0	0.1	ヘルシーフード	ウエハース等全6タイプ	—
	カルシウムプリン	1個60g当り	84	0.0	3.5	13.7	—	270	4	—	φ	ハウス食品		—
	マクトン ようかん(小豆)	1個55g当り	100	0.1~0.5	3.0	0.8	3.1~30	300	4	—	—	キッセイ薬品	抹茶等全3種	—
	もっとちビカルシウム(リンゴ)	1本125mL当り	72	0.0	0.0	18	32	210	110	—	φ	廣サービス	グレープフルーツ他全6種	—
	サンフレッドジュース(リンゴ)	1缶160g当り	96	0.0	0.0	—	—	220	—	—	0.2	日本ルナモ	みかん味等全2種	—
	カルシウムふりかけ(のりたま)	1袋2.5g当り	11	0.5	0.6	0.2	13	150	14	0.2	0.1	ヘルシーフード	うめしそ等全3種	—
ビタミン・ミネラル強化	まめひと(いちご)	1本125mL当り	82	2.6	3.3	10.4	109	65	28	0.2	0.2	マルサンアイ	バナナ味等全3種	1.7
	飲む野菜と果実(ミックス)	1本100mL当り	36	0.3	φ	8.7	150	63	13	0.3	0.1	カゴメ	グレープ味等全4種	—
	アイスになるゼリー(リンゴ)	1個50g当り	80	0.1	0.1	19.3	4	1	1	6.0	0.0	ヘルシーフード	ぶどう等全5種	6.0
	ディ・クレス	1本125mL当り	80	0.7	0.1	21	70	70	20	5.0	0.1	ニュートリー	ベリーズ味2種、ゼリータイプ有	10.0
	一挙干菜	1本125mL当り	80	0.5	0.1	22.1	84	100	10	6.0	φ	フードケア		10.0
	サンキスト ポテプラス	1本125mL当り	75	0.6	0.0	18	75	80	20	5.0	0.2	クリニコ		11.0
	テンプン(アップル)	1本100mL当り	15	0.0	0.0	5.0	35	3	4	1.0	0.1	デルモ	サワー風味等全2種	4.0
亜鉛強化	アイソカル アルジネード(葦柑)	1本125mL当り	100	5.0	0.0	3.8	—	20	630	7.0	0.1	バルティス	木苺味等全2種	10.0
	あえんこ助ふりかけ(ほたて)	1袋3g当り	13	0.8	0.5	20	13	6	12	0.1	0.2	ヘルシーフード	しそ等全4種	2.2
	おいしくビタミン(オレンジ)	1個60g当り	11	φ	0.1	8.2	44	3	1	φ	0.2	ハウス食品	マスカット等全4種	—

□高齢者や嚥下困難のある方に

やわらかい食品のある方に　☆容易にかめる　☆☆歯ぐきでつぶせる　☆☆☆舌でつぶせる　☆☆☆☆かまなくてよい

分類	食品	1食当り	エネルギー kcal	蛋白質 g	脂質 g	炭水化物 糖質 g	炭水化物 食物繊維 g	K mg	Ca mg	P mg	Fe mg	食塩相当量 g	メーカー名・総代理店名	補足	
ごはん	やさしい献立(おじや梅子風味)	1袋200g当り	177	10.8	5.4	18.2	3.2	132	260	104	1.6	2.1	キユーピー	とりごぼう等5種	☆☆
	明治ほほえ食シリーズ(白身魚のおじや)	1袋100g当り	43	1.6	0.4	8.2	0.7	82	8	18	0.0	0.8	明治乳業	親子おじや等2種	☆☆
	全粥	1袋200g当り	90	1.6	0.0	20.8	φ	—	—	—	—	0.2	ホリカフーズ		☆
は	やさしい献立 やわらかごはん	1袋150g当り	87	1.1	0.2	20	0.3	17	4	17	0.2	0.0	キユーピー	梅かつお等全2種、おじやタイプ有	☆☆
ん	やさしい献立 ぬくもりミキサー鯛がゆ	1袋200g当り	150	10.0	0.2	27		16	—	12	—	0.2	亀田製菓	梅かゆ等4種	☆☆☆
	ふっくらシリーズ おかゆ	1袋150g当り	53	2.4	0.2	10.5	φ	36	5	24	—	0.5	ホリカフーズ	梅しらすがゆ等3種	☆☆☆
	快食応援団(なめらかおかゆ)	1袋200g当り	76	1.2	0.4	16.7	0.1	46	30	20	0.2	0.1	ヘルシーフード		☆☆☆☆
麺	やさしい献立(うどんとけんちん風)	1袋150g当り	148	9.5	4.4	13.8	3.8	—	275	—	—	1.1	キユーピー	鶏と野菜のかきたま等2種	☆☆
	やさしい献立(海老団子のやわらかたま）	1袋100g当り	43	2.8	1.2	4.8	0.4	57	125	37	1.6	0.9	キユーピー	けんちん風煮込み等全7種	☆
	やさしい献立(すきやき)	1袋100g当り	90	6.6	3.6	7.9	2.4	120	155	61	1.0	0.9	キユーピー	すき焼き等全6種	☆☆
	明治ほほえ食シリーズ(野菜の煮物)	1袋50g当り	38	3.5	0.8	7.2	—	50	4	34	0.0	0.9	明治乳業	肉じゃが等全5種	☆☆
	食事に楽しく煮こごり風五目(筑)	1袋80g当り	53	3.3	2.1	4.3	1.8	114	15	35	0.1	0.6	和光堂	芋ようかん等全6種	☆☆☆
	うらごし(ささみ)	1缶95g当り	200	18.4	13.9	0.5	φ	61	584	103	0.4	0.6	ホリカフーズ	ツナ等全4種	☆☆
	ジャネフファインブルース(サーモン)	1個62g当り	94	6.1	5.0	3.8	2.4	—	180	—	—	0.5	キユーピー	チキン等3種	☆☆
	やわらかかまぼこ	本200g当り	130	17.2	0.2	14.8		132	880	118	0.5	2.4	丸善		☆
	やさしいバター(刻み野菜のカレー)	1袋160g当り	159	3.9	8.6	15	4.4	186	25	58	0.6	1.6	ハウス食品	シチュー等全2種	☆☆
	快食応援団(南瓜の煮付)	1個50g当り	50	2.5	2.9	3.5	2.0	50	6	8	0.2	0.5	ヘルシーフード	えだまめ寄せ等全8種	☆☆☆☆
お	愛慶厨房(大根の煮の素付)	1袋150g当り	145	2.2	6.0	14	6.0	—	15	—	0.3	1.5	白十字	麻婆豆腐等全8種	☆☆☆
か	やさしい献立 C(うなたま)	1袋80g当り	62	3.0	3.4	4.9		72	14	35	0.5	0.6	キユーピー	かれい大根の煮物等7種	☆☆☆
ず	やわらかカップボーロやき鰻	1袋80g当り	82	3.0	6.0	4		41	80	15	—	0.4	キッチン薬局	いとより鯛等全8種	☆☆☆☆
	豆腐よせ(ささみ)	1個50g当り	33	3.8	1.1	1.4	0.4	53	93	63	0.2	0.5	ホリカフーズ	さけ等4種	☆☆
	やわらか倶楽部(鴻風味)	1個70g当り	46	2.9	2.7	2.1	0.5	74	110	69	0.2	0.6	ハウス食品	ほたて風味等3種	☆☆☆
	ブレンダーミニ(ビーフシチュー)	1袋80g当り	103	4.6	6.3	6.7	0.4	135	54	50	1.0	0.9	三和化学	野菜のクリーム煮等全10種	☆☆☆☆
	スープ元気ミニ(コーンスープ)	1袋100g当り	100	5.0	3.3	8.6	4.0	110	210	130	0.2	0.7	明治乳業	かぼちゃスープ等3種	☆☆☆☆

15. 巻末資料

おかず		エネルギー kcal	蛋白質 g	脂質 g	炭水化物 糖質 g	炭水化物 食物繊維 g	K mg	Ca mg	P mg	Fe mg	食塩相当量 g	メーカー名 総代理店名	補足
おいしくミキサー（豚肉煮）	1袋50g当り	87	4.9	6.1	3	0.0	—	3	—	0.5	0.5	ホリカフーズ	
やさしい献立（にんじんスープ）	1袋75g当り	108	2.4	8.0	6.5	1.3	90	143	48	0.2	0.6	キューピー	全6種、ぬくもりタイプ有
明治かが食い（メロンゼリー）	1袋100g当り	76	—	0.0	18.9	—	80	11	6	0.0	0.1	明治乳業	えび等全7種
あずきムース	1個100g当り	100	3.5	3.1	13.8	3.1	41	121	60	2.3	0.1		リンゴゼリー等2種
キッピイフルーツゼリー（巨峰）	1個65g当り	51	0.0	0.0	12.6	0.2	20	1	1	1.0	0.1	キッセイ薬品	りんご等全5種
ハウスふるっとゼリー（鉄分巨峰）	1個60g当り	46	φ	0.0	11.5	0.1	24	φ	φ	φ	φ	ハウス食品	カルシウムいちご等全4種
おいしくビタミン（オレンジ）	1個60g当り	11	φ	φ	8.2	0.2	44	3	1	1.2	0.2	ハウス食品	アセロラ味等全4種
ジャネフ和風デザート黒糖	1個62g当り	76	0.1	0.0	18.9	1.4	130	24	2	φ	φ	キューピー	やわらかプリン等全4種
カロリーメイトゼリーアップル	1袋212g当り	200	6.7	4.4	33	2.0	60	200	25	2.7	0.1	大塚製薬	

とろみ剤

		エネルギー kcal	蛋白質 g	脂質 g	炭水化物 糖質 g	炭水化物 食物繊維 g	K mg	Ca mg	P mg	Fe mg	食塩相当量 g	メーカー名 総代理店名	補足
とろみアップスーパー	1袋2.3g当り	8	φ	φ	1.3	0.9	12	1	—	φ	0.5	ヘルシーフード	トロミアップA等他5種有
ソフティア	1袋3g当り	8	φ	φ	1.9	0.8	11	1	2	φ	0.1	ニュートリー	
つるりんこQuickly	1袋3g当り	—	—	—	—	0.7	—	—	—	—	—	クリニコ	
スルーソフトS	1袋3g当り	11	0.0	0.0	2	2.7	—	—	—	—	φ	キッセイ薬品	
トロメイクSP	1袋2.5g当り	7	φ	0.0	1.5	0.8	0	0	0	0.0	φ	明治乳業	
トロメリン顆粒	1袋8g当り	30	φ	0.0	7.5	—	0	φ	4	—	φ	三和化学	
スルーパーフェクト	1袋3g当り	3	0.0	0.0	0	0.3	4	φ	1	—	φ	日清サイエンス	
スルーキング	1袋2.5g当り	9	0.0	0.0	2.2	—	—	—	—	—	φ	キッセイ薬品	

ゲル化剤

		エネルギー kcal	蛋白質 g	脂質 g	炭水化物 糖質 g	炭水化物 食物繊維 g	K mg	Ca mg	P mg	Fe mg	食塩相当量 g	メーカー名 総代理店名	補足
ホット&ソフト	100g当り	297	0.8	0.0	73.2	16.6	410	21	42	0.3	0.6	ヘルシーフード	
ソフティア GEL	1袋1.5g当り	3	φ	0.0	0.7	0.6	4	1	1	φ	1.5	ニュートリー	
スルーパートナー	100g当り	372	0.6	0.0	92.3	—	—	—	—	—	φ	キッセイ薬品	
ムースアップ	1袋8g当り	29	φ	0.0	7.2	0.0	φ	φ	4	φ	0.1	ヘルシーフード	
ソフラン	1袋25g当り	7	0.0	0.0	1.7	0.3	23	2	0	0.0	φ		濃厚流動食用
ソフティアENS	1袋7g当り	23	0.0	0.0	4.7	1.9	16	4	—	0.1	φ	ニュートリー	濃厚流動食用

エネルギーを抑えたい方に

	エネルギー調整食品		エネルギー kcal	蛋白質 g	脂質 g	炭水化物 糖質 g	炭水化物 食物繊維 g	K mg	Ca mg	P mg	Fe mg	食塩相当量 g	メーカー名 総代理店名	補足
米	マンナンヒカリ	100g当り	249	0.2	0.3	59.3	27.5	7	187	15	—	0.4	大塚製薬	
甘味料	マービースティック	1袋1.3g当り	3	0.0	0.0	13.0		0	—	—	0.0	0.0	H+B	液状タイプ有
	マービージャム(ストロベリー)	1袋13g当り	20	0.0	0.0	8.7		7	—	1	—	—	H+B	りんご等全9種、キャンディタイプ有
	ファイバージャム(ストロベリー)	1袋13g当り	9	φ	φ	3.0	4.9	—	—	—	—	—	サラヤ	ブルーベリー等全2種
	ラカントS顆粒	1袋5g当り	0	0.0	0.0	0.0		—	—	—	—	—	サラヤ	液状タイプ有
	パルスィート	1袋1.2g当り	2	0.0	0.0	99.5		—	—	—	—	—	味の素フルナ	
デザート	低カロリーデザート(コーヒー)	1個65g当り	10	0.1	0.0	1.12	0.06	62	10	7	0.0	φ	ヘルシーフード	ヨーグルト味等全4種
	低カロリーゼリー(オレンジ)	1個62g当り	15	0.0	0.0	6.6	0.2	23	13	1	—	φ	キューピー	水ようかん等全4種
	カロリー調整缶詰(白桃)	1缶130g当り	56	0.4	0.0	6	0.5	64	6	—	—	φ	キューピー	みかん味等全3種
	低カロリー缶詰(白桃)	1缶295g当り	112	1.2	0.3	21.7	1.2	174		18	0.3	0.0	サンヨー堂	杏仁フルーツ等全6種

(幣憲一郎)

●特殊ミルク一覧

分類	糖質代謝異常				
適応症	ガラクトース血症・原発性乳糖不耐症			肝型糖原病	
品名	無乳糖粉乳 (可溶性多糖類含有)	ガラクトース除去フォーミュラ (可溶性多糖類・ブドウ糖含有)	無乳糖乳 (可溶性多糖類・グルコース含有)	糖原病治療用フォーミュラ (大豆蛋白質ベース・昼間用)	糖原病治療用フォーミュラ (大豆蛋白質ベース・夜間用)
会社名	雪印乳業	明治乳業	森永乳業	明治乳業	明治乳業
品名記号	GL	110	MC-2	8007	8009
缶容量 g	800	400	400	400	400
標準組成	製品100g中	製品100g中	製品100g中	製品100g中	製品100g中
蛋白質 g	13.5	14.0	13.5	16.2 *	9.6 *
脂質 g	27.3	20.0	18.0 *	9.5	0 **
炭水化物 g	55.0 *	61.4 *	63.3 **	69.5 **	86.4 ***
灰分 g	2.2	2.6	2.2	2.8	2.0
水分 g	2.0	2.0	3.0	2.0	2.0
エネルギー kcal	520	482	469	428	384
ビタミンA μgRE	450	600	540	510	510
ビタミンB_1 mg	0.30	0.6	0.4	0.3	0.3
ビタミンB_2 mg	0.60	0.9	0.7	0.4	0.4
ビタミンB_6 mg	0.40	0.3	0.3	0.3	0.3
ビタミンB_{12} μg	1.00	4	2	2	2
ビタミンC mg	48.00	50	50	45	45
ビタミンD μg	10.0	12.5	10.0	10.0	10.0
ビタミンE mgα-TE	2.7	6	6.7	4	4
ビタミンK μg	Tr	25	25	25	Tr
パントテン酸 mg	1.83	2	3	2	2
ナイアシン mg	5.00	6	5	6	6
葉酸 mg	0.10	0.2	0.1	0.2	0.2
カルシウム mg	370	410	340	440	260
マグネシウム mg	25	42	40	45	26
ナトリウム mg	150	150	160	210	125
カリウム mg	450	500	520	610	360
リン mg	216	270	200	340	200
塩素 mg	240	280	320	420	250
鉄 mg	6	6.5	6	6	6
銅 μg	310	350	320	350	350
亜鉛 mg	2.6	2.6	2.7	2.6	2.6
標準調乳濃度 (W/V%)	13%	14%	13%	14%	14%
調乳液の浸透圧 (mOsm/kg・H_2O)	174	307	194	336	375

分類	糖質代謝異常				
備考	*可溶性多糖類 (13%調乳の場合) 可溶性多糖類 7.2	*ブドウ糖 18.4 可溶性多糖類 43.0 無乳糖 無ガラクトース (14%調乳の場合) ブドウ糖 2.6 可溶性多糖類 6.0	*精製植物性脂肪 ** 可溶性多糖類 44.5 グルコース 18.8 (13%調乳の場合) 可溶性多糖類 5.8 グルコース 2.4	*分離大豆蛋白質 ** 可溶性多糖類 34.5 ブドウ糖 25.0 可溶性でん粉 10.0	*分離大豆蛋白質 ** 夜間用はエネルギー補給が目的 *** 可溶性多糖類 51.0 ブドウ糖 25.0 可溶性でん粉 10.4

特殊ミルク情報 第42号 (2006年11月)

分類	蛋白質・アミノ酸代謝異常 (1)		蛋白質・アミノ酸代謝異常 (2)			
適応症	フェニルケトン尿症		ホモシスチン尿症（シスタチオニン合成酵素異常症）・高メチオニン血症			
品名	フェニルアラニン無添加総合アミノ酸粉末	低フェニルアラニンペプチド粉末	メチオニン除去粉乳		メチオニン除去フォーミュラ	
会社名	雪印乳業	森永乳業	雪印乳業		明治乳業	
品名記号	A-1	MP-11	S-26		7901	
缶容量 g	1,000	350	1,200		400	
標準組成	製品100g中	製品100g中	製品100g中	15%液100mL中	製品100g中	15%液100mL中
蛋白質 g	93.7	75.0*	15.7	2.36	16.0	2.4
（アミノ酸）	(93.7)	(12.1)**	(15.7)	(2.36)	(16.0)	(2.4)
脂質 g	0	0	17.1*	2.57	18.0	2.7
炭水化物 g	0	7.2	61.8**	9.27	60.6*	9.1
灰分 g	2.9	7.4	2.5	0.38	2.4	0.4
水分 g	3.4	2.8	2.9		3.0	
エネルギー kcal	375	329	459	68.9	468	70
フェニルアラニン mg	0	0.28g	600		640	
イソロイシン mg	4.1g	3.18g	700		850	
ロイシン mg	6.7g	6.43g	1,150		1,700	
バリン mg	6.0g	4.05g	1,030		990	
メチオニン mg	2.9g	0.48g	0	0	0	0
スレオニン mg	2.7g	5.59g	460		750	
トリプトファン mg	1.7g	1.20g	280		350	
リジン mg	9.0g	8.93g	1,570		1,400	
ヒスチジン mg	3.0g	1.86g	520		500	
アルギニン mg	6.0g	1.85g	1,020		800	
アスパラギン酸 mg	5.8g	10.10g	990		1,200	
シスチン mg	3.3g	2.52g	1,000		800**	
グルタミン酸 mg	10.6g	17.67g	1,840		1,620	
グリシン mg	6.3g	1.51g	1,100		800	
プロリン mg	6.1g	5.35g	1,050		1,200	
セリン mg	4.0g	4.11g	690		800	
チロシン mg	9.3g	4.72g	600		900	
アラニン mg	6.2g	3.65g	1,070		700	

分　　類	蛋白質・アミノ酸代謝異常 (1)		蛋白質・アミノ酸代謝異常 (2)	
ビタミンA μgRE	ビタミンは配合しておりません	6.6	450	540
ビタミンB₁ mg		Tr	0.36	0.7
ビタミンB₂ mg		<0.01	0.6	1.1
ビタミンB₆ mg		<0.01	0.4	0.4
ビタミンB₁₂ μg		<0.4	1.0	5
ビタミンC mg		<0.1	48	54
ビタミンD μg		<7.2	7.50	11.3
ビタミンE mgα-TE		<0.3	4.38	7
ビタミンK μg		<0.5	Tr	25
パントテン酸 mg		<0.4	1.83	2
ナイアシン mg		<0.2	5	7
葉　酸 mg		<0.004	0.10	0.2
コリン mg		7.0	37.3	NT＊＊＊
カルシウム mg	0	1,100	360	390
マグネシウム mg	0	300	34	40
ナトリウム mg	880	620	174	160
カリウム mg	0	1,400	440	450
リ　ン mg	0	600	270	250
塩　素 mg	1,900	275	324	300
鉄　mg	0	15	6	8
銅　μg	0	1mg	280	350
亜　鉛 mg	0	20	2.5	2.6
ヨウ素 μg	0	150	25	50
調乳液の浸透圧 (mOsm/kg・H₂O)			420	501
備　　考	○PKU治療食の蛋白質源として使用します．	＊蛋白質当量（窒素分×6.38）蛋白質分解物・アミノ酸としては 82.6g ＊＊添加アミノ酸	＊ コーンサラダ油 7.33 硬化ヤシ油 8.46 乳化剤 1.31 ＊＊ α-でん粉 9.5 乳糖 13.7 デキストリン 37.4 香料他 1.2	＊ 乳糖 45.0 可溶性多糖類 14.1 その他 1.5 ＊＊ L-シスチン強化 ○メチオニンを含まず,シスチン含有の高いアミノ酸混合物を蛋白質源としたものです． ＊＊＊測定せず

特殊ミルク情報　第42号（2006年11月）

分類	蛋白質・アミノ酸代謝異常(3)	蛋白質・アミノ酸代謝異常(4)		
適応症	チロジン血症	・高アンモニア血症・シトルリン血症 ・アルギノコハク酸尿症 ・高オルニチン血症(高アンモニア血症を伴うもの)		
品名	フェニルアラニン・チロシン除去粉乳	蛋白除去粉乳	高アンモニア血症・シトルリン血症フォーミュラ	
会社名	雪印乳業	雪印乳業	明治乳業	
品名記号	S-1	S-23	7925-A	
缶容量 g	1,200	1,200	400	
標準組成	製品100g中 / 15%液100mL中	製品100g中	製品100g中 / 15%液100mL中	
蛋白質 g	14.5 / 2.18	0*	6.7* / 1.0	
(アミノ酸)	(14.5) / (2.18)	(0)	(3.2)** / (0.5)	
脂質 g	17.1 / 2.57	21.8	40.0† / 6.0	
炭水化物 g	63.0* / 9.45	73.0**	48.0†† / 7.2	
灰分 g	2.5 / 0.38	2.2	2.3 / 0.3	
水分 g	2.9	3.0	3.0	
エネルギー kcal	459 / 68.9	483	579 / 87	
フェニルアラニン mg	0 / 0		168	
イソロイシン mg	700		396	
ロイシン mg	1,150		933	
バリン mg	1,030		529	
メチオニン mg	495		110	
スレオニン mg	460		488	
トリプトファン mg	290		110	
リジン mg	1,570	蛋白質（アミノ酸）は配合しておりません	318	
ヒスチジン mg	520		192	
アルギニン mg	1,025		1,000	
アスパラギン酸 mg	1,000		850	
シスチン mg	520		218	
グルタミン酸 mg	1,840		768	
グリシン mg	1,095		74	
プロリン mg	1,050		360	
セリン mg	690		219	
チロシン mg	0 / 0		375	
アラニン mg	1,070		150	

分類	蛋白質・アミノ酸代謝異常(3)	蛋白質・アミノ酸代謝異常(4)	
ビタミンA μgRE	450	572	600
ビタミンB₁ mg	0.36	0.5	0.6
ビタミンB₂ mg	0.6	0.8	0.9
ビタミンB₆ mg	0.4	0.5	0.3
ビタミンB₁₂ μg	1.0	1.0	4
ビタミンC mg	48.0	61	45
ビタミンD μg	7.50	9.50	12.5
ビタミンE mgα-TE	4.38	5.57	6
ビタミンK μg	Tr	Tr	25
パントテン酸 mg	1.83	2.29	2
ナイアシン mg	5.0	6.4	6
葉酸 mg	0.10	0.13	0.2
コリン mg	37.3	47.8	NT***
カルシウム mg	360	389	350
マグネシウム mg	34	37	35
ナトリウム mg	174	0	130
カリウム mg	440	477	425
リン mg	270	293	150
塩素 mg	324	0	300
鉄 mg	6	8	7
銅 μg	280	360	350
亜鉛 mg	2.5	3	2.6
ヨウ素 μg	25	32	50
調乳液の浸透圧 (mOsm/kg・H₂O)	420	***	329
備考	*香料他 1.2gを含む	*医師の指示により蛋白質（アミノ酸混合物）を加えて使用. ** 乳糖 12.1 可溶性多糖類 47.4 α-でん粉 12.1 香料他 1.4 *** 標準調乳濃度 15% 浸透圧は添加アミノ酸混合物量により異なる.	*N×6.38 **添加アミノ酸混合物 ***測定せず † { MCT油 15.0 　必須脂肪酸調整脂肪 25.0 †† { 乳糖 46.0 　しょ糖 2.0 ○蛋白質，脂肪は代謝負担のかからないよう低蛋白質でしかもMCT油（中鎖脂肪）にしてあります. ○アルギニン・アスパラギン酸を増量してあります.

特殊ミルク情報　第42号（2006年11月）

分類	有機酸代謝異常							
適応症	メチルマロン酸血症		・メチルマロン酸血症 ・プロピオン酸血症		・イソバレリン酸血症 ・ロイシン過敏性低血糖症 ・Nesidioblastosis			
品名	イソロイシン・バリン・スレオニン除去粉乳		イソロイシン・バリン・スレオニン・メチオニン除去粉乳		イソロイシン・バリン・メチオニン・スレオニン・グリシン除去粉乳		ロイシン除去フォーミュラ	
会社名	雪印乳業		雪印乳業		雪印乳業		明治乳業	
品名記号	S-20		S-10		S-22		8003	
缶容量 g	1,200		1,200		1,200		400	
標準組成	製品100g中	15%液100mL中	製品100g中	15%液100mL中	製品100g中	15%液100mL中	製品100g中	15%液100mL中
蛋白質 g (アミノ酸)	13.5 (13.5)	2.03 (2.03)	13.0 (13.0)	1.95 (1.95)	12.0 (12.0)	1.80 (1.80)	14.8 (14.8)	2.2 (2.2)
脂質 g	17.1	2.57	17.1	2.57	17.1	2.57	18.0	2.7
炭水化物 g	64.0*	9.60	64.5*	9.68	65.5*	9.83	61.8*	9.3
灰分 g	2.5	0.38	2.5	0.38	2.5	0.38	2.4	0.4
水分 g	2.9		2.9		2.9		3.0	
エネルギー kcal	459	68.9	459	68.9	459	68.9	468	70
フェニルアラニン mg	613		610		613		650	
イソロイシン mg	0	0	0	0	0	0	850	
ロイシン mg	1,160		1,160		1,160		0	0
バリン mg	0	0	0	0	0	0	950	
メチオニン mg	500		0	0	0	0	450	
スレオニン mg	0	0	0	0	0	0	850	
トリプトファン mg	296		300		296		350	
リジン mg	1,532		1,530		1,531		1,400	
ヒスチジン mg	510		510		510		500	
アルギニン mg	980		980		980		800	
アスパラギン酸 mg	1,020		1,020		1,020		1,010	
シスチン mg	530		530		530		450	
グルタミン酸 mg	1,990		1,990		1,990		2,000	
グリシン mg	1,000		1,000		0	0	800	
プロリン mg	1,020		1,020		1,020		1,200	
セリン mg	714		720		717		800	
チロシン mg	613		610		613		900	
アラニン mg	1,020		1,020		1,020		800	

分　　類	有機酸代謝異常							
ビタミンA μgRE	450		450		450		540	
ビタミンB₁ mg	0.36		0.36		0.36		0.7	
ビタミンB₂ mg	0.6		0.6		0.6		1.1	
ビタミンB₆ mg	0.4		0.4		0.4		0.4	
ビタミンB₁₂ μg	1.0		1.0		1.0		5	
ビタミンC mg	48.0		48.0		48.0		54	
ビタミンD μg	7.50		7.50		7.50		11.3	
ビタミンE mgα-TE	4.38		4.38		4.38		7.2	
ビタミンK μg	Tr		Tr		Tr		25	
パントテン酸 mg	1.83		1.83		1.83		2	
ナイアシン mg	5.0		5.0		5.0		7	
葉　酸 mg	0.10		0.10		0.10		0.2	
コリン mg	37.3		37.3		37.3		NT**	
カルシウム mg	360		360		360		390	
マグネシウム mg	34		34		34		40	
ナトリウム mg	178		178		178		150	
カリウム mg	440		440		440		450	
リ　ン mg	270		270		270		230	
塩　素 mg	313		313		313		300	
鉄　 mg	6		6		6		8	
銅　 μg	280		280		280		350	
亜　鉛 mg	2.5		2.5		2.5		2.6	
ヨウ素 μg	25		25		25		50	
調乳液の浸透圧 (mOsm/kg・H₂O)		385		369		369		501
備　　考	*香料他	1.2gを含む	*香料他	1.2gを含む	*香料他	1.2gを含む	*{乳糖 46.7g その他 15.1g} ** 測定せず	

特殊ミルク情報　第42号（2006年11月）

分類	電解質代謝異常 (1)			
適応症	特発性高カルシウム血症		副甲状腺機能低下症・偽性副甲状腺機能低下症	
品名	ビタミンD無添加・低カルシウムフォーミュラ		高カルシウム・低リンフォーミュラ	
会社名	明治乳業		明治乳業	
品名記号	206		508	
缶容量 g	400		400	
標準組成	製品100g中	14%液100g中	製品100g中	15%液100mL中
蛋白質 g	13.0	1.8	12.5	1.9
脂質 g	25.0*	3.5	20.0	3.0
炭水化物 g	58.1**	8.1	62.6*	9.4
灰分 g	1.6	0.2	2.9	0.4
水分 g	2.3		2.0	
エネルギー kcal	509	71	480	72
ビタミンA μgRE	600		600	
ビタミンB₁ g	0.6		0.6	
ビタミンB₂ g	0.9		0.9	
ビタミンB₆ g	0.3		0.3	
ビタミンB₁₂ μg	4		4	
ビタミンC mg	45		45	
ビタミンD μg	0	0	12.5	
ビタミンE mgα-TE	6		6	
ビタミンK μg	25		25	
パントテン酸 mg	2		2	
ナイアシン mg	6		6	
葉酸 mg	0.2		0.2	
カルシウム mg	15	2.1	500	75
マグネシウム mg	35		45	
ナトリウム mg	140		220	
カリウム mg	490		628	
リン mg	270		220	33
塩素 mg	320		457	
鉄 mg	6		6	
銅 μg	350		350	
亜鉛 mg	2.6		2.6	
調乳液の浸透圧 (mOsm/kg/H₂O)		306		357

分　　類	電解質代謝異常（1）	
備　　考	*必須脂肪酸調整脂肪　25.0 **⎰乳糖　　　　　　　50.9 　⎱可溶性多糖類　　　 7.2 ○ビタミンDを除去し、低Caにしたものです． ○微量成分を強化してあります	*⎰乳糖　　　　　　　45.0 　⎨しょ糖　　　　　　　8.5 　⎱可溶性多糖類　　　 9.1 ○K/Na，Ca/Pのバランスを配慮してあります．

分類	電解質代謝異常 (2)							
適応症	副甲状腺機能低下症・偽性副甲状腺機能低下症				副腎皮質機能不全			
品名	低リンフォーミュラ		低カリウム・低リンフォーミュラ		低リン乳		低カリウム・高ナトリウムフォーミュラ	
会社名	明治乳業		明治乳業		森永乳業		明治乳業	
品名記号	720		8110		MM-5		507A	
缶容量 g	400		400		400		400	
標準組成	製品 100g中	15%液 100mL中	製品 100g中	15%液 100mL中	製品 100g中	13%液 100mL中	製品 100g中	15%液 100mL中
蛋白質 g	12.5	1.9	12.5	1.9	13.5	1.8	12.5	1.9
脂質 g	17.6	2.6	17.6	2.6	27.0*	3.5	20.0	3.0
炭水化物 g	65.4*	9.8	65.4*	9.8	55.0**	7.2	62.6*	9.4
灰分 g	2.5	0.4	2.5	0.4	1.8	0.2	2.9	0.4
水分 g	2.0		2.0		2.7		2.0	
エネルギー kcal	470	71	470	71	517	67	480	72
ビタミンA μgRE	510		510		540		600	
ビタミンB_1 mg	1.0		1.0		0.4		0.6	
ビタミンB_2 mg	1.0		1.0		0.7		0.9	
ビタミンB_6 mg	0.4		0.4		0.3		0.2	
ビタミンB_{12} μg	6		6		2		4	
ビタミンC mg	150		150		50		45	
ビタミンD μg	9.3		9.3		10		12.5	
ビタミンE mgα-TE	10		10		6.7		6	
ビタミンK μg	25		25		25		25	
パントテン酸 mg	2		2		3		2	
ナイアシン mg	9		10		5		6	
葉酸 mg	0.5		0.5		0.1		0.2	
カルシウム mg	380		380		340		440	
マグネシウム mg	45		45		40		46	
ナトリウム mg	210		420		160		600	90
カリウム mg	440		220	33	520		220	33
リン mg	105	16	105	16	80	10	360	
塩素 mg	350		390		320		444	
鉄 mg	9		9		6		6	
銅 μg	350		350		320		350	
亜鉛 mg	2.6		2.6		2.7		2.6	
調乳液の浸透圧 (mOsm/kg・H_2O)		368		374		275		377

分　類	電解質代謝異常（2）			
備　考	* 乳糖　　　　46.5 　しょ糖　　　11.9 　可溶性多糖類　7.0	* 乳糖　　　　46.5 　しょ糖　　　11.9 　可溶性多糖類　7.0	* 乳脂肪　　　　　8.1 　精製植物性脂肪　18.9 ** 乳糖　　　　52.1 　　可溶性多糖類　2.9	* 乳糖　　　　45.0 　しょ糖　　　 8.5 　可溶性多糖類　9.1

特殊ミルク情報　第42号　（2006年11月）

分類	吸収障害 (1)
適応症	脂質吸収障害症
品　　名	必須脂肪酸強化 MCTフォーミュラ
会　社　名	明治乳業
品名記号	721
缶容量 g	350
標準組成	製品100g中
蛋白質　g 脂　質　g 炭水化物　g 　乳　糖　g 　可溶性多糖類　g 灰　分　g 水　分　g エネルギー kcal	13.2 25.0* 56.6 26.1 30.5 2.7 2.5 504
ビタミンA μgRE ビタミンB_1 mg ビタミンB_2 mg ビタミンB_6 mg ビタミンB_{12} μg ビタミンC mg ビタミンD μg ビタミンE mgα-TE (α-トコフェロールとして) ビタミンK μg パントテン酸 mg ナイアシン mg 葉　酸　mg	510 0.6 0.9 0.3 4 50 9.3 6 20 2 6 0.2
カルシウム mg マグネシウム mg ナトリウム mg カリウム mg リ　ン mg 塩　素 mg 　鉄　 mg 　銅　 μg 亜　鉛 mg	450 40 140 500 270 330 6 320 2.8
標準調乳濃度 (W/V%)	14%

分　　　類	吸収障害（1）
調乳液の浸透圧 （mOsm/kg・H$_2$O）	233
備　　　考	○腸管機能の未熟な状態に対して，吸収の良いMCT油（中鎖脂肪）を使用しています．さらに，必須脂肪酸であるリノール酸及びα-リノレン酸を強化しています． ＊ MCT油　　　20.5 　 サフラワー油　2.8 　 しそ油　　　　0.9 　 その他　　　　0.8

特殊ミルク情報　第42号（2006年11月）

分類	吸収障害 (2)	
適応症	先天性蛋白分解酵素異常症・膵嚢胞性線維症	
品名	蛋白質加水分解MCT乳	MCT・アミノ酸フォーミュラ
会社名	森永乳業	明治乳業
品名記号	ML-3	605-MCT
缶容量 g	400	400
標準組成	製品100g中	製品100g中
蛋白質 g (アミノ酸) 脂質 g 炭水化物 g 灰分 g 水分 g エネルギー kcal	15.0 * (1.95) 18.0 ** 61.2 *** 2.8 3.0 467	13.8 (13.8) 19.2 * 62.3 ** 2.4 2.3 477
フェニルアラニン mg イソロイシン mg ロイシン mg バリン mg メチオニン mg スレオニン mg トリプトファン mg リジン mg ヒスチジン mg アルギニン mg アスパラギン酸 mg シスチン mg グルタミン酸 mg グリシン mg プロリン mg セリン mg チロシン mg アラニン mg	602 1,002 1,688 986 314 984 253 1,507 350 463 1,530 272 3,121 292 1,127 818 364 709	510 690 1,380 800 360 690 280 1,260 400 690 850 450 1,830 650 970 650 730 650

分　　類	吸収障害 (2)	
ビタミンA μgRE	540	540
ビタミンB₁ mg	0.4	0.6
ビタミンB₂ mg	0.7	0.9
ビタミンB₆ mg	0.3	0.4
ビタミンB₁₂ μg	2	4
ビタミンC mg	45	45
ビタミンD μg	10.0	11.3
ビタミンE mgα-TE	6.7	6
ビタミンK μg	25	25
パントテン酸 mg	3	2
ナイアシン mg	5	6
葉　酸 mg	0.1	0.2
カルシウム mg	300	370
マグネシウム mg	45	40
ナトリウム mg	180	160
カリウム mg	570	450
リン mg	240	210
塩素 mg	440	380
鉄 mg	6	8
銅 μg	320	380
亜鉛 mg	2.7	2.4
標準調乳濃度 (W/V%)	15％	15％
調乳液の浸透圧 (mOsm/kg・H₂O)	255	362
備　考	＊ 乳蛋白消化物 　蛋白質当量（窒素分×6.38）蛋白質分解物・アミノ酸としては 16.4g ＊＊ ｛精製植物性脂肪　4.7 　　MCT　13.3 ＊＊＊ ｛可溶性多糖類　57.2 　　澱粉　4.0	＊ ｛MCT油　15.0 　サフラワー油　3.4 　その他　0.8 ＊＊ ｛可溶性多糖類　56.4 　しょ糖　4.8 　その他　1.1 （エレメンタル・ダイエット）

特殊ミルク情報　第42号（2006年11月）

●調製粉乳及び母乳の標準組成表

品名	ビーンスタークネオミルクすこやか		明治ほほえみ		レーベンスミルクはいはい		ドライミルクはぐくみ		ペプチドミルクE赤ちゃん		◆母乳(人乳)
会社名	ビーンスターク・スノー		明治乳業		和光堂		森永乳業		森永乳業		
標準組成	製品 100g中	13%液 100mL中	製品 100g中	13.5%液 100mL中	製品 100g中	13%液 100mL中	製品 100g中	13%液 100mL中	製品 100g中	13%液 100mL中	100g中
蛋白質 g	12.3	1.60	11.8	1.59	12.4	1.61	12.3	1.60	12.3	1.60	1.1
脂質 g	27.8	3.61	25.9	3.50	27.7	3.60	27.0	3.51	27.0	3.51	3.5
炭水化物 g	54.9	7.14	57.2	7.72	55.1	7.16	55.7	7.24	55.7	7.24	7.2
灰分 g	2.2	0.29	2.3	0.31	2.4	0.31	2.3	0.30	2.3	0.30	0.2
水分 g	2.8		2.8		2.4		2.7		2.7		88.0
エネルギー kcal	517	67.2	505	68	515	67.0	513	67	513	67	65
フェニルアラニン mg	422*	55*	437**	59	510	66	456	59	458	60	42
イソロイシン mg	601	78	637	86	710	92	712	93	690	90	51
ロイシン mg	1,110	144	1,089	147	1,320	172	1,258	164	1,220	159	99
バリン mg	613	80	681	92	750	98	726	94	720	94	57
メチオニン mg	248	32	237	32	260	34	289	38	260	34	15
スレオニン mg	651	85	659	89	700	91	728	95	730	96	43
トリプトファン mg	170	22	200	27	190	25	207	27	192	25	15
リジン mg	878	114	881	119	1,020	133	1,027	134	1,050	137	66
ヒスチジン mg	245	32	311	42	290	38	283	37	290	38	26
アルギニン mg	398	52	333	45	370	48	335	44	350	46	32
アスパラギン酸 mg	1,040	135	1,052	142	1,150	150	1,183	154	1,160	151	86
シスチン mg	249	32	178	24	200	26	231	30	209	27	24
グルタミン酸 mg	2,180	283	2,178	294	2,450	319	2,329	303	2,340	304	170
グリシン mg	225	29	222	30	240	31	239	31	240	31	22
プロリン mg	808	105	911	123	990	129	923	120	950	124	92
セリン mg	589	77	600	81	660	86	642	83	650	85	41
チロシン mg	395	51	370	50	440	57	419	54	323	42	40
アラニン mg	468	61	452	61	520	68	539	70	520	68	36
ビタミンA μg	450	58.5	390	53	510	66	450	59	450	59	47[1)
ビタミンB₁ mg	0.3	0.04	0.3	0.04	0.4	0.052	0.4	0.052	0.4	0.052	0.01
ビタミンB₂ mg	0.8	0.01	0.6	0.08	0.7	0.091	0.7	0.091	0.7	0.091	0.03
ビタミンB₆ mg	0.4	0.05	0.3	0.04	0.3	0.039	0.3	0.039	0.3	0.039	Tr
ビタミンB₁₂ μg	1	0.13	2.0	0.27	1.5	0.20	1.5	0.20	1.5	0.20	Tr
ビタミンC mg	48	6.2	50	6.8	50	6.5	50	6.5	50	6.5	5
ビタミンD μg	9.3	1.2	6.5	0.88	8.8	1.1	8.8	1.1	8.8	1.1	Tr**
ビタミンE mg	3.9 (α-トコフェロールとして)	0.51	6.2	0.84	4 (α-トコフェロールとして)	0.52	6.7	0.87	10	1.3	0.4
ビタミンK μg	18	2.34	25	3.4	13	1.7	25	3.3	25	3.3	1
パントテン酸 mg	4	0.52	3.7	0.50	2	0.26	3	0.39	3	0.39	0.50
ナイアシン mg	5	0.65	6.1	0.82	5	0.65	3.5	0.46	3.5	0.46	0.2
葉酸 μg	50	6.5	100	14	50	6.5	100	13	100	13	Tr

品　名	ビーンスタークネ オミルクすこやか		明治ほほえみ		レーベンスミルク はいはい		ドライミルク はぐくみ		ペプチドミルク E赤ちゃん		◆母乳 (人乳)
カルシウム mg	350	45.5	380	51	420	55	380	49	380	49	27
マグネシウム mg	37	4.8	40	5.4	40	5.2	45	5.9	45	5.9	3
ナトリウム mg	150	19.5	140	19	140	18	140	18	140	18	15
カリウム mg	500	65	490	66	470	61	480	62	480	62	48
リン mg	200	26	210	28	240	31	210	27	210	27	14
塩素 mg	310	40.3	310	42	320	42	310	40	310	40	
鉄 mg	7.6	1.0	6.0	0.81	6	0.78	6	0.78	6	0.78	Tr
銅 μg	312	40.6	320	43	310	40	320	42	320	42	30
亜鉛 mg	2.6	0.34	3.0	0.41	2.6	0.34	2.7	0.35	2.7	0.35	0.3

◆「五訂・日本食品標準成分表」より引用．但し，アミノ酸組成は，「改訂・日本食品アミノ酸組成表」より引用．
1) 四訂によるビタミンA表示．五訂表示では，レチノール45μg，カロテン12μg，レチノール当量47μgとなる．
　Tr＊：0.04g．Tr＊＊：ビタミンD活性代謝を含む量　Tr：0.3μg．
＊実測値より算出（ビーンスタークネオミルクすこやかのアミノ酸値）
＊＊実測値より算出（明治ほほえみのアミノ酸値）
◎調製粉乳の成分等については，各乳業会社にお問い合わせ下さい．
　　　　　　　　　　　　　　特殊ミルク情報　第42号（2006年11月）

（幣憲一郎）

●栄養に関する検査の基準値一覧(血液・生化学・免疫検査値)

項　目	基準値	検査方法	備　考
血液一般			
赤血球数 Red blood cell count：RBC	男 420〜570万/μL 女 380〜550万/μL		末梢血中の赤血球数が減少する状態を貧血と呼ぶが,その原因は多岐にわたる貧血の指標
血中ヘモグロビン濃度 Hemoglobin：Hb	男 13.0〜17.0g/dL 女 12.0〜15.0g/dL		
ヘマトクリット Hematocrit：Ht	男 38〜51% 女 33〜45%		全血中に占める赤血球の容積の比率(%)
平均赤血球容積 Mean corpuscular volume：MCV	83〜93fl		小球性低色素性貧血(MCV,MCHが高値を示す)
平均赤血球ヘモグロビン量 Mean corpuscular hemoglobin：MCH	27〜32pg		大球性高色素貧血(MCV,MCHが低値を示す)
平均赤血球ヘモグロビン濃度 Mean corpuscular hemoglobin concentration：MCHC	32〜36%		MCHCの低下は小球性低色素性貧血でほとんどが酸欠乏性貧血
白血球数 White blood cell count：WBC (リンパ球割合26.0〜40.0%)	4000〜9000/μL	(成人静脈血)	感染症で増加
血清(漿)たんぱく			
総たんぱく Total Protein：TP	6.5〜8.2g/dL	ビウレット法	栄養状態の悪化によりその濃度は低下するが,必ずしも摂取量の低下には比例しない
アルブミン Albumin：Alb	3.5〜4.9g/dL	BCG法	栄養状態と病後の予後を判定する。3.5g/dL以下は要注意
トランスフェリン Transferrin：Tf	240〜400mg/dL	免疫比濁法	鉄と結合して運搬する血漿蛋白で,鉄欠乏性貧血で高値を示す
プレアルブミン Prealbumin	10〜40mg/dL	ネフェロメトリー法	肝細胞障害,蛋白摂取不足,悪性腫瘍の末期,妊娠などで減少
レチノール結合たんぱく質 Retinal binding protein：RBP	2〜8mg/dL	ネフェロメトリー法	栄養状態の評価,とくに蛋白栄養状態の指標
アミノ酸分析 分岐鎖アミノ酸 Branched chain amino acid：BCAA 　ロイシン 　イソロイシン 　バリン	 85〜160nmol/mL 42〜100nmol/mL 160〜280nmol/mL		低栄養では総血漿アミノ酸濃度の低下がみられ,蛋白栄養障害では必須アミノ酸のロイシン・イソロイシン・バリンの分岐鎖アミノ酸(BCAA)の低下が著明
フィッシャー比 Fischer's ratio：Fischer比	2.6〜4.2		分岐鎖アミノ酸/芳香族アミノ酸=バリン+ロイシン+イソロイシン/フェニールアラニン+チロシン

分類	項目	基準値	検査方法	備考
血清含窒素化合物	尿素窒素 Urea nitrogen：BUN	8～20mg/dL	ウレアーゼ-GLDH法	腎濾過機能を反映するが，低値は肝不全，妊娠，低蛋白状態を示す
	クレアチニン Creatinine：CRE	男 0.6～1.2mg/dL 女 0.6～1.0mg/dL	アルカリピクリン酸法	BUNと同様に腎濾過機能を反映するが，低値は低蛋白状態を示す
	尿酸 Uric acid：UA	男 3.5～7.5mg/dL 女 2.5～6.0mg/dL	ウリカーゼ法	高値では痛風，慢性腎不全，悪性腫瘍，アシドーシス
血清糖質	グルコース Blood sugar：BS Plasma glucose：PG	60～100(空腹時)mg/dL	酵素法（血漿）	高値では糖尿病，その他の耐糖能障害
	ヘモグロビン A₁c Hemoglobin A₁c：HbA₁c	4.3～5.8％	HPLC他	グリコヘモグロビンは赤血球寿命から過去1～3ヵ月間の平均血糖値を反映する
	フルクトサミン Fructosamine	205～285μmol/L	NBT比色法	蛋白の血中半減期を反映した過去の血糖レベル（過去約2週間）の状態を示す
血清脂質	総コレステロール Total cholesterol： TC, T-Cho	120～220mg/dL	酵素法	220以上で高コレステロール血症，低値で甲状腺機能亢進症，吸収不良症候群 LDL-C＝TC－HDL-C－TG×0.2
	LDL-コレステロール Low density lipoprotein cholesterol：LPL-C	40～140mg/dL		
	HDL-コレステロール High density lipoprotein cholesterol：HDL-C	男 40mg/dL 女 45mg/dL	酵素法	動脈硬化症の危険因子としてはHDL-Cが低値異常の場合であり，TCが比較的低値の群でもHDL-Cが低いほど動脈硬化症の発生頻度は高い
	中性脂肪 Triglyceride：TG	30～150mg/dL	酵素法	150以上で高トリグリセリド血症，低値で甲状腺機能亢進症，吸収不良症候群
血清酵素	コリンエステラーゼ Cholinesterase：ChE	109～249U/L	2,3-ジメトキシベンゾイルチオコリン基質法	ChEの低下は血清アルブミンの低下とほぼ平行し，栄養失調を反映
	レシチンコレステロールアシルトランスフェラーゼ Lecithincholesterol acyltransferase：LCAT	72～131nmol/ml/hr	自己基質法	LCATの合成分泌はHDLとともに肝臓で行われるため，肝実質障害では活性の著明な低下
	アルカリホスファターゼ Alkaline phosphatase：ALP	106～345U/L	JSCC	高値で肝・胆道系疾患，骨疾患，甲状腺機能亢進症，妊娠など，骨の成長に関係するため，小児では成人の2～3倍
血清電解質	ナトリウム sodium：Na	137～147mEq/L	イオン電極法	低ナトリウム血症は欠乏性と希釈性からなり，嘔吐や下痢による喪失など
	カリウム Potassium：K	3.5～5.0mEq/L	イオン電極法	低カリウム血症は下痢・嘔吐や腎からの排泄促進
	クロール Chlorine：Cl	98～109mEq/L	イオン電極法	低値で嘔吐，利尿剤投与，急性腎不全
	カルシウム Calcium：Ca	8.7～10.1mg/dL	OCPC	低値でビタミンD欠乏症，副甲状腺機能低下症

	項　目	基準値	検査方法	備　考
血清電解質	マグネシウム Magnesium：Mg	1.8～2.4mg/dL	キシリジルブルー法	低値で吸収不全症候群，長期利尿剤使用
	リン Phosphorus：P	2.5～4.5mg/dL	Fiske-Subbarow法	低値で原発性副甲状腺機能亢進症，高値でビタミンD欠乏症，くる病
微量元素	亜鉛 Zinc：Zn	60～120μg/dL	原子吸光法	低値で成長障害，味覚喪失
	マンガン Manganese：Mn	0.4～2.0μg/dL以下	原子吸光法	低値で成長障害，軽度の皮膚炎，血糖上昇
血清鉄	血清鉄 Iron：Fe	男　50～220μg/dL 女　40～180μg/dL	比色法	低値で鉄欠乏性貧血，悪性腫瘍，妊娠
	総鉄結合能 Total iron binding capacity：TIBC	男　253～365μg/dL 女　246～410μg/dL	ニトロソPSAP法	血清鉄はほとんどTfと結合し，Tfの全鉄結合能を計るのがTIBCで，Tfと相関し，鉄欠乏性貧血で増加
	血清フェリチン Ferritin	男　16～275ng/mL 女　5～140ng/mL	LPIA	鉄貯蔵蛋白質であり，その低下は体内貯蔵鉄の減少を示す 低値で潜在的鉄欠乏，高値で再生不良性貧血・鉄芽球性貧血・溶血性貧血
血清ビタミン	ビタミンA（レチノール） Vitamin A (retinol)：VA	410～1200ng/mL (28～80μg/dL)	HPLC	低値で夜盲症，角膜乾燥症，皮膚乾燥，肝疾患，高値で甲状腺機能低下症，腎不全
	ビタミンD Vitamin D (25-ヒドロキシビタミンD)：VD	12～62ng/mL	CPBA	カルシウムの血中レベルを調整，低値で吸収不良症候群，慢性腎不全
	ビタミンE Vitamin E：VE	7～17μg/mL	蛍光法	低値で未熟児・新生児栄養失調症，高値で高脂血症
	ビタミンK Vitamin K：VK Phylloquinone：VK1 Menaquinone：VK2	0.15～1.25ng/mL 0.10ng/mL以下	HPLC HPLC	低値で新生児出血素因（摂取障害），各種消化器疾患（吸収障害）
	ビタミンB1 Vitamin B1：VB1	20～50ng/mL	HPLC	低値で脚気，多発性神経炎
	ビタミンB2 Vitamin B2：VB2	65～138ng/mL	HPLC	低値で舌炎，口角炎など
	ビタミンB12 Vitamin B12：VB12	233～914pg/dL	CLIA	低値で悪性貧血，胃切除後貧血，高値で慢性骨髄性白血病
	ビタミンC Vitamin C：VC	1.9～15.0μg/mL	HPLC	低値で壊血病，貧血など
	葉酸 folic acid	2.4～9.8ng/mL	CLIA	低値で巨赤芽球性貧血，易刺激性の神経症状など
免疫能	免疫グロブリン Immunoglobulin：Ig			免疫グロブリンは抗体活性をもつ蛋白群（γ-グロブリン）という
	IgG	870～1700mg/dL	免疫比濁法	高値で慢性感染症，低値で低γ-グロブリン血症など
	IgA	110～410mg/dL	免疫比濁法	高値でIgA腎症，低値で低γ-グロブリン血症など
	IgM	男　33～190mg/dL 女　46～260mg/dL	免疫比濁法 免疫比濁法	高値で肝炎，低値で低γ-グロブリン血症など

	項　目	基準値	検査方法	備　考
免疫能	補体 Serum complement			補体成分と補体レセプター，補体制御因子など30種以上の血漿および膜蛋白の総称
	補体（C3）（β_1C/β_1A グロブリン）：C3	50～130mg/dL	免疫比濁法	低値で急性糸球体腎炎，SLE活動期，重症肝障害など
	補体（C4）（β_1E グロブリン）：C4	10～50mg/dL	免疫比濁法	低値でSLE活動期，肝硬変，膜性増殖性腎炎など
	リンパ球割合（白血球数） ＊総リンパ球数 Total lymphocyte count：TLC	26.0～40.0％ (4,000～9,000μ/L) 1,800～4,000μ/L	Romanowsky染色（成人静脈血）	高値で諸種急性感染症，白血病，低栄養状態で低下 低栄養状態で低下

（参考：堀江祥允「応用栄養学」中央法規出版，2004年より）

（保木昌徳）

●種々のNI（Nutritional index）

1. Prognostic nutritional index（PNI）(Bluzby, 1980)
   PNI（％）＝158－(16.6×ALB)－(0.78×TSF)－(0.22×TFN)－(5.8×DH)
   〔ALB：Serum albumin (g/dL)，TSF：Triceps skinfold thickness (mm)，
   TFN：Serum transferrin (mg/dL)，
   DH：Delayed skin hypersensitivity (PPD, mumps, SK-SD, Candida)〕
      0 ＝ no response
      1 ＝ 1 response with ＜ 5 mm induration
      2 ＝ 1 or more responses with ≧ 5mm induration
   PNI ≧ 50％：high risk
   40％ ≦ PNI ＜ 50％：intermediate risk
   PNI ＜ 40％：low risk
2. わが国における予後判定の指数
   1) 胃癌患者に対する栄養学的手術危険指数
      Nutritional risk index (NRI)（佐藤　真，1982）
      NRI＝10.7×Alb＋0.0039×TLC＋0.11×Zn－0.044×Age
      〔Alb：アルブミン (g/dL)，TLC：Total lymphocyte count ($/mm^3$)，
      Zn：亜鉛 (μg/dL)，Age：年齢 (years)〕
      NRI ＜ 55：high risk群
      NRI ≧ 60：low risk群
   2) 食道癌患者に対する栄養評価指数
      Nutritional assessment index (NAI)（岩佐正人，1983）
      NAI＝2.64×AC＋0.6×PA＋3.7×RBP＋0.017×PPD－53.8
      〔AC：上腕囲 (cm)，PA：プレアルブミン (mg/dL)，RBP：レチノール結合蛋白 (mg/dL)，PPD：長径×短径 (mm^2)〕
      PNI ≧ 60：good
      60 ＞ NAI ≧ 40：intermediate
      40 ＞ NAI：poor
   3) Stage IV消化器癌患者およびStage V大腸癌患者に対するPNI（小野寺時夫，ほか，1984）
      PNI＝10×Alb＋0.005×TLC
      〔PNI ≦ 40：切除・吻合禁忌〕
   4) 消化器癌に対するPNIr（東口高志，ほか，1987）
      PNIr＝－0.147×体重減率＋0.046×体重身長比＋0.010×三頭筋部皮厚比
         ＋0.051×ヘパプラスチンテスト
      PNIr ＞ 10：合併症なし
      PMIr10～5：移行帯
      PNIr ＜ 5：合併症必発

索　引

【和文索引】

■ あ
亜鉛　279
悪循環　238
アセスメント　115
アダプテーション　231
アミノ酸　105
　──代謝異常　49
亜硫酸塩　167, 168
アルコール　285
アルツハイマー病　292
アルブミン（Alb）　85, 277
アレルギー食　145
安静時エネルギー消費量　215
安静時消費熱量　223

■ い
異化亢進　180
医原病　289
移行食Ⅰ　139
維持輸液　298
胃切後症候群　184
胃切除後食　132
一体型，輸液ライン　169
イトラコナゾール　171
医療保険制度　162, 164
医療用特殊食品　151, 152, 322
胃瘻　75, 299
　──チューブ　301
インテンシブインスリン療法　191, 192
院内食事箋規約（院内約束食事箋）　128
インピーダンスインデックス　26

■ う
ウエスト・ヒップ　22
　──比　18
ウエスト周囲径　21
うつ　290

■ え
栄養アセスメント　14
栄養管理計画　74
栄養管理実施加算　123
栄養剤の固形化　280
栄養士　120
栄養指導　115, 156
栄養成分管理方式　130
栄養投与量　34
栄養投与ルート　74
栄養法の選択基準　74
栄養補給ルート　189
栄養補助食品　151, 322
エネルギー消費量　36
エネルギー所要量　104
エネルギー投与量　37
嚥下機能障害　290
嚥下訓練Ⅰ食　138
嚥下造影　88
炎症性疾患　7
炎症性腸疾患　6
エンドトキシン　5

■ お
ω-3系脂肪酸　107

汚染リスク 167
■ か
開始食 138
外傷 192
ガイドライン 186
外部委託化 119
回復食 141
回盲弁 230
潰瘍食 132
潰瘍性大腸炎 7
外来栄養食事指導 162
化学療法 262, 269
加水分解 168
ガストリン刺激食 297
カテーテル関連血流感染 82, 169, 234
カテーテル血栓症 234
下半身肥満 21
ガラス片 169
カルシウム拮抗剤 171
癌 262, 269
　　——悪液質 265
肝炎 201
　　——食 133
肝硬変 204
肝障害 196
乾燥食 296
肝性脳症 205
間接カロリメトリー 216
間接熱量測定 191, 229
感染 244
完全静脈栄養 9, 107
肝不全 201
　　——用経腸栄養製剤 202
管理栄養士 120

■ き
起座呼吸 241
気腫優位型COPD 214
基準値 347
基礎エネルギー消費量 217
基礎消費熱量BEE 223
気道病変優位型COPD 214
急性腎不全 207
急性膵炎 235
急性増悪要因 244
経管栄養療法 169
供給（投与）量 34

■ く
空気塞栓 169
空腸瘻 75
倉田式簡易懸濁法 169
クリティカルケア 186
クリニカルサービス 114
クリーンベンチ 170
クリーンルーム 170
クレアチニン身長係数 86
グレープフルーツジュース 171
クロール性アシドーシス 167
クローン病 7, 221

■ け
経口補液 315
経口輸液剤（経口補液剤） 315
経口輸液療法 315
経静脈栄養法 3
経腸栄養剤 90
経腸栄養チューブ 75
経腸栄養法 3
経腸栄養ポンプ 98
経鼻胃管 76

経皮経食道胃管挿入術　77
経皮内視鏡的胃瘻造設術　76
劇症肝炎　203
血漿浸透圧　107
血清分岐鎖アミノ酸　216
検査食　143, 296

■ こ ─────────

高血圧　257, 258, 259, 286
高尿酸血症　257, 259, 260
呼気ガス分析　191
呼吸困難　241
呼吸商　218
呼吸不全　213
個別栄養指導　161
個別指導　160

■ さ ─────────

在宅経腸栄養療法（HEN）
　176, 178
在宅静脈栄養法　176
在宅中心静脈栄養法　176
鎖骨下穿刺　80, 82
左心室拡張末期圧　244
酸　167
残存小腸　230

■ し ─────────

シクロスポリン　171
自己管理　240
脂質　105
　── 異常症　252, 254, 257, 258
膝高値　23
疾病別管理方式　130
脂肪酸推奨摂取量　107
脂肪乳剤　319
周術期　180, 262

重症膵炎　235
集団指導　160, 161
終末回腸　231
主観的包括的栄養評価法　16
手掌消毒　307
術後食　301, 302
術前栄養管理　181
消化管 CYP3A4　171
消化管 P-糖蛋白質　171
消化態栄養剤　3, 91
常食（一般食）　128
脂溶性ビタミン　110
小児食　142
上半身肥満　21
静脈切開　80
上腕筋囲　23, 216
上腕筋面積　23
上腕三頭筋部皮脂厚　22, 216
上腕周囲長　22
食塩制限　242
食事オーダー　152
食事療養制度　114
褥瘡　275
食堂加算　123
食品交換表　250, 251, 257
新犬山分類　201
神経性食欲不振症　7
神経体液因子阻害薬　238
腎障害　196, 317
心臓悪液質　243
腎臓食　133
身体計測　17
身体構成成分　14, 305
身長・体重比　19
シンバイオティクス　314

心不全 238
腎不全 310

■ す ─────────

水銀 285
推定糸球体濾過 239
水分管理 298
水分制限 242
水溶性食物繊維 229
水溶性ビタミン 110
スキンケア 300
酢水 300

■ せ ─────────

生体中性子励起分析法 18, 24
生体電気インピーダンス分析法 18, 25
生体内電気伝導度測定法 18
静的アセスメント 188
静的栄養アセスメント 14
成分栄養剤 3, 90, 224, 236
成分栄養療法 221
生命予後 240
是正輸液 299
絶食 296
摂食嚥下障害 137
摂生不足 246
潜血検査食 143, 296
セントジョーンズワート 174

■ そ ─────────

相互作用 170, 172, 174
総リンパ球数 86

■ た ─────────

退院時指導料 164
体格指標 21
代謝性合併症 49
体重減少率 20
体重測定 240
体内総窒素量 24
多剤投与 291
多周波数分析法 26
多臓器障害 195
タバコ 284
ターミナルケア 262
胆汁酸 172
単周波数分析法 26
炭水化物 105
短腸症候群 6, 230
担当薬剤師 170
蛋白異化 188
蛋白制限食 317
蛋白尿 317
蛋白負荷 310
蛋白漏出 222
蛋白・エネルギー低栄養状態 203
ダンピング症候群 184

■ ち ─────────

窒素出納 86
チトクローム P450 171
チーム医療 31, 246
中心静脈栄養 4, 9, 183, 221, 302, 304, 306, 309
中心静脈カテーテル 79
注腸検査食 144, 296
チューブの閉塞 169
腸管大量切除後 7
腸管不全 6
腸管プレパレーション 297
腸管壁内リンパ組織 5
調整乳 148
治療乳 148

■ つ
ツベルクリン反応　86
■ て
低栄養　288
低残渣食　4
低出生体重児　282
適正使用，医薬品　170
出来高支払方式　101
滴定酸度　168
電解質　109
天然濃厚流動食　92
■ と
透析　209
糖代謝異常　49
動的アセスメント　188
動的栄養アセスメント　14, 304
糖尿病　249, 250, 257, 258, 260, 317
　　――食　249
　　――性腎症　317
投与経路　311
投与量　35
特殊ミルク　148, 150, 329
特別食　128, 130
　　――加算　123
独立型NST　32
トランスフェリン（Tf）　27, 85, 216, 306
■ な
内視鏡下胃瘻造設術　193
内臓脂肪型肥満　21
内服薬中断　245
納豆　170, 172
ならし期間　183
軟食　130

難治性下痢症　6
■ に
二重エネルギーX線吸収測定法　18, 24
日常生活動作　289
日病薬ガイドライン　166
日本人の新身体計測基準値　19
入院栄養食事指導　163
入院時食事療養制度　122
乳酸アシドーシス　110
尿中3-メチルヒスチジン排泄量　86
妊産婦　282
妊娠高血圧症候群　287
認知症　290
■ ね
熱傷　197
　　――の輸液療法　198
■ の
濃厚流動食　90, 134
濃縮試験食　144
脳性ナトリウム利尿ペプチド　239
■ は
敗血症　193
肺障害　196
バクテリアルトランスロケーション　194
ハーフ食　135
半消化態栄養剤　4, 91, 224
■ ひ
皮下埋め込み式ポート　233
　　――・カテーテル　177
皮下脂肪型肥満　21
微小異物　169

ビタミン　40, 109
　——　A　285
　——　B_{12}欠乏症　271
　——　B_1欠乏　50, 110, 303
　——　C欠乏　50
　——　K　170, 172
　——　必要量　309
非蛋白エネルギー量　106
必須アミノ酸　106
必須脂肪酸　107, 319
　——　欠乏　224
肥満　255, 256, 257, 259, 260
病院給食　117
病院内栄養障害　2
微量元素　40, 92, 110
　——　欠乏　224
　————症　51

■ ふ

フィッシャー（Fischer）比　87, 216
フィーディングチューブ　76
フィルター　171
腹部外傷　193
フードサービス　114
不飽和脂肪酸/飽和脂肪酸比　163
フラノクマリン類　171
プレアルブミン（PA）　27, 85, 216, 306
プレドニゾロン強力静注療法　227, 228
プレバイオティクス（Prebiotics）　314
プレフィルドシリンジ製剤　306
プロバイオティクス（Probiotics）　313
分岐鎖アミノ酸　87, 106
　——　顆粒　202
　——　輸液　205
粉砕　169

■ へ

米国静脈経腸栄養学会　6
ペプチド栄養剤　4

■ ほ

包括医療　100
包括支払方式　101
芳香族アミノ酸　87
補充輸液　299

■ ま

マキシマル・バリアプリコーション　81
末梢静脈栄養　4, 107
　——　法（PPN）　183
慢性肝炎　203
慢性呼吸不全　213
慢性腎不全　209
慢性膵炎　236
慢性閉塞性肺疾患（COPD）　213

■ み

ミセル　172
ミニ・ニュートリショナル・アセスメント　291

■ む

無機酸　167
無菌製剤　166
無菌調製　306

■ め

メタボリックシンドローム

21, 248, 249, 257
免疫強化栄養剤（IED） 183
免疫増強経腸栄養剤 191, 236

■ も
盲管症候群 7
モニタリング 44, 49

■ や
薬剤 291
　――管理指導業務 170
　――師法24条 166
夜食 204

■ ゆ
輸液製剤の添加剤 167
輸液フィルター 167, 169
輸液ライン 169

■ よ
葉酸 284
洋ナシ型肥満 21
予後推定栄養指標（PNI） 181
予後判定栄養アセスメント 15
予後判定指数 15
ヨード制限食 144, 296

■ り
%理想体重 19
離脱 303
離乳食 148
利尿期 198
リンゴ型肥満 21
リン酸カルシウム 167
臨床ベッドサイド栄養評価法 17

■ れ
レチノール結合蛋白（RBP） 27, 85, 216, 306

■ ろ
老年症候群 287

■ わ
ワルファリン 170, 172

【欧文索引】

■ A
AAA　87
Abdominal burn　235
Activities of daily living (ADL)　289
ADL　2, 289
AEE　37
AMC　18, 23
American society for parenteral and enteral nutrition (ASPEN)　6
Anthropometry　17

■ B
Bacterial translocation　5, 178
Baker仮説　282
Basal energy expenditure (BEE)　217
Basal metabolic rate (BMR)　24
BCAA　87
――/AAA比　216
BEE　37, 217
Bioelectrical impedance analysis (BIA)　18, 25
BNP　239
Body composition　14
Body mass index (BMI)　18, 21, 216
Brain natriuretic peptide　239
Branched chain amino acid (BCAA)　216
Broviacカテーテル　177

■ C
Central parenteral nutrition (CPN)　4, 9
Chemical bowel preparation (CBP)　297
Chemical defined diet (CDD)　4
Clinical bedside assessment (CBA)　17
COPD　213
CPN　3
CRBSI　82
CVC　79
CYP3A4　171, 174

■ D
DESIGN　277
DPC　100
Dual energy X-ray absorptiometry (DEXA)　18, 24
Dynamic nutritional assessment　14, 304

■ E
ED　221
――：Elemental diet　4, 224
――チューブ　76
Elimination diet　225
EN　3, 223
Enteral nutrition (EN)　3

■ F
Fischer比　87, 216
Fluid resuscitation　197

■ G
GFR　239
Global Initiative for Chronic

Obstructive Lung Disease Updated 2006 (GOLD) 214
Glomerular filtration rate 239

■ H ─────────

Harris-Benedict式 24, 36, 190, 216, 223, 229
Harris-Benedictの方法 104, 108
HBE 36
HEEN 225
HEN 176, 178
HEPA 171
Hickmanカテーテル 177
Hillのフローチャート 20
HMG-CoA還元酵素阻害剤 171
Home elemental enteral nutrition 225
Home enteral nutrition (HEN) 176
Home parenteral nutrition (HPN) 176
Home TPN 176
Hospital malnutrition 2

■ I ─────────

%IBW 19, 216
%Ideal body weight 18
IED 183
In vivo neutron activation analysis (IVNAA) 18, 24
Injury phase 188
Intravenous hyperalimentation (IVH) 9
Introducer法 76
IOE 3

■ J ─────────

Japanese anthropometric reference data (JARD2001) 19

■ K ─────────

Kaup指数 53
Knee height (KH) 23
Kwashiorkor 7

■ L ─────────

Longの式 190
%loss of body weight 20
Low residue diet (LRD) 4

■ M ─────────

Magnetic resonance spectroscopy (MRS) 19
Marasmus 7
MCT 233
Mechanical bowel preparation (MBP) 297
Mid arm muscle circumference (AMC) 216
Mid-upper arm circumference (AC) 22
Mid-upper arm muscle area (AMA) 18, 23
Mid-upper arm muscle circumference (AMC) 18, 23
Mini-nutritional assessment (MNA) 292
Multiple frequency bioelectrical impedance analysis (MFBIA) 26

■ N ─────────

n-3系多価不飽和脂肪酸 225,

229

Near infra-red interactance (NIRI) 18

NI 182

Non-protein calorie (NPC) 106

NPC/N比 38

NST 30, 117, 303

Nutrition Support Team (NST) 30, 303

Nutritional assessment index：NAI 15

Nutritional index (NI) 181

Nutritional risk index：NRI 15

■ O

ODA 17, 30, 84

OHスケール 276

Oral feeding 3

ORS 315

ORT 315

■ P

P-糖蛋白質 171, 174

PA 27, 85, 216, 305

Parenteral nutrition (PN) 3

PEG 3, 76, 193, 299

PEM 2, 226, 287

—— (Protein energy malnutrition) 221

Percutaneous trans esophageal gastrotubing 77

Peripheral parenteral nutrition (PPN) 4, 9, 107

Polypharmacy（多剤投与） 291

Positron emission tomography (PET) 19

PPI 265

PPN 3, 167

PPS 265

Prealbumin 216

Prebiotics 225, 314

Probiotics 313

Prognostic nutritional assessment 15

Prognostic nutritional index：PNI 15

Protein energy malnutrition (PEM) 2, 288

PTEG 3, 77

Pull法 76

Push法 76

■ R

Rapid turnover protein (RTP) 27, 85, 216, 306

RBP 27, 85, 216, 305

RDA 55

Re-feeding症候群 51

REE 37, 215, 223

Refeeding syndrome 223

Respiratory failure 213

Respiratory quotient (RQ) 218

Resting energy expenditure (REE) 215

Retinol binding protein 216

■ S

SDD 194

SGA 16, 30

Short bowel syndrome 7

Single-frequency bioelectrical impedance analysis (SFBIA) 26
Static nutritional assessment 14
Subjective global assessment (SGA) 16
Synbiotics 314

■ T
TEE 24, 36
Tf 27, 85, 216, 305
Total body electrical conductivity (TOBEC) 18
Total body nitrogen (TBN) 24
Total energy expenditure (TEE) 24
Total lymphocyte count (TLC) 86
Total parenteral nutrition (TPN) 4, 9, 107, 302, 304
TPN 3, 4, 9, 107, 166, 221, 223, 227, 229, 302, 304
Transferrin 216
Triceps skinfold thickness (TSF) 22, 216
Tube feeding 3

■ U
%Usual body weight (%UBW) 18, 19

■ V
Videofluorography (VF) 88

■ W
waist/hip (W/H) 22
Waterlow分類 54

Weaning 303
Weight for height (WT/HT) 19
Wernicke脳症 286

検印省略

レジデントのための
栄養管理基本マニュアル
定価(本体 4,000円 + 税)

2008年 1月31日　第1版　第1刷発行
2018年12月13日　同　　　第5刷発行

編　者	山東 勤弥・幣 憲一郎・保木 昌徳
発行者	浅井 麻紀
発行所	株式会社 文光堂
	〒113-0033　東京都文京区本郷7-2-7
	TEL (03)3813-5478 (営業)
	(03)3813-5411 (編集)

Ⓒ山東勤弥・幣憲一郎・保木昌徳, 2018　　　　　　印刷・製本：広研印刷

乱丁,落丁の際はお取り替えいたします.

ISBN978-4-8306-6033-7　　　　　　　　　　　　　Printed in Japan

・本書の複製権,翻訳権・翻案権,上映権,譲渡権,公衆送信権(送信可能化権を含む),二次的著作物の利用に関する原著作者の権利は,株式会社文光堂が保有します.
・本書を無断で複製する行為(コピー,スキャン,デジタルデータ化など)は,私的使用のための複製など著作権法上の限られた例外を除き禁じられています.大学,病院,企業などにおいて,業務上使用する目的で上記の行為を行うことは,使用範囲が内部に限られるものであっても私的使用には該当せず,違法です.また私的使用に該当する場合であっても,代行業者等の第三者に依頼して上記の行為を行うことは違法となります.
・ JCOPY 〈出版者著作権管理機構 委託出版物〉
本書を複製される場合は,そのつど事前に出版者著作権管理機構(電話03-5244-5088, FAX 03-5244-5089, e-mail：info@jcopy.or.jp)の許諾を得てください.